Cazadores-recolectores de altura en los Andes meridionales

El alto valle del río Atuel, Argentina

Gustavo Neme

BAR International Series 1591
2007

Published in 2016 by
BAR Publishing, Oxford

BAR International Series 1591

Cazadores-recolectores de altura en los Andes meridionales

ISBN 978 1 4073 0007 8

BAR Publishing is the trading name of British Archaeological Reports (Oxford) Ltd. British Archaeological Reports was first incorporated in 1974 to publish the BAR Series, International and British. In 1992 Hadrian Books Ltd became part of the BAR group. This volume was originally published by Archaeopress in conjunction with British Archaeological Reports (Oxford) Ltd / Hadrian Books Ltd, the Series principal publisher, in 2007. This present volume is published by BAR Publishing, 2016.

Printed in England

BAR
PUBLISHING

BAR titles are available from:

BAR Publishing
122 Banbury Rd, Oxford, OX2 7BP, UK
EMAIL info@barpublishing.com
PHONE +44 (0)1865 310431
FAX +44 (0)1865 316916
www.barpublishing.com

ÍNDICE

CAZADORES-RECOLECTORES DE ALTURA EN LOS ANDES MERIDIONALES ... 3

CAPÍTULO 1: MODELOS, MARCO TEÓRICO Y METODOLOGÍA ... 5
1-Modelos generales de aprovechamiento de las regiones de altura ... 5
2-Modelos arqueológicos ... 7
3-Ecología Evolutiva y la Teoría de Forrageamiento Óptimo ... 8
4-Movilidad en los Cazadores -Recolectores de altura ... 12
5-Hipótesis de trabajo ... 14
6-Metodología y Técnicas empleadas ... 14

CAPÍTULO 2: Parte A: INVESTIGACIONES PREVIAS EN EL EXTREMO SUR DE LA CORDILLERA MENDOCINA Y ÁREAS ALEDAÑAS ... 19
1-Primeros trabajos y elaboración de una secuencia de desarrollo regional ... 19
2-Arqueología de altura en el sur de Mendoza ... 21
3-Arqueología en el sur de Mendoza durante la década del noventa ... 25
4-Resumen de la información arqueológica en las regiones de altura del sur de Mendoza ... 26
5-Discusión de los modelos propuestos para las regiones de altura del sur de Mendoza ... 27

CAPÍTULO 2: Parte B: EL REGISTRO ARQUEOLÓGICO DE CHILE CENTRAL ... 31
1-Período Arcaico ... 31
2-Período Agroalfarero Temprano ... 31
3- Período Agroalfarero Tardío ... 33
4-Discusión de los antecedentes de Chile central y su relación con el sur de Mendoza ... 34

CAPÍTULO 3: CARACTERÍSTICAS GENERALES DE LOS AMBIENTES DE ALTURA: EL ALTO VALLE DEL RÍO ATUEL ... 37
1-Características generales de los ambientes de altura ... 37
2-La región del Alto Valle del Río Atuel ... 38
3- Pisos eco-topográficos en el Alto Valle del Atuel ... 42
4-Efectos de las condiciones ambientales de altura sobre el hombre ... 44

CAPÍTULO 4: EL REGISTRO ARQUEOLÓGICO EN EL PIEDEMONTE ANDINO (1.500-1.900 m.s.n.m) ... 47
1-Sitio Ojo de Agua ... 47
2-Sitio Tierras Blancas ... 51
3-El registro arqueológico superficial en el piedemonte andino ... 51
4-Algunas consideraciones sobre el registro arqueológico del piedemonte andino ... 55

CAPÍTULO 5: EL REGISTRO ARQUEOLÓGICO DE CORDILLERA ENTRE LOS 1.900 y 2.500 m.s.n.m ... 57
1-Localidad arqueológica de Arroyo el Desecho: la Cueva Arroyo Colorado (AD-10) ... 57
2-Localidad arqueológica Arroyo Malo ... 59
3-Sitio Arroyo Malo 3 (AMA 3) ... 60
4-Sitios Arroyo Malo 4, Arroyo Malo 5 y Arroyo Malo 6 ... 66
5-Sitio Arroyo Malo 1 ... 67
6-El registro arqueológico superficial en la localidad arqueológica Arroyo Malo ... 71
7-Discusión ... 74

CAPÍTULO 6: EL REGISTRO ARQUEOLÓGICO A GRANDES ALTURAS (2.500-3.600 m.s.n.m) 77
1-Área arqueológica El Indígeno 77
2-Discusiones en torno a El Indígeno 85
3-Sitio Los Peuquenes 88
4-Relevamiento superficial 95
5-Discusión 95
6-El registro arqueológico a más de 2.500 m.s.n.m 96
7-El registro arqueológico superficial 98

CAPÍTULO 7: CRONOLOGÍA Y OCUPACIONES HUMANAS EN LAS REGIONES DE ALTURA DEL SUR DE MENDOZA 101
1- Tipos de sitio en el Alto valle del Atuel 101
2- Pleistoceno final-Holoceno temprano (12.000-8.000 años AP) 102
3- Holoceno medio (8.000-4.000 años AP) 105
4- Holoceno tardío (4.000-200 años AP) 108
5-Discusiones en torno al registro arqueológico de altura del sur de Mendoza 117

CAPÍTULO 8: PROCESOS DE ADAPTACIÓN HUMANA EN LOS AMBIENTES DE ALTURA DEL SUR DE MENDOZA 121
1-El registro arqueofaunístico de cordillera 121
2-Las materias primas en el área andina del sur de Mendoza 125
3-Estrategias tecnológicas en el alto valle del río Atuel 128
4-Discusión 128
5-Proceso de intensificación en el alto valle del Atuel 133
6-Discusión de las Hipótesis propuestas 133
7-Mas allá de las fronteras: En busca de procesos macro regionales 134
8-Intensificación en áreas vecinas (segunda mitad del Holoceno tardío, 2.000-200 años AP) 136
9-Estado actual y perspectivas en el estudio arqueológico de las regiones de altura del sur de Mendoza 138

REFERENCIAS BIBLIOGRÁFICAS 141

CAZADORES-RECOLECTORES DE ALTURA EN LOS ANDES MERIDIONALES

Introducción

La arqueología de cazadores-recolectores de altura ha mostrado importantes cambios en las últimas dos décadas, impulsada por la generación de modelos específicos para este tipo de sociedades (Bender y Wright 1988; Bettinger 1991; Aldendelfer 1998). Con anterioridad, y ante la falta de estudios etnográficos, el desarrollo de ideas acerca de la explotación de este tipo de ambientes había estado inspirado en la observación de sociedades agropastoriles, que aún hoy continuan haciendo uso de los ecosistemas más altos del planeta (Lynch 1975; Nuñez 1975; Cardich 1988; Murra 1972; Rhoades y Thompson 1975, entre otros). Si bien el uso de estas observaciones ha generado numerosas expectativas sobre el manejo y adaptación a este tipo de ambientes, las amplias diferencias entre el funcionamiento de las sociedades de cazadores-recolectores y las agropastoriles genera limitaciones en el desarrollo de analogías útiles desde una perspectiva arqueológica.

La presencia de sociedades complejas en América del Sur desde Ecuador hasta el noroeste argentino, acaparó la atención de antropólogos y arqueólogos hacia esas áreas de los andes sudamericanos, en detrimento de otras, especialmente aquellas localizadas en la región andina al sur del paralelo 33º. A diferencia de lo que ocurrió en el centro y norte de América del Sur, el extremo meridional del área Andina estuvo poblado hasta tiempos históricos por bandas de cazadores-recolectores que continuaron explotando el paisaje en forma exitosa, incluso después de la llegada de los primeros europeos a la región. Este fuerte contraste entre diferentes regiones del área andina muestra la diversidad de caminos adaptativos seguidos por las poblaciones para enfrentar problemas similares durante más de 10.000 años. La multiplicidad de respuestas de los grupos humanos que habitaron regiones altas han llevado a los investigadores a preguntarse si existen similitudes entre las estrategias adaptativas de diferentes ambientes de montaña. Contestada oportunamente con un «si, no y tal vez» (Orlove y Guillet 1985) esta pregunta continua hasta hoy despertando el interés por la problemática de este área particular del conocimiento antropológico. Seguramente una mayor comprensión de los procesos adaptativos seguidos por los cazadores-recolectores en ambientes de altura pueden ayudarnos a entender procesos generales de adaptación humana a diferente ambientes, especialmente aquellos considerados «marginales» (Aldendelfer 1998).

El objetivo principal de este trabajo de tesis será aportar ideas sobre las adaptaciones humanas a ambientes de altura en general y conocer cuales fueron las estrategias de aprovechamiento del espacio de las sociedades de cazadores-recolectores en la región del alto valle del río Atuel, desde su poblamiento hasta los momentos de contacto. Como objetivos particulares se intentará avanzar en el conocimiento de la antigüedad de las primeras ocupaciones del área, cómo cambió la explotación de los recursos a través del tiempo, en qué medida afectó a las poblaciones la incorporación de la tecnología cerámica, y cómo fueron ocupadas las áreas más altas de la cordillera surmendocina.

El alto valle del río Atuel se encuentra en una de las áreas más altas del continente americano y casi no ha sufrido el impacto de la actividad humana contemporánea, por lo que se constituye en un lugar óptimo para testear algunos modelos de utilización de las montañas, especialmente aquellos desarrollados para los Andes Meridionales (Lagiglia 1977b, 1997b; Gambier 1980, 1985b; Durán 2000) y discutir las implicancias de modelos más generales (Bender y Wright 1988; Aldendelfer 1998; Murra 1972; Thomas 1979; Rhoades y Thompson 1975; Baied 1989).

Los grupos de cazadores-recolectores que habitaron la cordillerana del sur de Mendoza durante el Holoceno debieron desarrollar estrategias que les permitieron explorar y explotar la región, enfrentando una serie de limitantes adicionales en su adaptación, entre los que se encuentran la hipoxia, el stress al frío, la baja productividad primaria y una alta fragilidad de los ecosistemas (Frisancho 1979; Morán 1982; Aldendelfer 1998). Por estas características particulares, las montañas son vistas como barreras o zonas de refugio donde sus habitantes viven en forma aislada (Bender y Wright 1988), sin embargo existen patrones de circulación entre las áreas de montaña, movimientos estacionales entre zonas bajas y altas y hacia dentro y fuera de estas regiones (Nigel 1986).

La teoría de forageamiento óptimo se presenta como una herramienta útil a la hora de generar expectativas y de evaluar la dinámica interacción que existió entre población y recursos. Sabemos que se puede constituir en una visión simplificada de la realidad (Bettinger 1991), pero creemos que puede ser de gran ayuda, especialmente cuando se carece de un cuerpo de datos tanto arqueológicos como etnohistóricos que nos permitan una aproximación a otros aspectos de las sociedades humanas, más allá de los estrictamente económicos.

Según los diferentes investigadores, el patrón transhumate de explotación se habría mantenido sin cambios a lo largo del tiempo en la cordillera del sur de Mendoza, desde su poblamiento hasta los momentos de contacto hispano-indígena (Schobinger 1975; Gambier 1976, 1980; Lagiglia 1977b; Durán 1997). Una gran variedad de cambios estilísticos y tecnológicos han sido descriptos en las diferentes secuencias establecidas para la región, desde el Holoceno temprano hasta nuestros días. Sin embargo, éstos no han sido entendidos como cambios en las estrategias de subsistencia de las poblaciones que habitaron el área cordillerana. La única excepción ha sido mencionada por Durán para los momentos de contacto con la introducción del caballo y algunas características de la cultura hispánica (Durán y Ferrari 1991; Durán 1997; 2000). Por el contrario, ha perdurado la idea de movimientos trashumantes a lo largo de los diferentes pisos ecológicos, con el guanaco como principal fuente de recurso alimenticio. Sin embargo para el Holoceno tardío (poco menos de 2.000 años AP) en la región del alto valle del Atuel y áreas aledañas, el registro arqueológico muestra una serie de características diferentes que lo distinguen claramente del Holoceno Temprano y Medio. Durante el desarrollo del presente libro se intentará mostrar que los diferentes indicadores que aparecen en la región pueden ser explicados por el desarrollo paulatino de un proceso de intensificación en el uso de los recursos, que habría llevado a un incremento en la capacidad de sustentación de población por unidad de área, a través del uso de estrategias altamente especializadas en la explotación de ambientes de altura.

Las ideas que se proponen en el presente trabajo de tesis serán discutidas y contrastadas con el registro arqueológico del alto valle del Atuel. Para la discusión de las mismas se han excavado cinco sitios arqueológicos ubicados en diferentes pisos altitudinales que van desde los 1.500 a 3.600 m.s.n.m. Los datos surgidos a partir de excavaciones serán complementados con los materiales recuperados en numerosas prospecciones y recolecciones sistemáticas del mismo equipo de investigación. En la discusión final se integrará con el registro arqueológico regional de las cuencas de altura de los Río Salado, Diamante y Grande y las áreas de la Payunia y del Atuel medio.

El presente libro esta compuesto de ocho capítulos que incluyen en primer lugar, el marco teórico y los modelos actuales y arqueológicos generados para grupos humanos de altura, especialmente para cazadores recolectores (Capítulo 1). En segundo lugar se hace una síntesis de los antecedentes del sur de Mendoza y Chile central, con especial referencia a los trabajos desarrollados en las áreas de altura (Capítulo 2). En el capítulo 3 se presentan las características topográficas y ambientales de la región del alto valle del Atuel en particular y de las regiones de altura en general. A partir de éstos se plantean las hipótesis de esta investigación y se describe la metodología utilizada durante la recuperación y procesamiento de materiales. En los capítulos 4, 5 y 6 se presenta el registro arqueológico regional subdividido por piso altitudinal en Piedemonte, Valles intermedios y Alta cordillera. En el capítulo 7 se integra la información del alto valle del Atuel a la del resto de las áreas de cordillera del sur de Mendoza para luego abrir paso a la discusión y contrastación de las ideas propuestas, aspectos que se discutirán en el capítulo 8.

El presente libro corresponde a los resultados de un trabajo de Tesis Doctoral, que fue defendida en abril del 2002 en la Universidad Nacional de La Plata (Argentina) bajo el nombre de "Arqueología del alto valle del Atuel, Provincia de Mendoza. La misma se enmarcó dentro de un proyecto de arqueología regional para el sur mendocino dirigido por el Dr. Lagiglia, para el cual se ha contado con los siguientes subsidios: CONICET: PID3718/92 y PIP 4235, Agencia Nacional de Promoción Científica y Tecnológica (FONCYT N01001). También se contó con ayuda financiera de la Fundación Antorchas (Proyecto «Movilidad e intercambio en la prehistoria de Cuyo y Chile Central». Año 2000-2001. Dirigido por Víctor Durán (Arg.) y Lorena Sanhueza (Chile).y del Fondo de la Cultura de Mendoza. La preparación de esta publicación se enmarca dentro de los proyectos de Fundación Antorchas Nº14116/82. Año 2004-2006 y de la Agencia Nacional de Promoción Científica y Técnica. IM-36 2004-2005, ambos dirigidos por el autor.

CAPÍTULO 1
MODELOS, MARCO TEÓRICO Y METODOLOGÍA

> "We discredit almost universally the illusion that our models are faithful replicates of such prehistoric systems. This is not because the archaeological record is incomplete. It is because the «system» we are trying to examine on our terms surely did not exist as such in the past. And just as surely, the complex webs of behaviour from which we try to tease a coherent system were not grasped fully, or in just the same way, by their participants." (Bettinger 1994: 54).

En este capítulo se mostrarán los lineamientos teórico-metodológicos más importantes que guiarán las discusiones a lo largo del libro. Para ello, primero se presentarán los modelos etnográficos y arqueológicos sobre el aprovechamiento de las regiones de altura. El objetivo de este abordaje es aportar elementos que permitan entender las diferentes formas en que los grupos humanos se adaptaron a los ambientes de altura, a través de desarrollos tecnológicos o estrategias, que les permitieron explotar los paisajes cordilleranos. En segundo lugar se discutirán diferentes aspectos de la Ecología Evolutiva que serán utilizados para abordar los datos del registro arqueológico y los modelos antes mencionados. En tercer lugar, se explicitarán las hipótesis generadas a partir de este marco teórico y que se pondrán a prueba a lo largo de todo el trayecto de este trabajo. Por último, se describirá la metodología empleada en los diferentes análisis llevados a cabo y las categorías construidas para ayudar a entender diferentes aspectos del registro arqueológico regional.

1-Modelos generales de aprovechamiento de las regiones de altura

El desarrollo de modelos para las regiones de altura cobró un fuerte interés a partir de los trabajos de Murra y sus estudios sobre la verticalidad andina en la década del '60 (Murra 1972). Su tesis sobre el manejo y control vertical de pisos ecológicos en los Andes Peruanos estimuló una serie de trabajos que intentaron buscar regularidades en el uso de los ambientes de altura por parte de los grupos humanos. Los trabajos sobre patrones de movilidad trashumantes en el área andina de América del Sur prácticamente monopolizaron las discusiones en torno a las estrategias de uso de los ecosistemas de altura no sólo para sociedades de pastores, sino también para los grupos de cazadores-recolectores que poblaron el subcontinente antes de la llegada de los primeros europeos. Durante la década del '70 se desarrollaron otros modelos de aprovechamiento de este tipo de ambientes, elaborados principalmente en Europa y Asia (Murra 1972; Rhoades y Thompson 1975; Thomas 1979) que, al igual que los anteriores fueron generados para sociedades productoras de alimentos.

La elaboración de estos modelos ha buscado la presencia de patrones comunes entre las poblaciones que viven en ambientes de montaña de las diferentes regiones del globo. Así se elaboraron diferentes modelos en distintas regiones con alcances regionales importantes pero difíciles de extrapolar a otras áreas, u otros lapsos temporales. *Verticalidad, Trashumancia agro-pastoril (Alpwirtschsft) y Estrategia de producción de las montañas (Mountain production strategy)* (Murra 1972; Rhoades y Thompson 1975; Thomas 1979) son tal vez los mejor descriptos y que se han consolidado mas en la bibliografía de los últimos 30 años.

El primero de estos fue elaborado por Murra (1972), quien caracterizó el control que ejercían los señoríos a través del establecimiento de colonias en distintos pisos ecológicos ubicados a diferentes alturas. Para este autor, en general, pese a las diferencias que pueden encontrarse en estas unidades sociopolíticas, los grupos tienden a ser autosuficientes reduciendo el comercio externo a través del control directo de los productos obtenidos en niveles altitudinales diferentes.

El segundo de los modelos, *Trashumancia agro-pastoril* (Rhoades y Thompson 1975), elaborado para poblaciones de los Alpes suizos, hace referencia a un manejo especial del paisaje que combina uso, tenencia y prácticas de manejo sobre la tierra, mostrándose como un patrón de trashumancia particular (Orlove y Guillet 1985). La discusión pone énfasis en las prácticas de trashumancia vertical estacional, la utilización de campos en diferentes elevaciones, el control comunal de las pasturas, y la posesión individual de parcelas agrícolas. Enfatizando también la importancia de corporaciones comunitarias las cuales regulan el acceso al uso de las pasturas, campos y reúnen otras necesidades tales como el mantenimiento de los caminos (Orlove y Guillet 1985).

El último de los modelos mencionados es la *Estrategia de producción de las montañas* (Thomas 1979). Como señalan Orlove y Guillet (1985), en este caso no se busca tanto un patrón como en los anteriores, sino que se describe un número de prácticas adecuadas a la baja productividad y a la alta incertidumbre de los ecosistemas de montaña. Entre estas prácticas se enumeran el intercambio, la cooperación, la movilidad, el almacenamiento, la regulación y la rotación como rasgos característicos de los sistemas de producción en los ambientes de altura. Las características discutidas incluyen aspectos sociales y tecnológicos en el manejo de campos y ganado.

Orlove y Guillet (1985) reunen algunas de las características que están presentes en los diferentes modelos antes mencionados y que podrían mostrarse como líneas de investigación fértiles en la generación de conocimiento. Estas son:

1) Falta de división del trabajo por edad y sexo, flexibilidad en los arreglos sociales, falta de estratificación económica, baja densidad de producción, manejo comunal de los recursos y falta de producción intensiva.
2) Búsqueda de patrones regionales de integración, dentro de los cuales el más importante es el comercio a grandes distancias.
3) El grado de similitud que presentan los patrones de organización social y de actividad económica entre diferentes regiones de montaña.

Un cuarto modelo (a veces incluido como un aspecto de los mencionados anteriormente), es el de *Trashumancia* (Lynch 1973; 1975; Núñez 1975; Schiapacasse y Niemeyer 1975, entre otros). Originalmente fue creado para sociedades de pastores de los Andes centrales y actualmente es empleado para explicar el funcionamiento de las sociedades de cazadores-recolectores de los ambientes de altura de América del sur. Un seguimiento del término a través de la bibliografía nos muestra que éste ha variado enormemente en cuanto a su definición, implicancias y características a lo largo del tiempo. Una de las definiciones mas recientes es introducida por Baied (1989) quien la entiende como un movimiento estacional de animales entre pisos ecológicos complementarios y diferentes.

Le Paige (1975) en sus estudios de la zona Atacameña, resalta que el término trashumancia puede ser aplicado sólo a sociedades de pastores, sin embargo para Schiapacasse y Niemeyer (1975) es una forma de semi-nomadismo estacional de los cazadores recolectores que involucra una relación directa con el cambio estacional.

Estos investigadores plantean también una serie de prerequisitos ambientales que inducen a este tipo de adaptación particular.

1- Hábitat árido con disponibilidad limitada de recursos
2- Presencia de micro-ambientes que aporten diferentes recursos en diferentes momentos del año
3- Importantes fluctuaciones estacionales de la temperatura que regulen la permanencia del grupo en un determinado ambiente durante el ciclo anual

Serracino (1975) presenta una visión distinta del término trashumancia ya que para él este implica cambiar de residencia de un lugar a otro como el movimiento de bandas de los cazadores-recolectores. Para el autor este movimiento puede ser de todo el grupo o parte de él y no necesariamente tiene que ser de carácter estacional. Para Nuñez (1975), la trashumancia no es sólo vertical sino que también se puede dar dentro del mismo piso altitudinal y, a diferencia de otros investigadores, tampoco implica una persecución de animales, sino la explotación de recursos complementarios.

A través de este concepto se ha intentado explicar no sólo el poblamiento y la explotación de áreas cordilleranas sino también costeras e inter-montanas, utilizado también en algunos casos para entender la colonización de zonas áridas y la domesticación de plantas y animales (Nuñez 1975; Santelices 1975; Schiapacasse y Niemeyer 1975).

Schiapacasse y Niemeyer (1975) señalan una serie de indicadores arqueológicos que permiten identificar los movimientos trashumantes desde el registro: a) sitios de diferentes magnitudes, producto de la agrupación y el desagregamiento de los grupos en forma estacional, b) alta variabilidad artefactual, debido a la gran diferencia en los recursos que presentan los ambientes explotados, c) el hallazgo de restos de otros micro-ambientes no deben ser considerados como evidencia de trashumancia.

Por último, otro modelo elaborado para grupos pastores y que podría incluirse dentro de este tipo de movilidad transhumante, ha sido elaborado para la Puna de Jujuy (Yacobaccio *et al.* 1994; Madero 1992; Madero y Yacobaccio 1994). Aquí los investigadores caracterizan lo que llaman Unidad de Producción Doméstica, la cual estaría organizada en función de la disponibilidad de pasturas en los distintos ecosistemas de altura, lo cual se refleja en distintos tipos de sitios: Asentamientos Temporales, Permanentes y Transitorios (Madero 1992).

Como mencionamos anteriormente, se puede observar que todos estos modelos han sido elaborados originalmente para sociedades productoras de alimentos (pastores y/o agricultores), por lo que su utilidad en el estudio de grupos altamente móviles (*forager*) es muy limitada (Aldendelfer 1998). La búsqueda de regularidades entre sociedades que habitan diferentes regiones de altura se hace más difícil cuando son abordadas desde una perspectiva arqueológica, debido a los problemas de muestreo y a la imposibilidad de observar la dinámica de los grupos que se están estudiando. Sin embargo, más allá de estas limitaciones la arqueología nos permite tener una visión a largo plazo del funcionamiento de las sociedades y sus cambios a través del tiempo que es difícil de alcanzar desde la mirada de otras disciplinas.

De todos estos modelos elaborados sobre sociedades actuales, el intercambio, la baja movilidad y el almacenamiento son elementos siempre presentes y que parecen actuar en forma más amplia sobre las sociedades que habitan regiones de altura (Aldendelfer 1998). Todas estas características tienen la ventaja que pueden ser abordados sin muchas complicaciones desde el registro arqueológico. Un aspecto importante de estos modelos que es señalado por Guillet (1983) es el hecho que las economías especializadas sobre un recurso en una única zona ambiental tienden a ser muy vulnerables, con alto riesgo, niveles calóricos insuficientes y con bajo retorno *per cápita*.

2-Modelos arqueológicos

Como una muestra de actividades y asentamientos pasados, el registro arqueológico produce un cuadro incompleto del comportamiento prehistórico (Jochim 1991). Este problema se acentúa en el estudio de los cazadores-recolectores influenciado por la baja visibilidad del registro que genera este tipo de sociedades. Así, es necesario asumir que no podemos conocer todo acerca del pasado, sino que solo podemos intentar comprender patrones de comportamiento que son posibles de observar a través del dato arqueológico (Kelly 1997). En este estudio intentaremos conocer la forma en que fueron explotados los ambientes de altura teniendo en cuenta las implicancias que presentan este tipo de ambientes para las poblaciones humanas. Para esto se utilizará una escala de largo plazo (Jochim 1991) que nos permita definir las diferentes formas en que se aprovechó un mismo tipo de ambiente a través del tiempo. Es importante también que a su vez nos sea posible explicar la alta variabilidad del registro arqueológico que se presenta en la región, teniendo en cuenta siempre que no existe una relación uno a uno entre estrategias de aprovechamiento y estructura de los recursos (Jochim 1991).

Tanto el poblamiento como la explotación de los ambientes de altura por parte de los grupos humanos han sido explicados de formas muy diferentes a lo largo de la literatura arqueológica. En estas explicaciones las regiones de montaña fueron consideradas generalmente como un lugar de refugio para los grupos de cazadores recolectores o simplemente un lugar donde se realizaban tareas específicas de explotación de recursos dentro del circuito anual (Bender y Wright 1988). La mayoría de las explicaciones giraron en torno a la movilidad estacional en la cual las manadas de animales migratorios eran seguidas a través de los diferentes niveles altitudinales. Este tipo de estrategia fue denominado trashumancia y así ha sido también planteado en la mayoría de los modelos de los Andes mendocinos (Schobinger 1975; Gambier 1976; Lagiglia 1977b, 1997b; Durán 1997, 2000; García 1997).

Como se ha mencionado anteriormente, los modelos elaborados sobre sociedades productoras de alimentos presentan una serie de inconvenientes a la hora de ser utilizados desde la arqueología, fundamentalmente si se trabaja en sociedades de cazadores-recolectores. Para abordar arqueológicamente la problemática de las ocupaciones de cazadores-recolectores de altura, es necesario tener una visión diacrónica de los eventos y observar cómo las diferentes estrategias se suceden a lo largo del tiempo. Un modelo adaptativo humano, con un amplio marco temporal y desarrollado a una escala regional, fue el propuesto por Bettinger y Baumhof (1982) para las áreas de montaña de la Gran Cuenca en EEUU. Estos autores explican la dispersión de los pueblos de habla Numic y la ocupación de las áreas mas altas a través de la aparición de una nueva estrategia de subsistencia que motivó un uso diferente del paisaje de montaña. En este modelo proponen la existencia de dos sistemas de aprovechamiento del ambiente que compiten por el mismo espacio, los *viajeros* ("travelers") y los *procesadores* ("processors"), los cuales han sido definidos principalmente por diferencias en los costos de extracción y procesamiento de los recursos. Esta diferencia presenta al mismo tiempo un fuerte correlato en los sistemas de movilidad (Bettinger y Baumhof 1982; 1983; Bettinger 1991; 1992; 1994; 2001). Básicamente, los *viajeros* tendrían mayores rangos de movilidad y aprovecharían recursos de mayor retorno energético con menor tiempo de procesamiento. Por su lado, los *procesadores* serían grupos menos móviles y aprovecharían recursos de menor retorno energético y mayores costos de procesamiento, explotando de una forma mas intensiva el ambiente e incorporando a sus rangos de movilidad las áreas de mayor altura en la Gran Cuenca (Bettinger y Baumhof 1982; Bettinger 1994).

En un intento de mostrar los preconceptos que han guiado, y muchas veces oscurecido, a los estudios de las regiones de altura, Bender y Wright (1988) reúnen los diferentes modelos arqueológicos que intentan explicar la utilización de este tipo de paisajes en tres grupos: *Modelo climático* ("*Climatic Model*"), *Modelo de tareas específicas* ("*Specific Task Model*") y *Modelo de amplio espectro* ("*Broad Spectrum model*").

El *Modelo climático* muestra a las regiones de montaña como ambientes de refugio, poco favorables para la subsistencia humana, así, el poblamiento y la ocupación de tales lugares puede ser el resultado de presiones ambientales que obligaron a los grupos humanos a utilizar los recursos de regiones de altura.

En el *Modelo de tareas específicas*, los investigadores condicionan la utilización de las regiones de altura a grupos de tareas específicas. Precisamente las ocupaciones son atribuidas a aquellos grupos que realizan tareas de caza y procuramiento de materias primas. Este modelo ha sido sustentado por la baja frecuencia de campamentos base en este tipo de ambientes. Para los autores, el trabajo sobre "sitios únicos" y la inferencia desde los sitios excavados en los pisos de valle son los factores que mas influyen en la conformación de esta visión de la explotación de las áreas de montañas (Bender y Wright 1988).

Finalmente, Bender y Wright (1988) proponen un modelo alternativo al cual denominan *Modelo de amplio espectro*. En éste, los autores afirman que los cazadores recolectores prehispánicos incluyen una ocupación estacional de las regiones de altura para explotar una amplia variedad de recursos disponibles. Así, las montañas no son vistas como ambientes marginales, sino que éstas son intrínsecas a las estrategias de los cazadores recolectores, convirtiéndose en otra parada dentro del circuito anual. Este tipo de movimientos se vería favorecido por la complementariedad estacional que muestran los recursos de estas áreas con respecto a los de áreas más bajas. Los autores también predicen que la estrategia mas adecuada para la explotación de las regiones de altura seria el tipo *Logístico* (*"Collector"*) (Binford 1980), por lo que deberíamos encontrar una importante diversidad de sitios. Esta diversidad incluiría Campamentos Base, sitios de Actividades Específicas y Bases Secundarias (Bender y Wright 1988). Para los autores, es justamente este último tipo de sitios el más característico en los ambientes de altura, correspondiendo a campamentos establecidos cuando el costo de retorno, (producto del «efecto fricción») es alto. Debido a esto, los grupos deben permanecer fuera del campamento base en escalas hacia los recursos que se quieren explotar. Estos sitios podrían ser identificados en base a la relativamente alta diversidad funcional y su tamaño medio (entre los campamentos base y los sitios de actividades específicas). Otra característica de los mismos es que se pueden localizar en áreas que no necesariamente son de alta habitabilidad. La contrastación de este modelo exige, según los autores, una prospección intensiva de las regiones de montaña como único camino para detectar la variabilidad arqueológica real de la región (Bender y Wright 1988). La elección de los lugares para establecer los campamentos se haría en base a la habitabilidad y en este sentido las condiciones que más afectan en los ambientes de montaña son en orden de importancia: 1- protección de los vientos predominantes, 2- pendiente suave, 3- temprano derretimiento de las nieves, 4- buenas condiciones para el campamento y 5- acceso al agua (Bender y Wright 1988).

Recientemente, Aldendelfer (1998) a partir de trabajos realizados en el Valle de Ashana en el sur de Perú, elabora un modelo para las sociedades forager de montaña basándose en principios de la Ecología Evolutiva. Tres supuestos básicos son tenidos en cuenta para la elaboración del mismo, que se ajustan a los preceptos del marco teórico utilizado por el autor. Estos serían:

1) Los grupos tienden a evitar situaciones de riesgo en sus decisiones de subsistencia.
2) La incorporación de calorías es el problema principal de la subsistencia.
3) Se espera una minimización de la movilidad, ajustándose a los modelos de lugar central.

A partir de estos supuestos Aldendelfer (1998) realiza predicciones acerca de tres problemas centrales en el estudio de las sociedades *logísticas* (Collectors).

a-*Amplitud de dieta*: Utilizando los modelos de lugar central (Bettinger 1991) afirma que la observación fundamental es que la selectividad del tamaño de las presas se incrementa con la distancia.

b-*Movilidad*: Basado sobre el supuesto de la minimización del trabajo así como en las características de los recursos de altura. Debería esperarse que los *grupos logísticos* de montaña practiquen una «estrategia de movilidad logística modificada». En ambientes de montaña templados (como lo es el valle del Atuel) el uso de las tierras más altas estará limitado a la primavera tardía ya que la temperatura es demasiado baja habitarla vivir antes. El grado de movilidad residencial dependerá de la configuración de los recursos específicos mientras que el tamaño del grupo *logístico* dependerá de la densidad, abundancia y distribución de los recursos.

c-*Intercambio*: Todos los ambientes de montaña utilizados por grupos *logísticos* requieren de estrategias buffer que permitan disminuir los niveles de riesgo. El desarrollo de estas depende de un número de factores que incluyen abundancia, disponibilidad, distribución espacial y costo de procuramiento y procesamiento de los recursos (Aldendelfer 1998).

3-Ecología Evolutiva y la Teoría de Forrageamiento Óptimo

La necesidad de teorías cobertoras que nos ayuden en la formulación de preguntas es tal vez uno de los principales problemas en la tarea de investigación. La teoría darwiniana en este sentido ha mostrado sobradamente su eficacia en el estudio de los seres vivos, en la explicación de la variabilidad biológica y del comportamiento existente. Su aplicación al campo de la arqueología ha estado ligado también a principios básicos de economía (Kelly 1995) y se ha mostrado a través de dos variantes teóricas que son la Arqueología Evolutiva y la Ecología Evolutiva (Bettinger 1991; Bone y Smith 1998) las cuales han tenido un fuerte desarrollo en las últimas dos décadas. La discusión generada a lo largo de estas dos corrientes aún sigue abierta, pero no se pretende extendernos sobre la misma. Mientras que en la Arqueología Evolutiva el cambio en las frecuencias de artefactos es explicado por la selección natural y otros procesos darwinianos, sin la intervención del agente humano, en la Ecología Evolutiva la variación fenotípica es vista en términos de estrategias adaptativas y no de artefactos, lo que permite una visión más «realista» (Boone y Smith 1998; Bettinger 1991) y una mejor adecuación a los modelos desarrollados dentro de la arqueología darwiniana. Desde esta posición el cambio cultural y el de comportamiento son abordados como formas de la adaptación fenotípica a las condiciones sociales y ecológicas, usando el supuesto que la selección natural conduce a los organismos a responder a las condiciones locales en los caminos que mejoran el fitness adaptativo. Debido a ésto en adelante se seguirán los criterios básicos de la Ecología Evolutiva (O' Connell y Hawkes 1981; Bettinger 1991; Winterhalder y Smith 1992; Kelly 1995; Bone y Smith 1998).

La Ecología Evolutiva a sido definida como el estudio de la evolución y el diseño adaptativo en un contexto ecológico (Winterhalder y Smith 1992). Dado que trabaja a nivel del individuo, se enfrenta a un grave problema en relación al grado de resolución del registro arqueológico (Kelly 1995). Como afirma Bettinger (1991), la Ecología Evolutiva da cuenta de los procesos de cambio y de estabilidad de los cazadores-recolectores de una forma mejor que el resto de las teorías sociales. Su campo de estudio es amplio, y ha sido delimitado como el estudio de las consecuencias de la supervivencia y fertilidad relativa diferenciales y la acumulación de estas variantes en la población. Centralizándose para esto en los procesos ecológicos y sociales (Winterhalder y Smith 1992).

Dado que la cultura se transmite de generación en generación puede ser estudiada con los mismos métodos darwinianos utilizados para estudiar la evolución genética. Las poblaciones humanas transmiten un pool de variación cultural que es acumulativamente modificada para producir cambio evolutivo (Richerson y Boyd 1992). La diferencia más importante entre los procesos evolutivos de los sistemas culturales y genéticos, es la existencia de fuerzas de toma de decisión en el sistema cultural (Richerson y Boyd 1984, 1992). Sin embargo, para comprender a la cultura uno debe entender a esta como un sistema de herencia sobre el que actúan procesos selectivos (Bettinger 1991).

Para la Ecología Evolutiva el comportamiento humano puede ser estudiado en última instancia en términos de ajuste (*fitness*) genético, de esta forma, cualquier acción puede influir en el paso de información genética de una a otra generación. Sin embargo la Ecología Evolutiva no requiere que el comportamiento sea genéticamente transmitido y de hecho, los principios por los cuales la información es transmitida difieren mucho de aquellos que gobiernan los genes (Bettinger 1991). Algunos de los modelos mencionados para cazadores-recolectores de altura, pueden ser abordados desde una aproximación darwiniana como una forma de entender los procesos de cambio y las diferentes adaptaciones llevadas a cabo. Dentro de estos, el desarrollado por Aldendelfer (1998) para cazadores-recolectores de altura y el de *Viajeros* a *Procesadores* de Bettinger y Baumhof (1982) son los que parecen mostrar mejores condiciones para ser testeados desde esta perspectiva, aplicando principios básicos de la Ecología Evolutiva a través de los modelos de forrageamiento óptimo. Esta aproximación no solo nos permitirá poner a prueba algunas de las ideas centrales de los mismos, sino también generar nuevas hipótesis de los desarrollos particulares dentro de cada región.

3a- Teoría de Forrageamiento óptimo

Los modelos de forrageamiento óptimo son empleados para predecir diferentes aspectos de la vida de las sociedades humanas, principalmente vinculados a la toma de decisiones, como puede ser el caso particular de la selección de dieta. El supuesto de estos modelos es que las sociedades tienden a maximizar la toma de energía minimizando el tiempo necesario para adquirir la misma (Belovsky 1987; Bettinger 1991; Kaplan y Hill 1992; Kelly 1995). Las diferentes decisiones de los individuos afectan en mayor o menor grado el ajuste adaptativo del grupo y por lo tanto sus posibilidades de subsistencia. Así el aumento del tiempo consumido en la resolución de los diferentes problemas a los que se deben enfrentar cotidianamente disminuye las ventajas o retorno energético de los individuos mientras que la maximización de la toma de energía lo aumenta.

La utilización de modelos de forrageamiento óptimo acarrea numerosas imperfecciones y problemas, fundamentalmente por la falta de control de las diferentes variables, la extrema simplificación de los modelos y la mecanización del comportamiento humano entre otros. Esto ha llevado a críticas de diferentes grupos de investigadores (Binford 1983). Sin embargo, la simplicidad de estos modelos y su alto poder predictivo inducen, a su utilización al menos en la generación de ideas y la contrastación de diferentes aspectos de la vida de los individuos. Esto ocurre especialmente cuando se esta frente a problemas de solución regional o macrorregional con escasa o nula evidencia para discutirlos. Algunos de los problemas de simplificación del comportamiento humano que se le critican a estos modelos han sido salvados en parte por los que Bettinger (1991) denomina Modelos Complejos de comportamiento óptimo, que como señala el autor, si bien «pierden elegancia» ganan en adecuación predictiva y realismo. Por último mas allá de los problemas que podamos encontrar en ellos, como señala Winterhalder (1986), la teoría de forrageamiento optimo apunta a obtener respuestas confiables a preguntas limitadas permitiendo generar predicciones testeables acerca del comportamiento de las sociedades de cazadores-recolectores.

Desde la Arqueología, los aspectos incluidos dentro de estos modelos que afectan la toma de decisiones son: *elección de dieta*, *modelos de localización*, *tiempo forager*, *tamaño del grupo* y *localización de los asentamientos*, entre otros (Bettinger 1991; Kelly 1995; Kaplan y Hill 1992). En estos modelos el objetivo es lograr encontrar el conjunto de recursos disponibles menos costoso, que satisfaga el umbral mínimo para alcanzar un *fitness* que permita la continuidad del grupo (Bettinger 1991).

En el caso del *Modelo de elección de presa*, éste predice que las presas de alto rendimiento serán tomadas siempre que sean encontradas, mientras que las presas de bajo rendimiento pueden ser tomadas o no dependiendo de la abundancia de las primeras. Los rangos son definidos por la tasa de valor neto ganado (beneficio) al adquirir una presa y el tiempo de persecución y procesamiento (costo) de la presa cuando esta es encontrada. Una forma expeditiva para evaluar el retorno de una determinada especie es la medición del tamaño de la presa. Los cambios tecnológicos pueden producir modificaciones en la tasa de retorno a través de la disminución de los costos de procesamiento o persecución de las presas, lo que haría variar el ranking de las mismas (Broughton 1994). La disminución de un determinado tipo de presa ranqueada a un nivel alto también puede afectar el lugar que ésta ocupa en el ranking, haciéndola descender en el mismo.

El *modelo de elección de parches*, y de *tiempo de permanencia* en los mismos (Bettinger 1991; Kaplan y Hill 1992; Kelly 1995), pueden ayudarnos a generar expectativas en cuanto a la utilización diferencial de determinados ambientes. Así, la productividad y la distancia entre diferentes parches afectarán la elección del área que van a explotar dentro de una región, y el tiempo durante el cual una banda de cazadores-recolectores permanecerá en un parche de recursos determinado.

A través de la utilización de estos modelos pueden ser inferidas de forma más o menos confiable, las direcciones tomadas por los grupos en sus estrategias de subsistencia y entender las causas de estas direcciones. Recientemente, mediante el empleo de los modelos de forrageamiento óptimo, Bettinger (2000) ha propuesto la existencia de un proceso a escala global durante el transcurso del Holoceno, que habría llevado a los grupos de cazadores-recolectores hacia un proceso de aprovechamiento más intensivo de los diferentes recursos. Este proceso que en líneas generales se habría comportado en forma similar a lo observado entre los grupos de habla Numic en la Gran Cuenca, en el paso de las mencionadas estrategias de viajeros a procesadores, puede ser incluido dentro de los denominados procesos de intensificación que intentaremos caracterizar a continuación.

3b-Modelos de intensificación

Los modelos de intensificación ponen su atención en los cambios ocurridos en la toma de recursos dentro de un área por parte de las poblaciones humanas. Broughton (1994: 501) a definido a los procesos de intensificación como "*un proceso por el cual el total de productividad por unidad de área se incrementa a expensas del decrecimiento promedio en la eficiencia forager*" (traducción propia), en otras palabras mas energía es tomada de un área determinada pero para esto, en el cambio, el individuo debe gastar mas energía por unidad de tiempo.

Los procesos de intensificación en la explotación de los recursos de acuerdo con Broughton (1994), predicen una pérdida de la eficiencia forager a través del tiempo, entendiendo a esta pérdida como un decrecimiento en el promedio de la tasa de retorno neto asociada con una estrategia de uso de un recurso particular.

Hayden (1981) en Europa y América del Norte, Bettinger y Baumhof (1982) en la Gran Cuenca (EEUU) y Smith (1986), Laurandos (1993) y Hiscock (1994) en Australia, son entre otros quienes plantean procesos de intensificación a gran escala coincidiendo en muchas de sus implicancias en el registro arqueológico. Entre estas características ellos observan una diversificación en la explotación de los recursos, la aparición de nueva tecnología vinculada a un aprovechamiento más integral de los recursos, la ocupación y explotación de áreas más pobres, utilización de nuevas variedades de plantas, regionalización de estilos, circulación de bienes a gran escala, aumento en la dependencia de recursos almacenables y disminución de la movilidad.

El almacenamiento es una de las respuestas más comúnmente asociadas al desarrollo de procesos de intensificación (Testard 1982; Woodbrun 1980; Binford 1980; Bettinger 1994). Se ha afirmado que este tipo de estrategia es una respuesta a desajustes en la relación población-recursos y a los procesos de sedentarización (Keeley 1983; 1988; Testard 1982; Woodbrun 1980), siendo el objetivo de esta estrategia la minimización del riesgo al cual están expuestas las poblaciones en determinadas épocas del año. Mediante el uso del almacenamiento los grupos optimizan, el manejo temporal en el consumo de diferentes recursos. Así, el almacenamiento es visto como una forma de retorno energético demorado (Woodbrum 1980) que reemplaza a la utilización inmediata, utilizadas por aquellas sociedades con recursos abundantes y estables. En ambientes de montaña donde la estacionalidad es muy marcada se convierte en un tipo de estrategia altamente beneficiosa para el grupo (Aldendelfer 1998). Según Testard (1982) para que este tipo de estrategia sea posible se debe dar la conjunción de cuatro características, dos ecológicas (abundancia y estacionalidad) y dos tecnológicas (eficiencia en la recolección y técnicas de almacenamiento).

Otro de los cambios ligados a los procesos de intensificación es el aumento en las redes de intercambio. Este parece estar vinculado a una disminución en el grado de movilidad (Hayden 1981; Aldendelfer 1998) y al igual que el almacenamiento funciona como una estrategia de disminución del riesgo. Para Aldendelfer (1998) el intercambio podría estar reemplazando a otra estrategia que es la de compartir el territorio con grupos vecinos.

"Under conditions of low population density and low productivity, mutual access to territory is the most likely strategy as long as movement cost are relatively low. As population sizes and densities increase, exchange become more likely even though productivity may remain relatively low. This can be attributed to the increased costs of residential mobility of larger groups and the decrease benefits to recipiet groups as larger groups utilize their territories". (Aldendelfer 1998: 25).

Cuando hablamos de intercambio es necesario establecer parámetros que nos permitan identificar que elementos son considerados de procedencia local y cuales de procedencia no local. El establecimiento de un umbral no es sencillo por la multiplicidad de factores que intervienen en esta caracterización. Gamble (1993) aborda este problema y establece una serie de variables que podrían ser las que más incidencia tienen en esta distinción. Estas son: las características del ambiente, el tipo de economía del grupo y las redes de relaciones sociales. Este autor afirma que las dimensiones sociales y espaciales no son las mismas y que la distancia social puede variar de acuerdo a si son sistemas inclusivos o exclusivos (Gamble 1993). Este autor considera que más de 40 km podrían ser un límite entre los elementos considerados locales y exóticos. Este límite correspondería a aproximadamente a dos días de viaje desde el campamento. Sin embargo estos rangos de movilidad podrían estar afectados por las características locales típicas de los ambientes de montaña y por lo tanto podrían ser incluso inferiores (Aldendelfer 1998).

El desarrollo de relaciones de intercambio entre diferentes grupos es una conducta que tiende a la disminución del riesgo. El grado en que estas estrategias son empleadas depende de la disponibilidad de productos almacenables, el costo de su producción y la disponibilidad de otras áreas. Estrategias de territorialidad mutua pueden ser utilizadas como una opción al intercambio, pero esto no siempre es conveniente para el grupo ya que hay territorios que no pueden soportar este tipo de explotación. La utilización de estrategias *buffer* que tiendan a disminuir el riesgo son privilegiadas en los ambientes de montaña por la baja predicibilidad y productividad que éstos presentan (Aldendelfer 1998).

Arqueológicamente, indicadores de procesos de intensificación pueden ser evidenciados a través de la observación de variaciones en la abundancia relativa de mamíferos grandes y pequeños que puedan indicar cambios en la eficiencia relativa de la predación de mamíferos (Broughton 1994). Cambios en la organización tecnológica pueden actuar como indicadores, ayudando a distinguir diferencias en los niveles de movilidad. Entre estos indicadores podemos mencionar la adopción de la tecnología cerámica, presencia de material mobiliario, tamaño de los asentamientos y reemplazo entre tecnologías conservadas y expeditivas entre otros (Kent 1991; Binford 1991; Bettinger 1994; Parry y Kelly 1987).

3c-Poblamiento e intensificación

Las características descriptas sobre los modelos de intensificación pueden ser entendidas como las etapas de un modelo de poblamiento. En este sentido el modelo biogeográfico elaborado por Borrero (1989a, 1989-90, 1994-95) para Patagonia es una herramienta útil para intentar abordar las causas que llevan a este tipo de procesos. En el mismo tres etapas sucesivas son propuestas para explicar la ocupación de diferentes ambientes y generar expectativas arqueológicas de las mismas. Al respecto, las características descriptas para los procesos de intensificación pueden ser entendidas como las consecuencias de las últimas etapas de ocupación de una región y por lo tanto las expectativas arqueológicas serán muy similares.

El modelo propuesto por Borrero (1994-1995) caracteriza al poblamiento de una región a través de tres etapas, *Exploración, Colonización* y *Ocupación efectiva.* La primera de ellas, *Exploración,* implica movimiento de grupos humanos hacia zonas deshabitadas, a lo largo de rutas naturales y la utilización de localidades no óptimas (Borrero 1989-90, 1989a, 1994-95, Borrero 1999; Borrero y Franco 1997). Para esta etapa se espera que se depositen pocos materiales y que estos sean funcionalmente poco específicos, esperándose también discontinuidad temporal. Esta discontinuidad en las ocupaciones dificulta la localización de los asentamientos y favorece la destrucción de los mismos por la alternancia con carnívoros u otros animales que alterarían el registro arqueológico (Borrero 1989-90). Según Borrero en estos momentos se evitaran la áreas menos favorables como pueden ser aquellas sujetas a alta exposición de presiones naturales (Borrero 1990, 1994-95) lo que implica que pueden quedar áreas deshabitadas dentro de regiones que ya han sido pobladas (Borrero 1989-90). En cuanto al tipo de materiales que se asocian a estas ocupaciones corresponderían a instrumentos expeditivos y probablemente desechos de reformatización pertenecientes a las etapas finales del proceso de transporte y talla (Borrero y Franco 1997).

La segunda etapa se refiere a la *Colonización.* Según el autor, esta corresponde a la consolidación inicial de grupos humanos en un espacio determinado (Borrero 1989a). Entre las diferencias más notorias con la etapa anterior se espera que el registro arqueológico de la región tenga una alta visibilidad, buena resolución y los sitios estén localizados óptimamente (Borrero 1989-90, 1994-95). Por otro lado, la localización de los asentamientos debe cumplir con requisitos que hagan viable la continuidad biológica de la población.

Ocupación efectiva es la última de las etapas y correspondería a los momentos en que todos los ambientes deseables están ocupados. Aparecen mecanismos dependientes de la densidad actuando entre las poblaciones y la visibilidad arqueológica es alta pero de baja resolución, con rangos de acción más pequeños (Borrero 1989a, 1989-90, 1994-95). "Se espera un incremento en la variabilidad de la cultura material y procesos de cambio mas o menos acelerados, como resultado de la adaptación a algunas de las condiciones locales». «Los indicadores básicos son una mayor redundancia en la ocupación y una mayor reiteración en el uso de ciertas estrategias de subsistencia" (Borrero 1994-95: 27). Como puede verse, las características de esta última etapa, especialmente lo que Borrero (1994-95) denomina *Etapa de saturación del espacio*, implica procesos que estarían conduciendo a las poblaciones a adaptarse a las nuevas condiciones demográficas locales y a una mayor extracción de energía por unidad de área.

Entre las implicancias que se desprenden de este modelo para las regiones de altura podemos mencionar que: son áreas de mayor "resistencia" por sus características de estacionalidad marcada y baja productividad. Esto hace esperable que las regiones sean pobladas tardíamente y probablemente gran parte de las regiones de altura hayan sido explotadas marginalmente sobre una base estacional o plurianual, sin haber alcanzado nunca el estado de ocupación efectiva. Según Borrero (1994-95) pueden haber "sido utilizadas como reservorios para explotación" sin ser colonizadas realmente. En el capítulo 7 se discutirán en mayor profundidad la aplicación de estos conceptos al registro arqueológico de cordillera en el sur de Mendoza, especialmente para aquellos aspectos referidos a las implicancias en el registro arqueológico.

La evaluación de modelos de movilidad no es una tarea sencilla al menos dentro de regiones poco conocidas ya sea desde la arqueología como desde la biomasa que esta alberga. Sin embargo algunas aproximaciones preliminares pueden ser abordadas desde miradas expeditivas posibles de observar en el registro arqueológico.

4-Movilidad en los Cazadores - Recolectores de altura

Las estrategias de movilidad son un aspecto crítico de la adaptación de los cazadores-recolectores (Kelly 1983) y como se observa en los modelos anteriormente desarrollados se encuentra íntimamente relacionado al aprovechamiento de las regiones de altura. Si bien la movilidad se relaciona con propiedades observables arqueológicamente (Borrero 1985), la identificación de diferentes formas y niveles de movilidad se hace muy difícil, cuando estas estrategias son evaluadas en el largo plazo. Especialmente este es el caso para aquellos grupos que utilizan diferentes patrones de movilidad (Kelly 1992, 1995; Politis 1996). Esto muestra que muchas veces los intentos por comprender el comportamiento de los grupos altamente móviles, fallan a la luz de problemas vinculados a aspectos teóricos y metodológicos de nuestra disciplina (Gamble 1990).

Diversos autores han abordado el tema en la región, donde la mayoría de los investigadores presuponen una estrategia de movilidad estacional de tipo trashumante (Lagiglia 1977b, 1997b; Schobinger 1975; Gambier 1976; Durán 1997, 2000; García 1997), influenciados básicamente por las ideas propuestas para los Andes centrales (Lynch 1973, 1975, Nuñez 1975; Cardich 1988, entre otros) y por la actual forma de vida de los pobladores dentro de la región (Agüero Blanch 1971). En este último caso, los habitantes cordilleranos del sur mendocino practican una economía pastoril llevando sus rebaños de chivos a lo largo de los pisos ecológicos cordilleranos en las diferentes estaciones, definiendo así dos grandes momentos en el año, la «*invernada*» y la «*veranada*» (Agüero Blanch 1971). El primero corresponde a los momentos en que los puesteros permanecen en sus campamentos de invierno de las zonas bajas y el segundo al movimiento que realizan los hombres de cada familia hacia campos ubicados en las tierras altas, en los cuales llevan a pastar a sus rebaños a las pasturas tiernas que crecen durante primavera-verano.

Sin embargo, difícilmente una misma forma de aprovechamiento del espacio se haya mantenido sin cambios a lo largo del tiempo, sobre todo teniendo en cuenta que este tipo de estrategias es utilizada por grupos de pastores. El uso de almacenamiento, el empleo de estrategias de caza diferentes, o la búsqueda de recursos alternativos a los grandes mamíferos, entre otros, pudo afectar los sistemas de movilidad.

Mucho se ha escrito sobre el tema de la movilidad, utilizándose distintos criterios para su definición y motivos de la misma (Binford 1980, Schrire 1984, Kelly 1983,1992; Kent 1991, Gamble 1986 entre otros). En este trabajo se tomará la definición de estrategias de movilidad utilizada por Kelly (1983) quien la define como la naturaleza de un movimiento estacional de cazadores recolectores a través de un paisaje. Para intentar evaluar cuáles han sido los motores en la elección de determinadas estrategias, se hará hincapié en aquellas que consideran a la adquisición de recursos como las principales.

Las causas de la movilidad o cambios en la residencia de un grupo, dentro de las regiones de montaña pueden ser diversas. Kelly (1983) muestra la fluctuación de los recursos como uno de los aspectos mas importantes que afectan a la movilidad. Una forma de este tipo de fluctuaciones es la depredación de los mismos en las inmediaciones del campamento. Este tipo de situaciones son propensas a ocurrir cuando los recursos base son pequeños mamíferos, vegetales y especies residentes (sin migraciones estacionales). En este caso las distancias recorridas por los grupos tienden a ser cortas, con el propósito de explotar un ambiente similar (Féblot-Augustins 1993). Otra causa de la depredación de los recursos es el cambio estacional en la distribución de los mismos en un área particular. En este caso como señala Féblot-Augustins (1993), la movilidad no es solo una función del grado de movilidad de las especies, sino del grado de compresión de las diferentes zonas ecológicas.

Como mencionamos anteriormente Aldendelfer (1998) plantea un modelo para las sociedades de cazadores-recolectores de altura que tiene una fuerte carga en los aspectos relacionados a la movilidad. Para este autor los grupos humanos utilizarían una estrategia de movilidad "logística modificada" donde el grado de movilidad y permanencia del grupo dependerá de la distribución y densidad de los recursos, y donde la explotación de las regiones más altas estará restringida a la estación más cálida. Experimentos llevados a cabo por este investigador sugieren una velocidad de movimiento que varía con el grado de la pendiente, estableciendo una velocidad promedio de 3,5 km por hora. Los rangos de acción de los grupos se ven reducidos debido a las características topográficas, el mayor gasto energético y a la falta de oxígeno imperante en este tipo de ambientes. La disminución en el grado de movilidad es posible a través de la incorporación del almacenamiento y el uso de información compartida entre grupos de diferentes áreas de explotación (Aldendelfer 1998). Los ambientes de montaña tienen altos costos de movilidad y por lo tanto son esperables estrategias de reducción del riesgo como el almacenamiento que, como se ha mencionado anteriormente requieren de la existencia de un recurso almacenable.

Aldendelfer (1998) elabora una serie de expectativas en el comportamiento de las sociedades cazadoras-recolectoras de ambientes de altura que pueden ser testeados arqueológicamente:

1-Los niveles de movilidad pueden ser relativamente bajos, dependiendo de la predictibilidad y abundancia de los recursos y de su distribución espacial. Los grupos tenderían a permanecer el mayor tiempo posible en los campamentos.

2-Las distancias que se mueven son cortas y son favorecidas las rutas que tienen buenas localizaciones para las bases secundarias.

3-Hay un incremento en la movilidad logística y el costo de transporte influye mucho la escala de movilidad.

4-La distancia entre campamentos logísticos será corta.

5-Las bases residenciales y los campamentos logísticos serán ubicados óptimamente sobre el paisaje.

6-El radio forager de las bases residenciales será reducido (10 km) un día ida y vuelta.

7-Almacenar será importante.

8-El procuramiento de recursos será realizado en el ciclo anual lo que implica pocos viajes logísticos en busca de materias primas, etc.

9-Los animales cazados presentarían un alto grado de procesamiento (las partes presentes en los campamentos corresponderían solo a aquellas de mayor rendimiento). En el caso de los recursos líticos, estos mostrarían también un aprovechamiento intensivo en las bases residenciales con presencia de las últimas etapas de talla.

10-Desarrollo de una reciprocidad balanceada entre grupos que viven en ambientes ecológicos distintos como una forma de reducir la movilidad (Aldendelfer 1998).

Este modelo por un lado evalúa exhaustivamente las causas que afectan la movilidad y por otro hace algunas predicciones en cuanto al tipo de movilidad que cabría esperar entre cazadores-recolectores logísticos de montaña. Algunas de las alternativas en base a diferentes situaciones son evaluadas y sirven para predecir probables cambios a través del tiempo. El modelo anteriormente mencionado de Bettinger y Baumhof (1982) es interesante también en este sentido por que permite visualizar la sustitución de estrategias a través del tiempo, en este caso de grupos mas móviles (*traveler*) a menos móviles (*processor*) explicando también las causas que llevan a la adopción de una u otra estrategia.

Estos modelos desarrollados acerca de la movilidad, nos permiten generar ideas y expectativas sobre las diferentes formas que esta puede mostrar dentro de la región. Algunos aspectos son posibles de identificar en el registro arqueológico a través de diferentes indicadores entre los que se pueden incluir: el grado de reocupación del sitio, el tipo de mobiliario, la presencia de estructuras de almacenamiento y el tipo de tecnología. La estructura del sitio y el patrón espacial permiten un acercamiento al grado de movilidad desde el registro arqueológico utilizando el concepto desarrollado por Kent (1991) de «movilidad anticipada». De esta forma la autora divide los tiempos de ocupación en cortos, medios y largos, con intervalos que van desde los 3 meses, en el caso de los más cortos, a 6 meses en los más prolongados. Así, la estructura del sitio[1] depende del tiempo que las poblaciones estiman permanecer en el lugar más que del tiempo que realmente ellas están en el lugar (Kent 1991).

En resumen, las estrategias de movilidad están fuertemente relacionadas a la estructura de los recursos alimenticios en un área. Sin embargo, como señala Kelly (1983), no existe una correspondencia uno a uno entre un ambiente y una estrategia de aprovechamiento del mismo, sino que los ambientes pueden ser aprovechados a través de múltiples alternativas. Es por eso que debemos tener siempre una visión del aprovechamiento de la tierra a largo plazo en donde

1 "Estructura del sitio" es utilizada en el sentido dado por Binford (1983), que incluye el tamaño del mismo, la presencia y arreglo de áreas de actividad así como las formas y estructuras presentes, excluyendo el patrón de artefactos del sitio.

la variabilidad en el uso del paisaje sea una constante (Jochim 1991; Binford 1982b, 1991).

5-Hipótesis de trabajo

En base a los modelos presentados y las características del ambiente es posible hacer algunas inferencias en forma de hipótesis que ayuden en la generación de ideas y expectativas arqueológicas. La estructura de los recursos del área muestra una zonación biótica vertical con condiciones ambientales que se endurecen a medida que se sube la cordillera. En general la biomasa es menor que en las tierras bajas y posee una estructura ecológica mas frágil que la de los ambientes circundantes.

Tanto los modelos de forrageamiento óptimo (Bettinger 1991; Kelly 1995) como el modelo de poblamiento elaborado por Borrero (1989a, 1989-90, 1999; Borrero y Franco 1997) para Patagonia predicen que los ambientes más ricos serán priorizados frente a aquellos con menor retorno. De esto se desprende la primera hipótesis:

1- La región se habría poblado tardíamente en relación a los valles y planicies bajas, debido a las características de los recursos del área y a las duras condiciones climáticas de carácter estacional.

Las implicancias que se esperan encontrar en el registro arqueológico para esta hipótesis son: ausencia de ocupaciones con fechados anteriores o contemporáneos a los de las primeras ocupaciones localizadas en áreas extracordilleranas vecinas. Los fechados más antiguos fuera de cordillera corresponden a los obtenidos en la Cueva del Indio (en el Atuel Medio) con mas de 10.000 años AP y presencia de fauna extinta (Semper y Lagiglia 1968; Lagiglia 1977b, 1980, 1981, 1997a; ver capítulo 2).

Las limitantes biológicas que imponen los ambientes de altura, la fuerte topografía del relieve local y la alta concentración de los recursos en «parches» limitarían los niveles de movilidad entre las poblaciones locales. Por lo tanto y de acuerdo también a los modelos de cazadores-recolectores de altura (Guillet 1983; Bettinger 1994; Aldendelfer 1998) se desprende la segunda hipótesis:

2- Los niveles de movilidad de las regiones de altura del sur de Mendoza serían menores que los de áreas vecinas. Esta reducción en los rangos de movilidad implicaría territorios más pequeños.

Se deben registrar diferencias importantes entre las áreas de cordillera y las extra cordilleranas en los indicadores de movilidad, de tal forma que estos muestren menores niveles de movilidad en la cordillera. Entre estos indicadores podríamos mencionar mayor frecuencia de cerámica, mayor reocupación de los sitios, diferencias en las estrategias tecnológicas y presencia de estructuras, entre otros.

Por otra parte, los sitios arqueológicos, en especial los campamentos base, deberán estar localizados en emplazamientos óptimos, próximos a la mayor cantidad de recursos de tal forma que éstos se encuentren dentro del rango de acción del sitio, permitiendo alcanzar los recursos sin mayores costos de movilidad (con pocas horas de caminata). Esta localización óptima implicaría mayores niveles de reocupación en los asentamientos. La disminución en el área de los territorios de las bandas puede implicar mayor territorialidad, por lo que sería esperable también encontrar demarcadores grupales o interétnicos que diferencien a las poblaciones entre sí.

El fuerte gradiente altitudinal provoca una paulatina disminución de la productividad primaria del ambiente a medida que se asciende la cordillera, por lo que la ocupación de este ambiente debería incluir nuevas tecnologías o estrategias que permitan extraer la mayor cantidad de energía de los mismos, de forma que no ocurran desbalances entre los requerimientos de las poblaciones. Por lo tanto, la tercera hipótesis planteada es:

3-La ocupación de territorios mas altos debió implicar la explotación de nuevos recursos que suplan la menor productividad primaria de las regiones de altura y/o la incorporación de tecnología que permita un mejor aprovechamiento de los recursos ya explotados.

Se espera por lo tanto un aumento en la diversidad de especies explotadas, tanto animales como vegetales y una mayor capacidad tecnológica para procesar estos nuevos tipos de recursos. La ocupación de territorios más altos conlleva un aumento en el riesgo por lo que es esperable el desarrollo de estrategias tendientes a la disminución del mismo. Entre estas se podría mencionar, una mayor frecuencia de intercambio y el empleo de almacenamiento.

6-Metodología y Técnicas empleadas

Los diferentes trabajos de excavación y procesamiento de materiales apuntaron a dar respuestas a las hipótesis planteadas a través de la generación de nuevos datos y el reprocesamiento de algunos de los ya existentes. Para la generación de nueva información se diversificó la toma de muestras prospectando amplias áreas y eligiendo para su excavación tanto sitios a cielo abierto como en reparos, que incluyan la mayor diversidad de sitios posibles (campamentos base, localidades de actividades específicas, bases secundarias, etc.). Por otro lado la toma de muestra se realizó en forma estratificada (Lewrach y O'Brien 1981) seleccionando sitios arqueológicos y áreas de exploración de acuerdo a los tres pisos ecológicos previamente definidos:

Piedemonte (1.400-1.900 m.s.n.m); Valles intermedios (1.900-2.500 m.s.n.m) y Alta cordillera (2.500-4.000 m.s.n.m.). De esta forma se espera poder caracterizar la variabilidad regional de las estrategias empleadas en la ocupación y explotación del ambiente.

La búsqueda y excavación de sitios se realizó preferentemente en forma dirigida privilegiando la información que se obtuvo a través de informantes e investigaciones previas en la región. También se realizaron prospecciones y relevamientos superficiales en forma sistemática a través de transectas en diferentes áreas de cordillera, para tener una imagen menos sesgada del registro arqueológico regional que ayudará en la generación y contrastación de nuevas ideas.

Los sitios escogidos para su estudio a partir de estas prospecciones fueron sondeados a través de pozos de 50 por 50 cm siguiendo niveles artificiales de 10 cm. Mientras que en el caso de las excavaciones en general se realizaron mediante cuadrículas de 2 por 2 metros y niveles artificiales de 5 cm. En los casos que se pudieron detectar niveles naturales de sedimento se intentó seguirlos. El sedimento extraído fue cernido en zarandas con tela de un milímetro y los materiales separados por categoría en bolsas al momento de su extracción. En algunos de los sitios se tomaron muestras para flotación (generalmente un balde de diez litros por nivel) con el objetivo de recuperar la mayor cantidad posible de restos, especialmente botánicos. Para la flotación se empleó una zaranda especial con una malla de 2 mm de espesor. Las muestras de flotación fueron separadas en el campo en fracción pesada y fracción liviana, y analizadas en el laboratorio bajo lupa binocular de 20 aumentos.

6a-Relevamiento superficial y excavaciones

Las prospecciones superficiales se llevaron a cabo mediante transectas, generalmente rectas, algunas dispuestas al azar y otras siguiendo la dirección aproximada de los cursos de agua. En todos los casos se recolectaron los materiales que aparecían dentro de las mismas. En este último caso se anotaron en cuadernos los tipos de material que aparecían. En general las transectas fueron subdivididas en unidades de observación y/o recolección que correspondían a cuadrículas de dos o cinco metros de lado. La intensidad de los muestreos dentro de las transectas y en las regiones fue variable dependiendo de cada situación particular (cantidad de personal, tiempo, accesibilidad al área, entre otros).

Durante el desarrollo de las transectas se relevaron otros tipos de datos además de los arqueológicos, los cuales incluyeron: *pendiente*, *visibilidad*, *vegetación* y presencia de *rasgos importantes* como alteraciones por el paso de caminos o cauces de arroyos, corrales, etc. Para el relevamiento de estas características se utilizaron escalas previamente definidas. De esta forma para *pendiente* se utilizo la siguiente escala: 90º abrupta, 70º pronunciada, 50º regular, 30º suave, 10º muy suave y 0º nula. En el caso de la *visibilidad* la escala incluyó: 100% óptima, 80% muy buena, 60% buena, 40% regular, 20% mala 0% nula. En cuanto a *vegetación* y *rasgos importantes* se menciona presencia o ausencia y características relevantes.

6b-Análisis de materiales arqueológicos

Los análisis de material faunístico, cerámico y lítico se realizaron casi en su totalidad en el Departamento de Antropología del Museo de Historia Natural de San Rafael. Para el caso en los que fue necesaria la consulta con especialistas se contó con la colaboración de la Cátedra de Anatomía Comparada del Museo de Ciencias Naturales de la Universidad Nacional de La Plata y de la Cátedra de Arqueología Americana I de la misma Universidad. Una parte de los materiales líticos fue analizada por la Lic. Valeria Cortegozo de la Universidad Nacional de Cuyo.

Para el análisis arqueofaunístico se siguieron los criterios descriptos en los trabajos de Neme *et al.* 1995 y Neme *et al.* 1998 en los que se explicita la metodología utilizada para los diferentes estudios zooarqueológicos del sur de Mendoza. Los datos relevados en los análisis incluyen, además de las variables empleadas, aquellas que no han sido utilizadas para esta investigación, pero que consideramos pueden ser útiles para otros investigadores o para la contestación de nuevas preguntas que pueden surgir. Entre las variables relevadas se incluyen las categorías de *taxón, elemento, porción, lateralidad, edad, meteorización, fractura, alteraciones térmicas* y *marcas*.

Los materiales cerámicos fueron lavados y luego analizados tomándose las categorías de: *tratamiento superficial, color, decoración, tipo de antiplástico, tamaño de antiplástico, porcentaje de antiplástico, espesor, estilo, cocción* y *rasgo*. Las observaciones sobre la pasta se realizaron utilizando una lupa binocular de 20 aumentos sobre una porción previamente lijada. Los porcentajes de antiplástico y el tamaño del mismo se estimaron mediante comparación con las tablas comparativas de Orton *et al.* 1993: 238. Los espesores fueron tomados con calibre digital. Todos estos datos fueron cargados en una base de datos Microsof Exel por la asistente Miriam Ayala y actualmente se encuentra depositada en el Departamento de Antropología del Museo de Historia Natural de San Rafael. La Tabla 1 caracteriza los tipos cerámicos descriptos para el sur de Mendoza por Lagiglia (1977b; 1997b), así como aquellos de Chile central que han sido recuperados en las excavaciones del alto valle del Atuel. En la caracterización se han introducido algunas modificaciones para adecuarla a las necesidades de esta investigación (Gil 2000).

Los tipos cerámicos Marrón pulido, Negro pulido, Rojo pulido y la variante Overo inciso (los dos últimos tipos no

Tipo cerámico	Descripción (pasta y formas)
Arbolito	Pasta de cocción predominantemente oxidante y oxidante incompleta. Antiplástico tipo arena. El tamaño más común es fino y algo de tamaño medio. De tipo utilitaria e incluye una significativa variabilidad en cuanto a cocción, color y espesor (entre 5 y 7 mm) con 30 % de antiplástico. Generalmente la superficie es alisada sin decoración, predominando las tonalidades de gris y beige aunque también hay marrón y negro. Las formas predominantes son escudillas y ollas con base y sin asas.
Overo	Ollas de formas globulares; alisadas o ligeramente pulidas; cuello evertido; doble asa vertical en arco; bases redondeadas y bajo índice de incisiones. Entre las formas también hay escudillas (Lagiglia 1997b). Cocción predominantemente oxidante incompleta. Espesor entre 6 y 8 mm. Antiplástico grueso tipo arena en porcentajes altos.
Nihuil	Las formas son similares a la Overo siendo probablemente este tipo una variante local de las áreas bajas (Lagiglia 1997b). Carece de decoración y presenta superficies alisadas. Su espesor es variable entre 6 y 8 mm, de colores variables destacándose los marrones, negro, gris y beige. El antiplástico es tipo arena, grueso y mediano y corresponde a un 30 % de la pasta.
Marrón pulido y Negro pulido	Cerámica muy fina de excelente cocción y de fractura neta angular. Color de pasta café o marrón y con terminación pulida llegando en algunos casos al bruñido (Lagiglia 1997b). Antiplástico arena tamaño fino (de entre 4 y 5 mm.). La cocción es de tipo oxidante en el color marrón y reductora para la variante negro.
Mapuche	Cántaros de asa vertical, cerámica gris, y gris rojiza, alisada o sin tratamiento superficial. En algunos casos con aplicaciones de chaquiras. Formas restringidas con base plana. Asas con forma labio-adheridas. Cerámica tosca o alisada. Recipientes de doble asa vertical en arco, con cuerpo sub-globular imperfectamente terminado. La pasta es gruesa con antiplástico tipo arena de cocción oxidante incompleta (Lagiglia 1997b).
Llolleo	Las formas características son las ollas con inciso reticulado en el cuello, el Jarro asimétrico con asa bifurcada y los jarros de color rojo (Falabella y Planella 1979; Falabella y Stehberg 1989). Las características de las pastas muestran un porcentaje de antiplástico del 20% y predominantemente de tipo arena y tamaño mediano. La cerámica tiene un espesor unos de 5 mm, presentando una cocción oxidante u oxidante incompleta. El tratamiento superficial es preferentemente pulido o muy alisado y algunas piezas presentan pintura roja pulida y negra.
Aconcagua Salmón	En general se presenta como una cerámica de fina terminación pintada y engobada con diferentes formas (pucos, jarros, vasijas etc) y numerosos diseños. Entre estos últimos se destacan el Trinacrio, triángulos opuestos por el vértice, triángulos escalonados líneas paralelas oblicuas, escaque, triángulo con pestañas, zigzag, estrella y rectángulos entre otros (Oyarzún 1912; Latcham 1927; Massone 1977; Durán y Massone 1979; Durán y Planella 1989; Sánchez y Massone 1994; Falabella *et al.* 2001). La pasta es color Salmón y de cocción oxidante. Presenta un antiplástico predominantemente de tamaño medio y fino con un porcentaje de entre 5% y 10%. Para el caso del sitio Hacienda Cauquenes la pasta presenta un antiplástico grueso y medio en con porcentajes de entre 30% y 20% y una matriz color blanquecina.
Diaguita chilena	Cerámica muy variada, de acuerdo a las fases definidas para la misma (I, II y III). Incluye piezas de cocción oxidante, pasta y antiplástico grueso formas tipo platos, jarros pato y jarros asimétricos. La decoración incluye tipos antropomorfos. Los colores son negro y rojo sobre blanco y rojo. De las tres fases definidas, la última (Diaguita-inca) presenta platos campanuliformes, jarros de asa vertical y zoomorfos (Ampuero 1989). La Fase II, incluye platos de paredes rectas. En general la pasta presenta un antiplástico tipo arena fino y decoración tricolor (rojo blanco y negro) (Suarez *et al.* 1991). Algunos fragmentos encontrados en el norte de Mendoza se caracterizan por tener una pasta porosa, delgada, con arena como antiplástico y con decoración interior rojo y motivos tricromos en el exterior (Sachero y García 1991).

Tabla 1: Tipos cerámicos encontrados en el alto Valle del río Atuel

se incluyen en este cuadro, ver Lagiglia 1997b) parecerían corresponder a formas de la denominada *Tradición Llolleo* de Chile central, según se desprende de trabajos recientes (Falabella *et al.* 2001).

Para el análisis de material lítico, tanto para los productos de talla como para los instrumentos, se siguieron los criterios de la tipología de Aschero (1975, 1983), Bellelli *et al.* (1987) considerando los atributos sugeridos por Bradbury y Carr (1995) y Shott (1994). En cuanto a la morfología de puntas de proyectil se utilizó la tipología propuesta por Durán (1997) para el área del río Grande, la cual ha sido modificada por Gil (2000), ya que se adapta a las necesidades de esta región.

La determinación de las muestras botánicas, en general producto de la fracción liviana de las flotaciones realizadas en el campo, se llevó a cabo en el Departamento de Botánica del Museo de Historia Natural de San Rafael, utilizándose el herbario de dicha Institución para la comparación de los especímenes. Estos trabajos fueron llevados a cabo por la Profesora Alicia Hernández. Los fechados radiocarbónicos fueron realizados por dos laboratorios: LATYR en el cual se realizaron los análisis a través del método de centelleo líquido y en Arizona AMS Facility, laboratorio en el que se realizaron los fechados por espectrometría de masa.

Por último, las colecciones recuperadas durante los trabajos de campo que han sido procesadas se encuentran almacenadas en el depósito del laboratorio de Antropología del Museo de Historia Natural de San Rafael y la documentación en los archivos del mismo laboratorio. Todos los datos relevados en los diferentes análisis han sido cargados en una base de datos Microsoft Excel.

CAPÍTULO 2:

Parte A: INVESTIGACIONES PREVIAS EN EL EXTREMO SUR DE LA CORDILLERA MENDOCINA Y ÁREAS ALEDAÑAS

1-Primeros trabajos y elaboración de una secuencia de desarrollo regional

El extremo andino meridional del sub-continente americano es una de las áreas menos conocidas desde el punto de vista arqueológico. Dentro de ella, el Alto valle del Río Atuel no es la excepción y debió esperar hasta la segunda mitad del siglo XX para que se realicen en ella los primeros trabajos sistemáticos de investigación (Semper y Lagiglia 1968; Lagiglia 1968, 1972, 1977b, Durán 1997). Debido a este problema la revisión de los antecedentes comenzará con una discusión general de la arqueología del sur de Mendoza, haciendo especial énfasis en los valles cordilleranos más próximos, entre los que se incluyen los del Río Grande, Diamante y Salado. En este capítulo se presenta una breve revisión de la historia de los trabajos de investigación en la región, describiendo especialmente aquellos desarrollados en la última década y los localizados en ambientes de altura. Luego se discutirán los modelos arqueológicos planteados para las poblaciones prehispánicas de altura en el sur de Mendoza, y se esbozarán las preguntas futuras, como así también las vías de investigación surgidas a partir de los trabajos presentados.

Si bien las primeras menciones sobre la arqueología del sur de Mendoza comienzan a principios de siglo con el informe de algunos hallazgos arqueológicos superficiales aislados (Ambroseti 1905; Outes 1906), los trabajos no toman fuerza hasta entrada la década del 60. Los primeros trabajos con impacto en la arqueología de la región no fueron desarrollados específicamente en el sur sino en el centro y norte de la provincia, como lo fueron la definición de los tipos culturales de Viluco (Boman 1920) y Agrelo (Canals Frau 1956; Canals Frau y Semper 1956) en los departamentos de San Carlos y Luján respectivamente. Su importancia deriva del hecho que numerosos hallazgos correspondientes a estos tipos cerámicos van a ser recuperados en el sur de la provincia y por lo tanto serán más tarde utilizados en la confección de secuencias culturales para nuestra región (Lagiglia 1975, 1976a, 1977b).

En 1962 Carlos Rusconi menciona por primera vez algunos sitios arqueológicos en el área del Alto Valle del río Atuel y del Salado. Si bien la mayoría de estos sitios arqueológicos son menciones de hallazgos aislados obtenidos a través de informantes no especializados, el también realiza visitas a alguno de esos lugares. Entre los sitios que describe se encuentran: "Localidad El Sosneado", "Cerro Las Cabras", "El Manzano", "Los Molles" y "El Peralito". En ellos menciona la presencia de fragmentos cerámicos de diversos tipos, puntas de flechas, cuentas de collar y boleadoras, entre otros. En el área de Los Molles, el mencionado investigador informa la presencia de un hacha cefalomorfa o clava insignia, asimilable en términos culturales a los Araucanos (Rusconi 1962).

Recién en la década del 60, con la llegada de Lagiglia comienzan los primeros trabajos de excavación sistemáticos en el sur de la provincia. El sitio elegido fue La Gruta del Indio (Figura 1), ubicada en el cauce medio del río Atuel (Semper y Lagiglia 1968). Previamente este investigador había realizado diferentes aportes en la arqueología del sur de Mendoza describiendo perfiles, estructuras, pinturas y

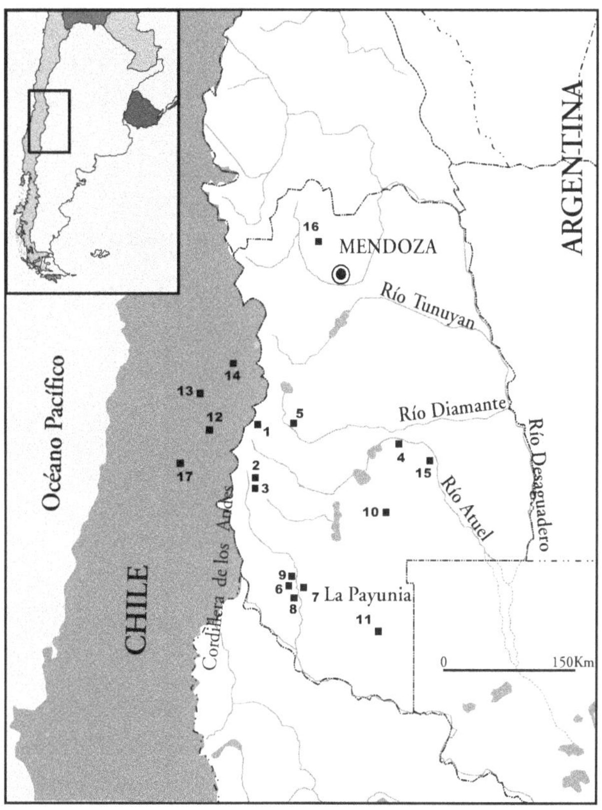

Figura 1: Mapa mostrando los principales sitios arqueológicos incluidos en este capítulo: 1 El Indígeno, 2 cueva Arroyo Colorado, 3 Arroyo El Desecho, 4 Cueva del Indio, 5 alto río Diamante (Los Potrillos, Gruta el Carrizalito, Alero Montiel, Gruta el Mallin), 6 El Manzano, 7 Puesto Carrasco, 8 Cañada de Cachi, 9 Cueva de Luna, 10 región El Nevado, 11 región El Payén, 12 Hacienda Cauquenes, 13 La Granja, 14 El Manzano, 15 Jaime Prats, 16 Agua de La Cueva, 17 Tagua Tagua.

diferentes objetos cerámicos y líticos (Lagiglia 1956a, 1956b, 1956c, 1962).

A través de estos primeros trabajos de excavación en La Gruta del Indio, Semper y Lagiglia (1968) definen cuatro etapas de ocupación en lo que ellos denominan un "ensayo cronológico". Estas cuatro etapas son definidas a lo largo de la secuencia de la gruta y las denominan Atuel I, Atuel II, Atuel III y Atuel IV, las mismas fueron caracterizadas combinando criterios cronológicos, estilísticos y tecnológicos-subsistencia. Estas cuatro etapas que fueron enriquecidas con trabajos posteriores de Lagiglia (1968, 1972, 1977b, 1980b, 1981, 1997a) constituirán la columna vertebral de la prehistoria del sur de Mendoza durante las décadas siguientes.

Resumiendo los aspectos básicos del esquema de Lagiglia podríamos caracterizar estas etapas de la prehistoria del sur mendocino de la siguiente forma:

Atuel IV: Ubicada temporalmente hacia finales del Pleistoceno-principios del Holoceno, corresponde al denominado Horizonte Paleoindio. Los fechados obtenidos para este momento de ocupación van desde los 11.500 a 9.500 años AP. Entre los hallazgos se pueden mencionar instrumentos cortantes (herramientas toscas en base a guijarros) y carbón asociado a restos de guanaco, megaterio, milodonte y caballo americano. (Lagiglia 1968, 1977a, 1977b, 1980b, 1997a).

Esta etapa correspondiente al Paleoindio es dividida en tres momentos que denomina Precerámico Antiguo, Precerámico Medio y Precerámico Avanzado. Las tres subdivisiones son elaboradas en base a la información disponible en diversos sitios de Sudamérica y son correlacionadas con hallazgos superficiales realizados en las terrazas del Atuel (las dataciones relativas de estas terrazas se hicieron siguiendo criterios geomorfológicos).

El primero corresponde a un estadio de cazadores no especializados sin puntas, caracterizado por una industria de nódulos y lascas con raederas y raspadores. Está representado por la industria de Los Coroneles I (Lagiglia 1977b; 1980b)[1].

El Precerámico Medio fue caracterizado como una industria de barras poliedricas y lascas espesas, que corresponde también a grupos de cazadores recolectores no especializados. En el sur de Mendoza está representada por la industria de Los Coroneles II. Más adelante es vinculada al Horizonte Andino de Bifaces y vinculada a las terrazas II y III de los coroneles (Lagiglia 1981).

El Precerámico Avanzado o Final corresponde a cazadores superiores con puntas lanceoladas y es correlacionada con Los Coroneles III. Aquí Lagiglia ubica a los grupos de Atuel IV hallados en la Gruta del Indio (Lagiglia 1977b). En 1980, Lagiglia subdivide al Precerámico en tres tradiciones de cazadores especializados: a) tradición de puntas de proyectil lanceoladas (Intihuasi-Ayampitín) entre el 8.000 y 6.500 años AC, b) Tradición de cazadores con puntas Pedunculadas Andinas entre el 8.000 AC y los 4.500 AC, c) tradición de cazadores con puntas de proyectil triangulares, llegan hasta los 4.000 años AC. (Lagiglia 1980b).

Recientemente, las tres etapas del Precerámico (Antiguo, Medio y Avanzado) son reunidas en dos: Precerámico o Paleoindio antiguo (12.000 a 10.000 años AC) caracterizada por la presencia de herramientas toscas en base a guijarros y Precerámico o Paleoíndio avanzado (10.000 a 8.000 años AC) con puntas de proyectil (Lagiglia 1997a).

Atuel III: fechada en la Gruta del indio en 3.810 ± 40 años AP. Corresponde a grupos de cazadores-recolectores que estarían "preparando el terreno para la agricultura", y comprenden a "culturas con un desarrollo hacia la producción de alimentos" (Lagiglia 1997a). Esta etapa es definida por Lagiglia (1977b, 1980b, 1997a) como "Protoformativa"[2] equiparando este término al de "Arcaico" (Lagiglia 1980, 1997a), los representantes de este estilo de vida perdurarían, estando representados en tiempos históricos por los Puelches (Lagiglia 1981).

Según el mismo investigador, estos grupos tendrían un patrón de tipo "sedentario de nomadismo con base central" (Lagiglia 1980b), estableciendo al sur del río Diamante un mecanismo de trashumancia estacional. Esta amplia movilidad habría sido posibilitada por la apertura de los pasos a Chile, los que habrían estado interrumpidos hasta ese momento por el gran desarrollo de los glaciares. Los cambios ocurridos tanto en los niveles tecnológicos, estilísticos o de subsistencia son explicados a través del reemplazo o la llegada de pobladores de otras regiones.

> *"Para el 3.810+40 AP tendríamos el arribo de facies culturales de cazadores-recolectores en el valle del Atuel (Atuel III) cuya costumbre era el entierro de fardos funerarios con empalizada de chañar y algarrobo, confección de redes y tubos de hueso. Son cazadores-recolectores del precerámico final que pronto van a dar lugar a la agricultura inicial"* (Lagiglia 1980b: 59).

1 Más tarde esta industria será caracterizada como un sitio taller a la cual se le asignará una edad de entre 25 y 15000 años AP (Lagiglia 1981).

2 Primeramente Lagiglia (1968) denominó a esta etapa como "Precerámico final o transicional" y los describió como "cazadores–recolectores de tipo costero en zonas mediterráneas". El "Precerámico final" es definido como "el período inmediatamente anterior a la llegada del horizonte cerámico inicial" (Lagiglia 1980b: 56).

Para dicho autor, estos grupos de Atuel III fueron probablemente los primeros que hicieron experiencias con la agricultura (Lagiglia 1980b) y han sido caracterizados principalmente por el tipo de entierros. Éstos fueron realizados a través de la confección de paquetes envueltos en esterillas y de muros de contención de cañas para la preparación de los lugares de entierro.

Atuel II: Alrededor de 2.300 años AP habrían llegado los cultígenos con agricultores experimentados[3], que se continuaron hasta los 1.900 años AP. Estos grupos basaban su economía en el cultivo de maíz (*Zea mayz*), zapallo (*Cucurbita* sp), poroto (*Phaseolus vulgaris*) y quinoa (*Chenopodium quinoa*), completando su economía con la recolección de *Geoffrea decorticans*, *Prosopis* sp, *Ximena americana* y la caza del guanaco (*Lama guanicoe*), avestruz (*Pterocnemia pennata*) y liebre (*Dolichotis* sp) (Lagiglia 1963, 1968, 1975, 1980b; Semper y Lagiglia 1968)[4]. Así, el Atuel medio es considerado un "nodo terminal o límite de la agricultura inicial en la sub área Centro Oeste Argentino" (Lagiglia 1975, 1977b, 1999). Asociados a los restos de plantas domésticas mencionadas, aparecieron también dos fragmentos de cerámica, caña coligüe, cordelería, cuentas de collar, adornos de moluscos y cuatro entierros. La recuperación de un párvulo momificado muestra el especial cuidado dado a los muertos quienes son envueltos en cuero y tratados para su preservación (Semper y Lagiglia 1968; Lagiglia 1968, 1976b, 1980, 1999).

Estos grupos serían socialmente muy reducidos y estarían compuestos por "pocas familias nucleares o extendidas de naturaleza sedentaria que comparten el ambiente con cazadores recolectores" ubicando sus asentamientos en "los fondos de valles fértiles a orilla de los ríos entre el piedemonte, las depresiones y las llanuras del este" (Lagiglia 1999: pp 253).

Atuel I: Esta ocupación está representada en la Gruta del Indio por la presencia de motivos rupestres que muestran la presencia de españoles vistiendo trajes de la época (Semper y Lagiglia 1968). Lagiglia caracterizó a este momento como perteneciente a la «Cultura Neoaraucana» y la ubica en el 1.600 AD (Semper y Lagiglia 1968; Lagiglia 1980a).

Por último, con el establecimiento de esta secuencia, queda planteado por Lagiglia un panorama complejo para el sur de la provincia de Mendoza. Así, a partir del segundo milenio antes del presente, los grupos ubicados al norte del Diamante y del Atuel son "sedentarios o semi sedentarios" y basan su subsistencia en la práctica de la agricultura, mientras que al sur "tenían un nomadismo libre, restringido o de base central" continuando con la caza y recolección (Lagiglia 1980b). Por otro lado, aún más al sur, en el área del Cerro Nevado "el uso del espacio agrícola es sólo esporádico con perduraciones puntuales", con un hábitat dominado básicamente por cazadores-recolectores (Lagiglia 1997b).

2-Arqueología de altura en el sur de Mendoza

Los trabajos en áreas de altura del sur de Mendoza comenzaron en la década del 70 y han continuado, con algunas interrupciones, durante los 80 y 90, aunque casi siempre han tenido la forma de preliminares o han estado fuera de proyectos regionales. Ésto ha limitado el peso de los mismos en la elaboración o contrastación de modelos regionales. Sin embargo, actualmente ya contamos con investigaciones en las cuatro cuencas de altura más importantes del sur mendocino (de norte a sur estas son: las cuencas de los ríos Diamante, Atuel, Salado y Grande), lo que ha creado un corpus de datos que nos permite generar algunas expectativas en las investigaciones llevadas a cabo por nosotros y utilizar estos datos en la contrastación de las hipótesis propuestas (Figura 1).

Los ecosistemas de altura en los que se desarrollaron las investigaciones corresponden a ambientes como los que han sido descriptos en el capítulo 1. Las cuatro cuencas estudiadas se hallan muy próximas y gran parte de los afluentes de estos ríos nacen en un área de no más de 50 km. de largo (Norte-Sur), lo que facilita la movilidad dentro de las escarpadas cerrilladas que conforman el cordón de la Cordillera Principal.

Las primeras excavaciones fueron realizadas por Lagiglia durante el verano de 1972 en el sitio El Indígeno (que será descripto con mayor profundidad en él capítulo 5), el cual está ubicado a más de 3.400 m.s.n.m. y corresponde a un campamento conformado por 126 pircados (estructuras habitacionales) (Lagiglia *et al.* 1994b; Lagiglia 1997b). El lugar fue descubierto en 1971 por un grupo de andinistas quienes dieron aviso al Museo de Historia Natural de San Rafael y desde allí, Lagiglia organizó una campaña para relevar y excavar el sitio al año siguiente. Durante esos trabajos excavó tres estructuras, dos se excavaron completas (52 y 21), a una tercera (17) se le practicó una trinchera y a la cuarta (18) se le realizó un sondeo de las primeras capas (Lagiglia 1997b). En la estructura número 17 (nivel 2) se obtuvo un fechado sobre carbón de 980 ± 90 años AP (LP-430) (Lagiglia *et al.* 1994b; Lagiglia 1997b). Allí se recuperó una importante cantidad de material con tipos cerámicos locales (Overo con sus diferentes variantes) y algunos fragmentos del tipo chileno Aconcagua Salmón, numerosas manos y morteros, productos de talla, casi exclusivamente de basalto y obsidiana, un instrumento (filo cortante de

3 Más tarde los llama agricultores incipientes sin cerámica o receptores de la alfarería inicial. (Lagiglia 1999).

4 A Atuel II lo llama Horizonte cerámico inicial, agricultura incipiente (Lagiglia 1980a).

obsidiana) y restos faunísticos en muy mal estado de conservación. Restos de *Lagenaria* sp. fueron encontrados por uno de los colaboradores de Lagiglia dentro de una de las ollas recuperadas enteras en diversos sectores del asentamiento (Lagiglia 1997b). Cabe mencionar también que se realizaron recolecciones superficiales de los distintos sectores del sitio en las cuales se encontraron materiales post contacto, lo que muestra un aprovechamiento del lugar hasta tiempos relativamente recientes.

Lagiglia (1997b) caracterizó a este sitio de altura como perteneciente a cazadores-recolectores trashumantes que dominaban los pasos cordilleranos próximos, a fin de intercambiar productos con sus vecinos chilenos.

> *«...mi hipótesis sostiene que la ocupación en altura debió ser temporalmente muy corta y confinada con el propósito de establecer intercambios con los valles de Chile central»* (Lagiglia 1997b: 246).

Otra de las hipótesis que intenta explicar el origen de las ocupaciones de este sitio fue la explotación de un tipo particular de recursos, más precisamente un colorante que serviría para lograr el tono salmón de la cerámica Aconcagua de Chile Central (Lagiglia 1994a). En su trabajo, menciona otros siete sitios de características similares, estos son: Risco Blanco, nacientes del Río Negro, Los Peuquenes, Laguna El Diamante, Cerro Mesa, Arroyo Pincheira y Cerro Campanario. La mayoría no han sido visitados por arqueólogos por lo que su relocalización y caracterización quedará pendiente para trabajos futuros.

Otro investigador, Juan Schobinger, caracteriza a estos asentamientos de altura como "cazaderos o refugios estacionales" atribuyéndolos a ocupaciones tardías de época incaica y realizados por "gente de Chile" (Schobinger 1975).

Los primeros estudios sistemáticos de materiales extraídos de sitios de altura fueron los realizados sobre un hacha santamariana. Ésta es la única que se pudo rescatar de un grupo de tres encontradas en las nacientes del río Negro por un poblador de la región. Este hacha fue descripta minuciosamente por Lagiglia (1979) y recientemente ha sido re estudiada en sus aspectos metalográficos por Pifiretti (1997), estudios que incluyen las técnicas de confección y composición.

Los trabajos de Lagiglia en zonas de altura fueron retomados recién a fines de la década del 80 y principios de los 90 en la cuenca del río Salado, en el área del Arroyo El Desecho, a una altura de 2.100 m.s.n.m.. Allí el mencionado investigador realizó tareas en diferentes reparos y cuevas y en un sitio a cielo abierto. Desafortunadamente los materiales aún no han sido analizados en su totalidad por lo que es poca la información que se tiene de estos lugares. Entre los reparos el único que ha sido analizado al menos en forma parcial es la Cueva Arroyo Colorado (AD-10). La superficie excavada es de 6 cuadriculas de dos metros por dos, lo que abarca prácticamente la totalidad de la cueva. Aquí, además del análisis arqueofaunístico, se ha presentado una secuencia preliminar sobre la base de criterios tecno-tipológicos (Lagiglia *et al.* 1994a). Los fechados obtenidos en el lugar son tres: LP-447, 770 ± 80 años AP., LP-457, 1.380 ± 70 y LP-472, 3.190 ± 80 AP (todos sobre carbón). La secuencia antes mencionada está compuesta por tres componentes: el más tardío con cerámica incluye los dos fechados más recientes, el segundo no contiene cerámica y está caracterizado por la presencia de puntas de proyectil triangulares de base redondeada. Por último, el más temprano (que incluye el tercer fechado) está caracterizado por la presencia de puntas de proyectil triangulares y amigdaloides espesas (Lagiglia *et al.* 1994a). Los detalles sobre el análisis arqueofaunístico y la secuencia serán discutidos más adelante en el capítulo 5.

Como mencionamos anteriormente, durante los trabajos de campo de 1988, 1989 y 1990 en la cuenca del río Salado se excavaron otros reparos de los cuales se recuperó una importante cantidad de material que incluyeron dos entierros juveniles masculinos (Cueva de la India embarazada) (Novellino com pers). Pero como ya mencionamos anteriormente los estudios de gabinete no están completos.

Otro de los sitios excavados en la cuenca del río Salado está ubicado en la confluencia de este río con uno de sus tributarios, el arroyo El Desecho. Allí se excavó un sitio a cielo abierto que presentó una importante secuencia de ocupación con más de tres metros de potencia de sedimentos. Durante estos trabajos se abrieron tres cuadrículas de dos metros por dos metros y se recuperó una importante cantidad de instrumentos y productos de talla, como así también manos, molinos y un entierro en muy mal estado de conservación. Desafortunadamente no se cuenta con fechados ni análisis preliminares de este sitio que se muestra por demás interesante para abordar diferentes aspectos de la arqueología de la región.

Por su parte el Profesor Mariano Gambier durante la década del 70 a incursionado también en diferentes sitios de altura del sur de Mendoza, centrando sus trabajos en dos áreas: una al sur del río Atuel en el piedemonte cordillerano del valle del río Grande y otra al Norte del río Atuel en el cauce cordillerano del río Diamante (Gambier 1985b). En la primera de estas localidades se excavó la Gruta del Manzano sitio en el que planteó tres cuadrículas (una triangular de 2,70 por 1,95 y dos de 2 por 2,70 m) con las cuales cubrió casi la totalidad de la superficie del reparo (cerca de 100 m^2). Los primeros 40 cm fueron definidos por el autor como pertenecientes a «economías agropecuarias» y muy ricas en materiales arqueológicos, entre los que menciona huesos de "auquénidos", puntas triangulares pequeñas de base escotada, cáscaras de huevo, restos de alfarería y adornos labiales. Luego se suceden una serie de niveles que alternan momentos con mayor o menor densidad de materiales. Entre los hallazgos más importantes se puede mencionar un «piso acondicionado de piedras» a los 70 cm, por debajo del cual se halló un entierro de un niño de aproximadamente 7 años. Las ocupaciones con mayor cantidad de material se suceden entre los 115 y los 215 cm, entre los que se encuentran puntas del "tipo Fortuna". La profundidad máxima alcanzada fue de 235 cm en una de las cuadrículas, niveles en los que no había materiales culturales, aunque sí restos de animales extinguidos constituidos por dientes y huesos de un Megaterio (Gambier 1980, 1985b).

Cuatro fechados de los niveles inferiores han sido realizados entre los 140 y 215 cm, los cuales dieron antigüedades de: Nivel 140-155 - 7.330 ± 150 años AP (GAK 7.259); Nivel 155-170 - 7.110 ± 180 años AP (GAK 7530); Nivel 175/195 - 7.190 ± 130 años AP (GAK 7531) y Nivel 195/215 - 7.070 ± 170 años AP (GAK 7532). Como puede observarse los fechados no son coherentes con la estratigrafía ya que están invertidos. Si bien la amplitud temporal de los fechados no es muy grande, pudiendo caer dentro de las diferencias con un desvío estándar, entre el primer y último fechado hay más de 50 cm de sedimento. Este problema es abordado por Gambier realizando un promedio de los cuatro fechados y sus desvíos lo que le da una antigüedad de 7.200 ± 130 años AP[5] (Gambier 1985b). Mas allá de este problema, la Gruta del Manzano es el primer registro para el Holoceno medio (8.000-4.000 años AP) en sitios de altura del sur de Mendoza, por lo que promete ser un lugar interesante donde se puedan testear variaciones en las tendencias de las ocupaciones de la región.

Algunas de las características más importantes para destacar son la presencia de manos de moler en los primeros niveles y los cambios en la abundancia de obsidiana a lo largo de la secuencia. En este último caso se puede ver una mayor frecuencia de la misma en los niveles superiores de la excavación. Desgraciadamente no contamos con fechados intermedios que nos puedan dar algún tipo de control cronológico de los cambios que están ocurriendo a largo plazo.

Otra área dentro de la que Gambier ha realizado investigaciones fue el alto valle del río Diamante. Allí excavó cuatro reparos denominados Gruta los Potrerillos, Gruta El Carrizalito, Alero Montiel y Gruta el Mallín (Gambier 1979, 1985a, 1985b).

En la gruta Los Potrillos ubicada a unos 25 km al noreste de La Jaula y a unos 2.550 m.s.n.m. se excavaron dos cuadrículas de 2,50 por 2 metros. Éste es el único de estos cuatro sitios de la alta cuenca del río Diamante en el que se obtuvo un fechado radiocarbónico. Éste fue realizado sobre un fogón ubicado en el único nivel con materiales culturales, a una profundidad de 90 cm, el resultado del mismo dió una antigüedad de (GAK-6492) 3.610 ± 100 años AP (Gambier 1979, 1985b). El contexto cultural es definido por este investigador como similar al de Los Morrillos, pero luego lo define como que «se encuentra empobrecido» (Gambier 1985b: 145). Entre los restos recuperados menciona un predominio de puntas de proyectil triangulares, raspadores, cuchillos, una mano de molino y granos de maíz. El resto de los reparos sólo presentan un componente cerámico y por lo tanto se presumen menos antiguos que Los Potrillos.

Hacia fines de la década del 80 en el área pedemontana del Río Grande, Víctor Durán inició trabajos arqueológicos, los cuales se continuarían durante la década del 90. En esta región realizó su Tesis Doctoral elaborando una secuencia de desarrollo regional y un modelo de funcionamiento del área para tiempos pre y post hispánicos en base a varios sitios arqueológicos del sur de Mendoza y Norte de Neuquén (Durán 1997, 2000).

Los lugares excavados por el mencionado investigador son: Cueva de Luna, Alero Puesto Carrasco, Cañada de Cachi y Cueva de los Indios. También realiza una serie de sondeos en las áreas aledañas de la Payunia. En Cueva de Luna excavó una superficie de 3,5 m^2 de donde se extrajo una importante cantidad de materiales. Sobre la base de criterios tecnotipógicos divide la secuencia de ocupación en cinco componentes, fechando el 4 (LP-321: 1.490 ± 60) y el 5 (LP-341: 3.830 ± 160) (Durán y Ferrari 1991; Neme *et al.* 1995; Durán 1997, 2000). Los dos primeros componentes de la secuencia corresponden a momentos post hispánicos (criollos y Pehuenches araucanizados), en los que se recuperó cerámica Valdivia, textilería de origen europeo, loza, metales, botones, huesos de ganado europeo y animales locales, semillas de trigo y de plantas de la región y puntas de proyectil confeccionadas en obsidiana. Los restantes componentes corresponderían a cazadores-recolectores previos al contacto. El componente cuatro con un fechado de 1.490± 60 años AP presenta una ocupación de cazadores recolectores con cerámica, constituyendo el registro más antiguo de esta tecnología para el sur de Mendoza. A partir de este hallazgo, el autor discute el significado de esta innovación tecnológica dentro de la región. Además de la cerámica, en este nivel aparece un raspador, dos puntas de proyectil, desechos de talla y numerosos restos de fauna (Durán 1997). También en el componente cuatro, fueron recuperados al igual que en los dos anteriores, lechos o camadas de gramíneas que muestran la utilización del reparo como lugar de descanso. El componente 5 es él más antiguo y muestra una ocupación esporádica del reparo. En este aparece solo un instrumento (cuchillo), algunos desechos de talla y unos pocos restos faunísticos. Los estudios arqueofaunísticos realizados con los materiales recuperados muestran un predominio del guanaco con respecto al resto de las especies en todos los niveles (Neme *et al.* 1995).

5 Una discusión de este problema con los fechados de la Gruta El Manzano y su tratamiento por Gambier es realizada por Víctor Durán (1997).

Durán postula en una de sus hipótesis un uso estacional de este sitio. Específicamente habla de una ocupación invernal, lo cual, como señala él mismo en su Tesis, no se corresponde con las evidencias encontradas. Todos los indicadores de estacionalidad parecen indicar un uso estival del reparo (Durán 1997) que en todos los conjuntos muestra un predominio del guanaco con respecto al resto de las especies.

Otro de los sitios estudiados por Durán fue Alero Puesto Carrasco, este es un reparo ubicado sobre la margen izquierda del río Grande donde se excavó un área de 2,50 por 2,00 m, alcanzando una profundidad máxima de 95 cm. La estratigrafía fue dividida en seis capas naturales que se usaron para subdividir el registro en seis unidades o componentes culturales, 3 cerámicos y 3 precerámicos (Durán 1997, 2000; Durán *et al.* 1999). Dos fechados fueron publicados para los componentes 3 (cerámico) 470 ± 90 años AP. y 6 (precerámico) 2.090 ± 80 años AP. Los primeros tres componentes corresponden a momentos post hispánicos con presencia de materiales del siglo XX (Componente I). Si bien en el registro faunísticos aparecen animales europeos, el guanaco es la especie más representada. El componente III fue definido como un campamento base de cazadores-recolectores del siglo XVII (Morcollames) (Durán 1997), aunque el registro arqueofaunístico no apoya esta idea (ver Neme *et al.* 1998). En este componente aparecen, entre otros, numerosas puntas de proyectil, tiestos cerámicos, valvas de moluscos, cañas coligüe, evidenciando un importante flujo de bienes con grupos de Chile central y/o Neuquén (Durán 1997: 2000). La presencia de una cuenta de vidrio hispánico da una fecha mínima de ocupación. El componente IV fue caracterizado como perteneciente a «los antecesores directos de los Morcollames históricos» (Durán 1997; Durán *et al.* 1999).

En el componente V, al igual que el anterior, no se recuperaron tiestos cerámicos, en cambio se encontraron puntas de proyectil, cuentas de collar confeccionadas en valvas de moluscos, caña decorada, pigmentos y lechos de gramíneas, entre otros. Cronológicamente se le asigna por comparación estilística con otros sitios de la región, a una fecha cercana a los 1.000 años AP. (Durán 1997). En cuanto al registro arqueofaunístico se señala la explotación de guanaco y la disminución del número de especies (Durán 1997; Neme *et al.* 1998). El componente VI presenta fogones, desechos de talla, puntas apedunculadas «similares a las de los niveles de los Morrilllos de La Gruta del Manzano» y las de Cueva Haichol del 2.400 AP y un escaso registro faunístico. Un fechado para el inicio de las ocupaciones lo ubica en 2.090 ± 80 años AP (I-16.638- Teledyne).

El sitio Cañada de Cachi está ubicado sobre la margen izquierda del arroyo El Manzano, próximo a la desembocadura de éste en el río Grande. Las dimensiones del alero son de 12 por 5 m y en él se excavaron 2 cuadrículas de 1 m por 1m en el verano de 1992 hasta alcanzar 120 cm de profundidad (Durán 1997). Los materiales fueron segregados en siete conjuntos con una antigüedad máxima de 3.200 años AP en el componente inferior.

El componente V es él mas reciente con restos de guano de chivo y/o oveja, puntas de proyectil triangulares pequeñas de base cóncava, tiestos cerámicos de tipo utilitario y restos de fauna. En el componente IV, se encontraron raspadores, raederas, cuchillos, desechos de talla y tiestos cerámicos de probable manufactura foránea. Éste y el componente anterior son asignados a grupos de cazadores-recolectores. El componente IIIb fue fechado entre 2.260 ± 120 años AP (LP-410) y 1.900 años AP (TL-Univ. Cat. De Chile). En este componente al igual que en los dos anteriores hay un claro predominio de la obsidiana tanto en instrumentos como en productos de talla junto a puntas de proyectil espesas, tiestos cerámicos de tipo utilitario y un tipo de cerámica decorada posiblemente de origen chileno (Durán 1997, 2000). La cantidad de restos cerámicos (35) es señalada como importante en relación al resto de los sitios excavados. Cuentas de collar confeccionadas en valvas de moluscos marinos del pacífico completan los conjuntos.

Para el componente IIIa, la antigüedad es inferida en unos 2.200 años AP y en éste aparece un fragmento de cerámica probablemente intrusivo y cuentas de collar sobre valvas de moluscos, entre otros. Para Durán "Estos bienes junto con la obsidiana evidencian la movilidad de estos grupos o la movilidad de algunos bienes que ingresan al sistema" (Durán 1997: 331). El componente II es caracterizado como producto de grupos cazadores-recolectores precerámicos con un uso predoninante de obsidiana como materia prima. Cronológicamente se le asigna una antigüedad posterior, comprendida entre los 3.200 y los 2.200 años AP. El componente Ib registra una inversión en el uso de las materias primas, de foráneas a locales (Durán 1997), esto junto con algunos otros hallazgos son vistos como implicancias de la movilidad de los grupos. El componente Ia fue fechado sobre carbón disperso en capa en 3.200 ± 120 años AP y en el se recuperaron unos pocos artefactos líticos. Por las características de todo el conjunto Durán lo asocia a una estrategia de tipo expeditivo relacionada al aprovechamiento de rocas locales (Durán 1997).

En líneas generales, se puede observar que a lo largo de la secuencia se produce una inversión en el uso de las materias primas, donde la obsidiana pasa de ser la menos abundante (al inicio de las ocupaciones) a la más abundante (durante el tardío). De esta forma, se convierte en un elemento común para toda la región, lo que pudo haber implicado cambios en los sistemas de movilidad. El análisis de los restos líticos muestra que este sitio formó parte de una red mayor de asentamientos dentro de los circuitos de movilidad estacionales (Durán 1997, 2000).

Otros sitios fueron prospectados y sondeados por este investigador fuera del valle medio del río Grande entre los que se puede mencionar a Malal Pincheira. Éste es un conjunto de 28 recintos pircados semicirculares, ubicados en un malal sobre la margen izquierda del río Malargüe. Durán le asigna una funcionalidad estratégica y defensiva que temporalmente correspondería a momentos post-hispánicos. Entre los restos recuperados cabe destacar una importante cantidad de tiestos cerámicos y restos faunísticos de animales europeos (Durán 1997).

Otro de los sitios corresponde a Cueva de Los Indios, un alero ubicado sobre la margen derecha del Río Grande en el cual se realizó un sondeo de 1 por 1,5 m hasta los 75 cm de profundidad. En él se definen tres componentes dos post hispánicos (siglos XVIII y XX) dentro de los cuales se encontraron dos tiestos cerámicos, trigo, maíz, productos de talla y algunos instrumentos, pigmento, cuero y un astil. La ocupación precerámica, sin cronología, incluye algunos productos de talla, un cuchillo, una preforma y una cuenta de collar (Durán 1997).

Algunos trabajos en ambientes de altura del norte de la provincia de Mendoza han arrojado resultados interesantes tanto en lo referido al poblamiento de la cordillera mendocina como a los modelos de ocupación de estos espacios. En primer lugar las excavaciones de Alejandro García en el sitio de Agua de la Cueva al norte de la precordillera mendocina han permitido obtener una serie de ocupaciones humanas fechadas hacia fines del Pleistoceno y principios del Holoceno (García 1992, 1997); las cuales muestran un aprovechamiento casi exclusivo de camélidos entre los que pudieron contarse *Lama guanicoe* y *Lama vicugna*. Llamativamente no se encontraron asociados restos de fauna extinta entre las ocupaciones humanas (Gil et al 1997). La secuencia de Agua de la Cueva se continúa durante todo el Holoceno alcanzando las ocupaciones alfareras más tardías. García (1997) también defiende la idea de una explotación de los recursos de tipo estacional con un modelo de movilidad transhumante a lo largo el paisaje. Esta idea de complementaridad entre pisos ecológicos distintos ha sido puesta a prueba en el norte de Mendoza por Valeria Cortegozo (1999), a través del análisis de la organización de las estrategias tecnológicas en los sitios de cordillera de La Manga y Río Blanco, mostrando una vía de análisis que va mas allá de las especulaciones basadas en nuestra percepción de los espacios cordilleranos contemporáneos.

3-Arqueología en el sur de Mendoza durante la década del noventa

Pese a que hasta la década del 80 solo contábamos con los trabajos de Lagiglia y de algunos aportes aislados que abrían una luz sobre el pasado arqueológico de la región, hoy el panorama es mucho más alentador. Durante la década del noventa se ha multiplicado el número de investigadores que trabajan en la región o que han centrado su interés en temas locales. Si bien es cierto también que la muestra arqueológica es pequeña y que muchas de las áreas permanecen prácticamente desconocidas, sin siquiera, las excavaciones, análisis de sitios, planteamientos de nuevos problemas y prospecciones se suceden día a día.

Los trabajos de Lagiglia durante esta década han girado en torno a la excavación de los sitios de altura anteriormente mencionados (Cueva arroyo Colorado, Arroyo El Desecho, entre otros), a la profundización y revisión de sus trabajos en la Gruta del Indio (Lagiglia 1997a; Lagiglia y García 1999; Long *et al.* 1998), a la excavación del cementerio de Jaime Prats (Lagiglia 1994b) y al estudio de temas puntuales como es la obtención de materias primas para la confección de cerámica (Lagiglia 1994a).

En un trabajo de arqueología de rescate durante 1987, Lagiglia excava junto a un grupo de colaboradores el cementerio indígena de Jaime Prats, ubicado sobre la margen derecha del río Atuel a unos 60 km de San Rafael. Este importante hallazgo brindó la inusual cantidad de 120 entierros que fueron fechados en 2.040 ± 120 años AP (LP-404) (Lagiglia 1994b; Novellino *et al.* 1996) y 1.755 ± 80 años AP (AC-1.396) (Lagiglia 1999). El contexto asociado a los mencionados entierros consisten en 5 puntas de proyectil y dos productos de talla y es definido como perteneciente a grupos de cazadores-recolectores, mas precisamente a lo que este autor denominó en la Gruta del Indio como Atuel III (Lagiglia 1994b).

Por su parte Víctor Durán ha continuado los trabajos en la cuenca alta y media del río Grande intentando completar un marco cronológico para el extremo sur de la provincia de Mendoza. Sus investigaciones se centran en el abordaje de los procesos que llevaron a la «hispanización» del sur de Mendoza. Junto a la Dra. Paula Novellino están excavando un cementerio post hispánico en el Departamento de San Carlos, en la localidad de Capiz. Allí se han recuperado 14 entierros con ajuar, compuesto entre otros por vasijas de tipo Viluco y cuentas de collar (Durán Novellino y 1999).

En su reciente Tesis Doctoral Adolfo Gil (2000) ha armado un modelo de poblamiento para las áreas más áridas del sur provincial. Dirigiendo sus estudios en la región de la Payunia a través de la comparación del registro arqueológico de las sub regiones del Nevado y del Payen. Por otra parte, sus trabajos se centraron en la distribución y significado de los cultivos prehispánicos en el sur de Mendoza (Gil 1997-1998, 2000). El mencionado investigador plantea dos hipótesis alternativas, (en un primer momento el número de hipótesis planteadas eran tres (Gil 1997-1998) pero esa propuesta original fue reformulada cambiando el número de hipótesis a dos (Gil 2000)) cuyas implicancias arqueológicas son contrastadas a través de una profunda discusión del registro arqueológico de todo el sur de Mendoza en general y de la Payunia en particular. Para desarrollar esta discusión dicho autor propone abordar una serie de indicadores en conjunto en vez de "rasgos aislados" como se había discutido hasta el momento. Entre estos indicadores él menciona la movilidad, el stress nutricional, la presencia de cultígenos, las estructuras de cultivo y el espectro de dieta entre otros (Gil 1997-1998).

A través de la discusión de estas variables se replantea el significado y la existencia de la "Cultura Atuel II" como una sociedad de agricultores incipientes tal como había sido concebida por Lagiglia (1977b, 1981, 1997a). Para discutir su existencia se basa en la falta de indicadores claros de agricultura (sistemas de regadío, instrumentos de labranza, etc.) y en la utilización de la cueva como lugar de entierro durante esa época, lo que pone en duda su importancia en la caracterización de la subsistencia (Gil 1997-1998, 2000).

Las hipótesis alternativas que evalúa son:

Hipótesis 1: «Los cultígenos prehispánicos registrados no fueron producidos por las poblaciones que ocuparon la región aunque sí los utilizaron. Estas poblaciones durante el Holoceno tardío obtuvieron los cultígenos como producto de la interacción con grupos vecinos agricultores.

Hipótesis 2: "Los cultígenos prehispánicos registrados en la región durante el Holoceno tardío fueron producidos y utilizados por quienes la poblaron» (Gil 2000: 332).

La contrastación de estas hipótesis con el registro arqueológico de la región a través de múltiples variables que incluyen datos bioantropológicos, defienden la hipótesis 1 y ponen en duda la existencia de sociedades productoras en nuestro territorio para el segundo milenio antes del presente.

Por otro lado en su Tesis Doctoral el mismo investigador postula un poblamiento tardío de la Payunia, donde si bien parecen haber habido algunos intentos exploratorios durante el Holoceno medio (7.000 años AP), la colonización efectiva de ese territorio se habría dado recién en el Holoceno tardío, alrededor de los 2.000 años AP en el área del Nevado y en 1.000 años AP en el Payén. Es en este último momento cuando se habría producido la incorporación, de vegetales domésticos a través del intercambio (Gil 2000).

Las ideas de Gil han sido apoyadas por los trabajos desarrollados por Novellino y Guichón, quienes desde el campo de la Bioantropología han relevado diferentes indicadores de dieta y salud de las poblaciones del sur mendocino (Novellino y Guichón 1995; Novellino *et al.* 1996). Los trabajos de bioantropología comenzaron con el relevamiento de indicadores biológicos (dieta, estado nutricional y salud) de los restos recuperados por Lagiglia en las excavaciones del cementerio de Jaime Prats (Novellino y Guichón 1995; Novellino *et al.* 1996). A través de este relevamiento (que incluyó desgaste dental, caries, hipoplasia dental e hiperostosis porótica) concluyen que los datos se corresponden con un tipo de subsistencia cazadora-recolectora. Estos estudios fueron complementados con un relevamiento de todos los restos óseos humanos del sur de la provincia, los cuales fueron comparados con observaciones realizadas en el norte de las provincias de Mendoza y de San Juan. La muestra total comparada corresponde a 84 individuos del sur de Mendoza y 47 del norte de Mendoza-San Juan. Esta comparación estuvo fundamentada en el hecho que el registro arqueológico y etnohistórico de ambas regiones es contrastante, asumiéndose que corresponden a diferentes tipos de subsistencia (cazador-recolector en el sur de Mendoza y agricultores en el norte de Mendoza-San Juan). Los resultados confirman una diferencia significativa en las variables de ambas zonas, lo que refuerza las hipótesis surgidas desde el registro arqueológico y etnohistórico (Gil 1997-1998, 2000; Novellino y Guichón 1997-1998).

Desde el arte rupestre Carlos Gradín ha abordado el estudio de problemas de filiación étnica en el sur de la provincia. Si bien sus trabajos en el área comenzaron junto a Schobinger hace más de un década, en este último tiempo ha retomado las investigaciones analizando las pinturas de los sitios Casa de piedra del Cerro Pincheiras y Rincón Amarillo (sitios 1 y 2), los cuales presentan pinturas geométricas atribuibles a grupos Puelches (Gradín 1997-1998). Para el autor los motivos en la región muestran una importante movilidad, contactos, alianzas y probablemente situaciones de conflicto durante el Holoceno tardío, lo que indica un panorama étnico muy complejo.

4-Resumen de la información arqueológica en las regiones de altura del sur de Mendoza

La información arqueológica disponible para las regiones de altura del sur de Mendoza, muestra una falta de datos correspondientes al Pleistoceno final-Holoceno temprano. Los únicos datos correspondientes al poblamiento inicial del sur provincial provienen del Atuel medio, en la llanura mendocina, en la ya mencionada Cueva del Indio, la cual presenta un componente Paleoindio de más de 10.000 años (Lagiglia 1977b; Long *et al.* 1998). En las áreas de altura los restos culturales más tempranos corresponden al Holoceno medio y son los fechados obtenidos por Gambier en alrededor de 7.200 años AP en la Gruta del Manzano (Gambier 1980, 1985b, 1987). Este investigador define a estas ocupaciones como una mezcla de elementos Fortuna con Morrillos que habrían utilizado a la cueva de una forma estacional, más precisamente en verano (Gambier 1985b, 1987). Por su parte Durán la caracteriza como pertenecientes a una etapa de exploración de la cordillera sur-mendocina (Durán 1997). Sobre la base de la evidencia arqueofaunistica, este autor pone en duda la estacionalidad en la que fue explotado el sitio y resalta la gran diversidad artefactual que incluye raederas, cuchillos, puntas de proyectil y desechos de talla.

Después de los fechados de Gambier en la gruta del Manzano no hay registro de otras ocupaciones para el Holoceno medio en ninguno de los sitios excavados. Esta notoria ausencia de ocupaciones va desde los 7.000 a los 4.000 años AP y ha llamado la atención de distintos investigadores quienes han tratado de interpretar la ausencia de registro (Gambier 1976; Durán 1997; Gil 2000). Gambier define a este hiatus ocupacional como un periodo de «tierra Yerma» (Gambier 1976) mientras que Durán busca explicarlo a través de fenómenos o eventos catastróficos como la actividad volcánica. En este sentido él identifica en perfiles y sitios arqueológicos de la región diferentes eventos volcánicos, algunos de los cuales coinciden con este lapso temporal. Diferentes efusiones volcánicas son fechadas en la cuenca del Río Grande (localidad del Manzano) y en el norte de Neuquén (Cueva Haichol) entre 7.340±400 años AP y 7.120±350 años AP (Durán 1997), lo que muestra un importante paralelismo con la falta de registro arqueológico en la región. Sin embargo este problema que nos presenta el registro arqueológico no se confina solamente a los límites del ámbito cordillerano, sino que el mismo ha sido detectado por otros investigadores en las regiones aledañas de la Payunia y el cauce medio del río Atuel (Gil 2000).

La mayoría de los fechados y ocupaciones de las tierras altas del sur mendocino se concentran durante el Holoceno tardío, es decir en los últimos 4.000 años AP. Allí se encuentra una gran diversidad de sitios, funciones y estilos. Los fechados más antiguos de este periodo corresponden a las ocupaciones iniciales de Cañada de Cachi (3.200 años AP) y Cueva de Luna (3.830 años AP), ambas en el valle del Río Grande; el componente más antiguo de Cueva Arroyo Colorado (3.190 años AP), en el Valle del Salado y el componente «cazador-recolector» de la Gruta Los Potrillos, en el valle del Diamante. Para este momento, en todos estos sitios hay ausencia de cerámica y los análisis arqueofaunísticos muestran al guanaco como el animal más explotado, con porcentajes que en algunos casos superan el 90 por ciento de los restos recuperados. En todos ellos la obsidiana es la materia prima menos abundante y aparecen puntas triangulares, medianas de diversos tipos.

Gambier (1985b) define las ocupaciones de este momento en Los Potrillos como perteneciente a Los Morrillos y Durán (1997, 2000) como Fase precerámica II y III. De cualquier modo es claro que las poblaciones de la región están bien establecidas en este momento y por los distintos elementos recuperados, están haciendo uso de los diferentes recursos de la cordillera y zonas aledañas ya sean líticos, vegetales o faunísticos. La altura en la que se encuentran estas ocupaciones varía entre los 2.200 y los 1.500 m.s.n.m.

Con la información que contamos es difícil caracterizar la funcionalidad de los sitios e intentar ensamblarlos en un sistema mayor que los contenga. Un sesgo claro que se presenta es que todos los sitios excavados están ubicados en aleros o cuevas con los problemas que ésto presenta en términos de funcionalidad (Gómez Otero 1995).

Los últimos 2000 años son los más ricos en cuanto a información. A partir de este momento los sitios se dispersan por todos los pisos ecológicos de los distintos valles andinos y las ocupaciones son encontradas no sólo en reparos, sino también en sitios a cielo abierto. La variabilidad del registro arqueológico aumenta, diversificándose los tipos de puntas de proyectil, aparece la cerámica en diferentes localidades y los sitios con estructuras se localizan en cordillera antes del comienzo del último milenio. La obsidiana deja de estar pobremente representada y pasa a ser en casi todos los sitios la materia prima más abundante. Todos los investigadores señalan también la presencia de otros ítems culturales confeccionados en lugares lejanos (Lagiglia 1977a; 1977b; Durán 1997; Gil 2000).

5-Discusión de los modelos propuestos para las regiones de altura del sur de Mendoza

La mayoría de los trabajos arqueológicos presentados en este capítulo son encuadrados en modelos generales que intentan dar cuenta de la modalidad de ocupación y explotación del espacio en el sur de Mendoza, tanto para las regiones de altura como para las áreas intermontanas. En general y sólo con variantes mínimas el modelo propuesto para la explotación de las regiones de altura es el de una movilidad estacional de tipo transhumante (Schobinger 1975; Gambier 1976, 1977; Lagiglia 1977[a], 1997b; Durán 1991, 1997). Esta idea es generada a partir del comportamiento observado en las poblaciones de pastores actuales de la región que es descripta ampliamente por Agüero Blanch en un trabajo realizado en el Departamento de Malargüe (Agüero Blanch 1971).

Lagiglia (1977a, 1997b, 1997c), Gambier (1976) y Schobinger (1975), sostienen la vigencia de este modelo en los Andes del sur mendocino, aunque con algunas variantes. Durán en su Tesis Doctoral va más allá y trata de contrastar este patrón de uso de las tierras altas a través de distintos indicadores de estacionalidad en diversos sitios del área del río Grande (Durán 1997). En ninguno de los casos los autores consideran a la cordillera como una barrera infranqueable, extendiendo este patrón de ocupación a los valles cordilleranos de la vertiente occidental y la costa del Pacífico (Gambier 1976; Durán 1997; Lagiglia 1997b, 1997c). Los diferentes autores afirman que este uso del espacio cordillerano se mantuvo desde muy temprano (al menos desde 8.000-7.000 años AP), continuándose hasta momentos posteriores al contacto hispano-indígena (Gambier 1976; Lagiglia 1997b, 1997c; Durán 1997). Gambier y Durán ubican los límites de este movimiento transhumante entre los asentamientos invernales del piedemonte argentino y los valles de la costa Chilena[6].

Hablando de una supuesta fusión de las tradiciones Fortuna y Morrillos Gambier afirma que

> *« estamos.....en presencia de posibles movimientos migratorios de grupos humanos con idénticas tradiciones que pasan los inviernos en las tierras bajas de una y otra banda cordillerana y confluyen en las tierras altas durante el verano para la temporada de cacería, cumplimentando de esa manera las hipótesis migratorias de los cazadores tempranos en los Andes Centrales Argentino-Chilenos»* (Gambier 1980: 51).

Lagiglia, en cambio, habla de una movilidad más extendida en la que los grupos se moverían dentro de una zona que abarcó la vertiente chilena de la cordillera hasta las llanuras próximas a El Nihuil (Lagiglia 1997b). Este modelo es, en algunos aspectos, similar al propuesto por Durán (1997), ya que el uso de los diferentes ambientes estaría dado por la coexistencia de dos circuitos paralelos uno de cada lado de la cordillera, costa-intermedio-cordillera (en Chile) y valles-interandinos piedemonte oriental-llanuras vecinas (en Argentina). Estos circuitos de movilidad y la recurrencia ocupacional de los sitios señalan también para Lagiglia la existencia de una reconocida territorialidad. En un trabajo sobre el sitio de cordillera El Indígeno Lagiglia comenta:

> *«...hay continuidad ocupacional del sitio por lo menos en más de 1000 años. Esto habla en favor de la existencia de grupos que tradicionalmente han ganado estrategias adaptativas de altura, que le otorgan una particular «territorialidad», con un manejo del espacio mediante un patrón de movilidad de tipo transhumante, nómade estacional, en un interjuego oscilante entre los valles de altura hasta los 3500 m. y los valles de llanura o bajos, a menos de los 2000/1500 m., llegando luego fuera del piedemonte cordillerano, a las llanuras o depresiones intermontanas, a las cerrilladas menores, y a las llanuras de la travesía.»* (Lagiglia 1997b: 264).

En su trabajo sobre los cazadores de altura Lagiglia (1997b) propone que la duración de las ocupaciones de altura son confinadas a un máximo de cuatro meses y plantea como conclusión final dos modelos de transhumancia:

a) Modelo transhumante I: En este caso el grupo se mueve estacionalmente ocupando los valles bajos en invierno y los valles altos en verano.

b) Modelo transhumante II: A este segundo modelo lo denomina también *«modelo de intercambio comercial»*. En este caso, al modelo anterior habría que agregarle la fisión de parte del grupo durante el verano o el traslado completo del mismo hacia Chile a los efectos de establecer intercambios con el grupo transandino, para luego volver al sitio de altura desde donde habían partido (Lagiglia 1997b).

Por su parte, Schobinger (1975) propone un cambio en los sistemas de movilidad de "nómade a transhumante". Aparentemente este cambio se habría producido después del Paleoindio aunque no se hace una referencia más profunda a cuales habrían sido los efectos del mismo. Este autor es el único que plantea un uso diferente de algunos espacios cordilleranos cuando, hablando del área del Salado afirma

> *....»en una zona se practicó la agricultura a juzgar por la gran cantidad de moletas o manitos de moler recogidos en el valle de Los Molles»* (Schobinger 1975: 37).

Esta idea es difícil de defender con la sola presencia de elementos de molienda. Más allá de la falta de indicadores claros de este tipo de economía en la región, las características climáticas del lugar impiden el desarrollo del ciclo de las plantas en alturas de 2.000 m.s.n.m. como la de la localidad mencionada por Schobinger.

La presencia de numerosos bienes de la vertiente occidental de la cordillera dentro del lado oriental y viceversa ha ampliado el territorio comprendido dentro del circuito anual a la costa de Chile central. En este sentido, el aumento en la cantidad de bienes hacia el tardío es vista como un aumento en el grado de movilidad de los grupos. Por ejemplo, al describir la «Cultura del Overo» Lagiglia destaca la fuerte movilidad alcanzada por los grupos que habitaban el lugar (Lagiglia 1997b). Al respecto Lagiglia menciona la importancia que podría haber tenido en la instalación de los grupos de cazadores recolectores la obtención de determinado tipo de recursos. Específicamente él menciona la explotación potencial del denominado "Recurso naranja" (óxido de hierro de origen hidrotermal) que podría haber sido utilizado en la confección de las vasijas del complejo chileno Aconcagua Salmón (Lagiglia 1994a).

En su último trabajo sobre la problemática de los cazadores-recolectores de altura, Lagiglia (1997b) sostiene que hasta

6 En el caso de Durán este circuito se complementaría con otro entre el piedemonte y la Payunia.

los 8.000 años AP la cordillera habría sido muy difícil de cruzar por la gran cantidad de hielo contenida en el cordón del límite. Por lo tanto las poblaciones hasta esta fecha se habrían movido más de Norte a Sur que de Este a Oeste. En este caso el investigador retoma una idea similar a la planteada en el modelo antropodinámico que menciona tempranamente en su Tesis (Lagiglia 1977b). Según este modelo, los grupos humanos de la región se moverían preferentemente de Este a Oeste en la zona extracordillerana y de Norte a Sur en la cordillera. La diferencia en cuanto a los movimientos en cada una de las regiones se debe en este caso a la disponibilidad diferencial de agua. Así mientras en la zona extracordillerana, los cauces están muy distantes uno de otros (en algunos casos a cientos de kilómetros), en la zona de cordillera los cauces se encuentran muy próximos, lo que le permite a los grupos humanos moverse más ampliamente.

Dentro de este modelo de transhumancia estacional, Durán (2000) introduce en el mismo, aspectos de la dinámica interna de los grupos extraídos del modelo de Fusión-Fisión de Gamble (1990). En este sentido, el habla de dos momentos bien marcados dentro del ciclo anual que incluyen un tipo de ocupación invernal, donde las bandas de cazadores-recolectores se reunirían en grupos mayores en los valles intermontanos (Fusión), para luego durante el verano subdividirse nuevamente en bandas menores y así poder hacer un mejor aprovechamiento del ambiente que están explotando (Fisión).

Otro aspecto importante propuesto por Durán en su Tesis es la idea que hacia el Holoceno tardío, entre los 2.000 y 500 años AP, el río Grande podría haber funcionado como límite interétnico entre grupos. Según el autor, esto podría estar acompañado de un proceso de complejización social y la incorporación de la cerámica y el arco, lo que conllevaría al desarrollo de nuevas formas de obtención de alimentos (Durán 1997). La obtención de materias primas líticas no locales, particularmente la obsidiana es vista como un aumento de la movilidad a través de la incorporación del caballo.

Como vemos entonces con este resumen de los modelos de movilidad expuestos en las áreas de altura, todos los investigadores coinciden en la idea de una movilidad transhumante a través de los distintos pisos ecológicos durante las diferentes estaciones del año. Este esquema se habría mantenido sin cambios a través de toda la prehistoria regional. Los aspectos novedosos o distintos dentro de esta discusión corresponden a las dudosas interpretaciones de Schobinger acerca de la presencia de agricultores en el valle intermontano de Los Molles y las ideas de Fusión-Fisión estacional de los grupos incorporadas por Víctor Durán (2000). La presencia de numerosos ítems foráneos en el área de cordillera (fundamentalmente durante el Holoceno tardío) ha llevado a los diferentes investigadores a pensar en un aumento de la movilidad y del rango de los movimientos de las bandas hacia regiones más distantes.

En la parte B de este capítulo se realizará una síntesis de las investigaciones en la vertiente occidental de la cordillera, especialmente para los últimos 2.000 años AP, como una forma de tener una visión más amplia del registro arqueológico de cordillera. En la última parte de este capítulo se discuten los diferentes modelos propuestos para ambos lados de la cordillera intentando comprender y correlacionar los posibles cambios ocurridos entre las poblaciones humanas prehistóricas.

Parte B: EL REGISTRO ARQUEOLÓGICO DE CHILE CENTRAL

La proximidad entre las áreas del alto valle del río Atuel (Argentina) y Chile central, la complementariedad de los recursos de ambas vertientes cordilleranas y las numerosas menciones de intercambio entre sitios arqueológicos del sur de Mendoza y Chile central (Lagiglia 1977[a], 1977b, 1994[a], 1997b, 1997c; Schobinger 1975; Duran 1979; Falabella y Stehberg 1989; Duran y Planella 1989; entre otros) hacen imprescindible hacer referencia al registro arqueológico de Chile Central, en especial a las cuencas del Maipo y el Cachapoal. Dicha referencia ayudará en la comprensión de los procesos macrorregionales que afectaron la circulación de bienes, recursos y grupos humanos en el pasado.

La región de Chile Central se extiende desde el cordón del Chacabuco por el norte (33º L.S.) hasta el Seno de Reloncovi en el Sur (42º L.S.) (Niemeyer 1989). Orográficamente está caracterizada por la presencia de cuatro rasgos de orientación Norte-Sur. De Este a Oeste estos son:

a) La Cordillera de Los Andes con alturas que superan los 5.000 m.s.n.m b) La depresión intermedia o Valle Longitudinal de Chile, c) La Cordillera de la Costa con alturas de hasta 2.000 m.s.n.m y d) las terrazas o planicies litorales.

El clima de la región Centro Norte (área comprendida al norte del Bio Bio), es variable dependiendo principalmente de los rasgos orográficos mencionados más arriba y de la latitud. Así es que hay un gradiente decreciente de temperatura hacia el sur y un aumento de las precipitaciones en la misma dirección que van desde unos 350 mm hasta mas de 1.100 mm con un periodo de sequedad estival (Quintanilla Pérez 1983).

En cuanto a la flora hay un predominio del matorral estepario en el valle Central de Chile. La cubierta herbácea es de composición diversa con plantas anuales especialmente gramíneas forrajeras. Los bosques en las quebradas de ambas cordilleras están compuestos principalmente por la Palma Chilena (*Jubaea chilensis*) peumo (*Cryptocaria alba*), quillay (*Quillaja saponaria*) y maitén (*Maytenus boaria*) entre otras especies arbóreas. En la cordillera a los 2000 m.s.n.m. se desarrolla el ciprés (*Austrocedrus chilensis*) (Niemeyer 1989). El sistema hidrográfico está caracterizado por seis cuencas principales con ríos caudalosos que corren en una dirección este-oeste. De norte a sur estos son: Maipo, Rapel, Mataquito, Maule, Itata y Bio Bio. Finalmente en cuanto al ambiente, es importante destacar el alto grado de contraste que se observa entre ambas vertientes de la cordillera, las cuales presentan recursos y ambientes completamente distintos y un grado de complementación que pudo haber sido muy importante en el funcionamiento de las sociedades cazadoras recolectoras prehistóricas.

Si bien el poblamiento de Chile Central y de la cordillera comenzó muy tempranamente, hacia finales del Pleistoceno y principios del Holoceno (Núñez 1989; Núñez *et al.* 1994), las evidencias arqueológicas citadas por los investigadores de ambos países restringen nuestro interés a los últimos 4.000 años AP. En estos momentos tendríamos las etapas finales del Período Arcaico y del desarrollo posterior de las tradiciones chilenas Bato, Llolleo y del complejo cultural Aconcagua (Durán y Massone 1979; Fallabella y Stehberg 1989; Cornejo y Simonetti 1993).

1-Período Arcaico

No han sido identificadas evidencias de contacto intercordillerano en el área del alto valle del río Atuel pertenecientes al denominado período Arcaico de Chile central, sin embargo se mencionarán algunos puntos importantes a fin de entender los procesos previos que gestaron la consolidación de las etapas alfareras posteriores. Las ocupaciones pertenecientes a este momento (Arcaico) se manifiestan en diversos sitios de Chile Central como el nivel II de Tagua Tagua, caracterizado como una ocupación de cazadores recolectores de fauna actual, que incluían en su dieta recursos marinos y lacustres y la recolección de frutos silvestres (Durán 1980). En el territorio fértil de Chile Central comienza a haber un cambio en las estrategias adaptativas de los grupos humanos hacia los 4.000 años AP, con un aprovechamiento más amplio del espectro de recursos, combinando recursos litorales, lacustres y fluviales, como así lo evidencian los sitios de cazadores de Cuchupui y del nivel II de Tagua Tagua (Nuñez 1989). Otros sitios arqueológicos de esta región que muestran ocupaciones con fechados que van entre 5.000 y 2.300 años AP son El Manzano 1, La Batea 1, Los Llanos y Los Queltehues, algunos de los cuales han sido ocupados desde hace al menos 9.000 años (Cornejo y Simonetti 1993; Saavedra 1993).

Los sitios arcaicos correspondientes a la región de Chile Central muestran un patrón de ocupación "aglutinado" (Saavedra 1993), que pareciera ser distinto a otros asentamientos del Arcaico, los cuales muestran un patrón de asentamiento disperso (Cornejo y Simonetti 1993). Aparentemente, en estos momentos también comienzan a ocuparse sectores altitudinales más bajos que los de las ocupaciones posteriores, lo que puede verse en sitios como Los Azules 4. A su vez, las ocupaciones en altura parecen hacerse más permanentes con presencia de recintos habitacionales pircados (Saavedra 1993).

2-Período Agroalfarero Temprano

En la región de Chile Cetral comprendida entre los río Maipo y Petrorca comienza alrededor de los 2.300 años AP el desarrollo del Período Alfarero Temprano con la aparición de la tradición Bato extendiéndose hasta los 1.600 años AP (Falabella y Stehberg 1989; Planella y Falabella 1991; Cornejo y Simonetti 1993; Sanhueza y Falabella 1999-2000), aunque elementos de esta tradición perduran hasta los 1.100 años AP (Falabella y Stehberg 1989). Esta tradición se puede encontrar tanto en el litoral como en el interior con el aprovechamiento de distintos recursos según el ambiente en que estén ubicados los sitios. Así, mientras en la zona litoral se observa un marcado aprovechamiento de recursos marinos, en el interior la subsistencia estaría basada en la caza de guanacos con un fuerte énfasis en la recolección, evidenciado por la presencia de morteros comunales, con un sistema de movilidad estacional de aprovechamiento de los distintos pisos ecológicos en especial de las vegas (Falabella y Stehberg 1989). Parecería también que estos grupos del período agro alfarero temprano ocupan las zonas más altas de cordillera y precordillera que en general habían permanecido despobladas durante el período Arcaico (Saavedra *et al.* 1991). Estilísticamente, los rasgos que definen a la tradición Bato son las incisiones lineales con campos punteados (Falabella y Stehberg 1989). Esta tradición no aparece claramente en el registro arqueológico de la vertiente oriental de la cordillera por lo que no haremos una descripción profunda de sus características.

Con respecto a la tradición Llolleo, existen fechados en diferentes sitios que la ubican entre 1.860 y 1.730 años AP. Estos grupos se asientan principalmente en terrazas fluviales y ámbitos lacustres y sus tipos cerámicos han sido encontrados también en la vertiente oriental de la cordillera en el departamento de Malargüe en Mendoza y en la provincia de Neuquén (Lagiglia 1977[a], 1997b). Se ha mostrado también como el tipo cerámico de origen chileno más y mejor representado en el sitio El Indígeno en la alta cordillera argentina (Lagiglia 1997b). Las características estilísticas que definen a la cerámica Llolleo son el Jarro asimétrico con asa puente bifurcada, la olla de cuello angosto y otros tipos de vasijas decorados con pintura roja e incisos reticulados (Falabella y Planella 1979; Falabella *et al.* 1993). Para los investigadores de Chile Central, esta tradición muestra una mayor cohesión entre los asentamientos, presentando una adaptación altamente efectiva en los ámbitos mediterráneos (Falabella y Stehberg 1989). Sin embargo los sitios en los que se halla mejor representada son los de ambientes costeros, lugar en el que esta tradición fue originalmente caracterizada. Otro aspecto que destacan los investigadores es que parecería haber un fuerte crecimiento demográfico, principalmente en el área del Cachapoal y del Maipo. El patrón de asentamiento se muestra como disperso con grupos de habitaciones que podrían albergar a una familia extensa (Falabella y Stehberg 1989).

Durante el período "Agroalfarero Temprano" comienza a verse un cambio en el tipo de asentamientos con respecto a los del Arcaico, evidenciado en la forma de los conjuntos líticos y en el aumento del espectro de sitios utilizados (Cornejo y Simonetti 1993). Para el desarrollo de las distintas etapas de la prehistoria de este sector, Cornejo y Simonetti (1993) plantean un enfoque alternativo a los modelos planteados anteriormente al que definen como «enfoque localista». Desde esta mirada, los autores centran su atención en las "diferencias" dentro de las cuales se encuentra cada contexto sociocultural, con un fuerte énfasis en los hechos empíricos, intentando dejar de lado los modelos regionales.

Aparentemente, las comunidades Bato y Llolleo no sólo coexistieron temporalmente, sino que también intercambiaron elementos pertenecientes a sus tradiciones. Sin embargo y pese a la gran cantidad de trabajos que se están desarrollando actualmente, aún no están claros algunos aspectos de esta interacción y la forma en que éstos compartieron el ambiente.

En base a diferentes indicadores, los grupos Llolleo han sido caracterizados como comunidades con agricultura (Falabella y Planella 1979; Falabella y Stehberg 1989), sin embargo creo que es necesario un replanteo mas profundo de las evidencias disponibles antes de afirmar que esta fue la base de su subsistencia (ver Sanhueza y Falabella 1999-2000). Aspectos ligados a este tema fueron discutidos en un reciente taller de Chile Central[1]. La alfarería es el indicador más comúnmente utilizado como evidencia de la presencia de una economía de producción en pequeña escala para los grupos Llolleo. Esta idea es apoyada también por el hallazgo de diferentes cultigenos (maiz, zapallo, poroto y quínoa) en el sitio La Granja, aunque este contexto ha sido definido como ritual ya que en él se han recuperado en forma conjunta con los cultígenos, 643 fragmentos de pipas y entierros intencionales de morteros (Planella y Tagle 1998). Gil (1997-1998, 2000) ha discutido los problemas en la caracterización de la economía de un grupo a través de la utilización de datos generados en contextos rituales o de cementerios. Por otro lado las evidencias más fuertes muestran en los diferentes sitios un registro más próximo a una economía de caza y recolección que de agricultores. Sobre esto se volverá más adelante.

Entre los 1.500 y 1.100 años AP se produce el desarrollo de lo que se denomina Período Algroalfarero Medio. Para la aparición del mismo Falabella y Stehberg (1989) señalan que estos grupos del Período Agroalfarero Medio se desarrollan sobre las poblaciones previas:

1 "Primer Taller del Período Agroalfarero de Chile Central», realizado en Santiago en Agosto de 1999.

"Por otra parte, la existencia de un importante sustrato poblacional local alfarero temprano que supo adaptarse fuertemente a las condiciones medioambientales del área, posibilitando un intenso poblamiento de la zona" (Falabella y Stehberg 1989: 307).

Estos autores señalan también que las poblaciones no alcanzaron el «grado de desarrollo cultural» de los grupos Aconcagua que aparecen en el período posterior, sino que mantienen las características del periodo anterior, tanto en lo tecnológico como en su organización. Este periodo esta caracterizado por la aparición de un nuevo estilo cerámico con una fina decoración en rojo sobre fierro oligisto (Falabella y Stehberg 1989). Recientemente se ha puesto en discusión la existencia del Período Agroalfarero Medio debido a que no hay evidencia suficiente para seguir manteniéndolo. Entre los argumentos que se esgrimen en contra del mismo podemos mencionar; que la presencia del fierro oligisto tiene fechados que provienen del Temprano y que la caracterización fue hecha en base a excavaciones en aleros con los problemas de funcionalidad específica que estos tienen[2].

3- Período Agroalfarero Tardío

El complejo cultural Aconcagua es el que representa al Período Agroalfarero Tardío de Chile Central. En un principio sus límites se establecieron entre el valle del Aconcagua hasta el río Cachapoal, extendiéndose luego hacia el Norte hasta el río Petrorca, con presencia de algunas manifestaciones más allá de estos límites, incluso en numerosos sitios de la vertiente oriental de la cordillera (Duran y Massone 1977). Hoy a la luz de nuevas investigaciones se cree que el área ocupada por estos grupos no superó los ríos Aconcagua, al norte, y Cachapoal, al sur (Sánchez y Massone 1994). Cronológicamente se extiende desde los 1.010 ± 80 años AP (sitio María Pinto) hasta el 780±70 AP (Sitio Blanca Gutiérrez) (Sánchez y Massone 1994). Probablemente estos límites temporales puedan estirarse hasta los 1.200 años AP y el contacto con los Incas. Durante el desarrollo del Complejo Cultural Aconcagua (Durán y Massone 1977) se consolidan los sistemas de interacción que relacionan al hombre con su medio ambiente bajo una organización de tipo Jefatura o Señorío, un orden centralizado e intensificación de las relaciones con las áreas vecinas, características que son interpretadas como pruebas de un aumento demográfico (Durán y Planella 1989). El complejo abarca una diversidad ambiental y de sitios importantes, entre los que se encuentran cementerios de túmulos, conchales costeros y sitios de habitación en cuevas y a cielo abierto. Con respecto a los diferentes ambientes en el cual los podemos encontrar caben mencionar las terrazas marinas en la costa, zonas de ecotono, cabeceras de valle y valles lacustres entre otros (Duran y Planella 1989). El sitio arqueológico El Indígeno que está ubicado del lado argentino fue interpretado como perteneciente a este complejo cultural y se lo señala como ejemplo de sitios pircados (Durán 1979).

En cuanto a las características de la subsistencia de los grupos, se muestran dos estrategias distintas de acuerdo al espacio que éstas ocupan: costa e interior. Si bien se pueden caracterizar con claridad las ubicadas en zonas costeras está menos claro el panorama de subsistencia en el interior y en la zona cordillerana. El primer tipo de asentamiento basaría su subsistencia en recursos marinos y la recolección y procesamiento de flora y se supone que hayan tenido terrenos irrigados para la agricultura por la presencia de morteros (Durán y Planella 1989). Aparentemente algunos de los recursos marinos serían enviados al interior (Durán 1979). En cuanto al segundo tipo de asentamiento (sitios del interior) poseían una economía basada en la agricultura y la ganadería con una complementación de recursos obtenidos a través de la caza y la recolección. La domesticación de camélidos como forma de subsistencia para las poblaciones Aconcagua ha sido puesta en cuestión. Estudios arqueofaunísticos de sitios correspondientes a este "complejo cultural" muestran sólo la presencia de guanaco. Tampoco se han detectado corrales u otro tipo de estructuras que apoyen la idea de que estarían practicando el pastoralismo (Sánchez y Massone 1994; Becker 1993). Los restos de agricultura están evidenciados principalmente por una gran cantidad de morteros (aunque los morteros también son relacionados con la actividad de recolección), restos de semillas y marlos de maíz y porotos como los encontrados en el sitio "El Coligue" (Duran *et al.* 1993). Otros investigadores destacan la presencia de una subsistencia basada en la horticultura a través de evidencias dentarias, las cuales presentan patrones de caries y desgastes compatibles con este tipo de economía. También señalan la presencia de enfermedades y síntomas óseos que muestran características de un trabajo agrícola (Cáceres *et al.* 1993). En las ocupaciones permanentes, sin embargo los restos de caza y recolección estarían cumpliendo un papel tan o mas importante que las actividades agro pastoriles. Además de los restos faunísticos de camélidos recuperados en los sitios, las actividades de caza están evidenciadas por la presencia de puntas, raspadores, cuchillos y raederas (Durán *et al.* 1993).

El mismo autor señala que, por la presencia de recursos costeros en el interior de Chile Central, es posible que exis-

2 Estas discusiones también surgieron en el ámbito del Primer taller del Período Agroalfarero Temprano de Chile Central. Agosto de 1999.

tiera una movilidad de tipo estacional para complementar recursos. También existiría una movilidad estacional hacia terrenos ubicados a mayor altura donde hay evidencias de restos Acancagua. En este caso las poblaciones estarían buscando materias primas y animales para cazar o llevando animales a pastar en los campos verdes de las alturas (Durán *et al.* 1993). Trabajos bioarqueológicos llevados a cabo por Constantinescu y Hagn (1995) en el cementerio de Chicauma muestran también datos poblacionales que podrían corresponder mas que a una población de agricultores típicos, a una sociedad en transición de un modo de vida cazador recolector a agricultor. Los autores señalan que este tipo de transiciones entre dos formas de subsistencia distintas trae aparejado problemas de accesibilidad a los recursos. Una forma de solucionar tales problemas es el establecimiento de redes de intercambio con otros grupos asentados en medioambientes distintos, lo que les permite tener acceso a recursos diferentes.

La cerámica es el rasgo mas característico del Complejo Cultural Aconcagua y sus tipos se pueden diferenciar en cuatro variantes: 1- Aconcagua Salmón; 2- Aconcagua rojo engobado; 3- Aconcagua pardo alisado; 4- Aconcagua Tricromo engobado (Durán 1979; Durán y Massone 1979; Durán *et al.* 1993; Massone 1980) Dentro de las decoraciones el motivo del "Trinacrio" es el más característico de los tipos Aconcagua y es "unificador" del contexto Aconcagua (Durán y Planella 1989). Para este momento también se tiene dentro de los contextos, cerámica proveniente de la vertiente oriental como la del sitio Ch f 1.501 en el cual aparecen restos de cerámica Viluco (Cáceres *et al.* 1993). También se destacan las relaciones del complejo Aconcagua con grupos Diaguitas, y transcordilleranos pre incas, que son interpretados como muestra de una amplia movilidad (Durán y Planella 1989).

Durán y Planella dividen a la ocupación Aconcagua en tres sectores a) El sector Norte donde según los autores se potenciarían los intercambios transcordilleranos por las características topográficas que permiten el paso de un lado a otro de la cordillera, b) el sector central en la cuenca de Santiago y valles de la cordillera, precordillera y litoral, donde se presenta una expresión local evidenciada por el dominio del motivo de decoración del trinacrio y c) Al sur del río Maipo y en el Cachapoal donde la expresión Aconcagua parece diluirse con escasas evidencias de ocupación (Durán y Planella 1989)[3]. Por la ubicación geográfica esta última zona es la que más interesa a esta investigación para poder comprender el registro arqueológico del alto valle del río Atuel. Por ultimo la evidencia arqueológica muestra contactos culturales de este complejo con el sistema administrativo incaico.

Hacia el 600 AP se produce el proceso de expansión incaica en el centro de Chile, en el área específica del Cachapoal y Choapa, (Stehberg 1992; Planella *et al.* 1993). El mismo puede ser registrado en algunos sitios incaicos de esta región de Chile como el "Cerro Grande de la Compañía". La ocupación de la tradición Inka se produce en los mismos sitios ocupados por el periodo anterior, reocupándose lugares nuevos como lo son los santuarios de altura, tales como los del Cerro el Plomo y Cerro el Peladero (Cornejo y Simonetti 1993).

4-Discusión de los antecedentes de Chile central y su relación con el sur de Mendoza

Si bien el poblamiento de Chile Central se produjo tempranamente, hacia el límite Pleistoceno-Holoceno, y continuó siendo ocupada durante el Arcaico, las evidencias claras de intercambio con la vertiente oriental de la cordillera no aparecen hasta después de los 2.000 años AP. Para este momento se desarrolla el periodo "Agroalfarero Temprano" y hacia los 1.100 años AP el «Período Agroalfarero Tardío». Algunos autores sostienen que probablemente hasta bien entrado el Holoceno (*ca.* 8.000 años AP) los glaciares de la cordillera principal mantendrían cerrado los pasos (Lagiglia 1997b). Más allá de esto, es necesario tener en cuenta que los bienes que podrían haber circulado durante el Paleoindio y/o el Arcaico no tengan la misma visibilidad que los de los periodos alfareros más tardíos, como los tiestos cerámicos decorados de las tradiciones Llolleo o Aconcagua, por lo que la posibilidad de contactos previos no debe ser descartada. El tipo de subsistencia para el Arcaico en Chile Central ha sido caracterizada como un aprovechamiento integral de los recursos donde se combina la explotación de recursos litorales, lacustres y fluviales, con un patrón de ocupación que ha sido definido también como de transhumancia estacional (Nuñez 1989; Cornejo y Simonetti 1993), similar al tipo de estrategia caracterizado para las áreas de cordillera del Centro Oeste (Schobinger 1975; Lagiglia 1977b, 1997b; Gambier 1977).

Ya para momentos mas tardíos, durante el Período Agroalfarero Temprano de Chile central, específicamente el caso de la tradición Llolleo (es la mejor representada en el sur de Mendoza), se puede ver una mayor intensidad en la ocupación del espacio y un desarrollo importante de la tecnología cerámica. Entre los problemas que se destacan están el verdadero significado de la coexistencia Bato-Llolleo. Este proceso que se observa durante todo el temprano en grandes áreas de Chile central, ha sido entendido como que

3 Hoy la ocupación efectiva de esta área por parte de grupos Aconcagua está en discusión (Sánchez y Massone 1994).

ambas tradiciones están compartiendo el territorio y aprovechando el mismo set de recursos (Falabella y Stehberg 1989).

La caracterización del tipo de subsistencia para el Período Agroalfarero Temprano es otro de los temas que necesitan una discusión más amplia. Si bien estos grupos han sido caracterizados como "agroalfareros", es difícil a partir de la evidencia disponible, sostener la idea de un tipo dc economía basado en la producción de alimentos. La asociación de algunos restos de cultígenos a contextos rituales parecería ser la evidencia más firme para sostener esta idea. Sin embargo el indicador más comúnmente usado en la región para caracterizar este tipo de estrategia de subsistencia ha sido la presencia de cerámica que se muestra como un indicador de poco peso a la hora de sostener la existencia de comunidades productoras de alimentos.

Como se explicó en la primera parte de este capítulo, tampoco es claro el panorama en cuanto a la presencia de los cultígenos en territorio argentino fechados en 2.000 años AP (Gil 1997-1998, 2000). Como lo discute Gil la presencia de este recurso puede tener diferentes significados que no necesariamente están ligados a su consumo (Gil 1997-1998, 2000). Es interesante que en ambas vertientes de la cordillera para los 2.000 años AP la presencia de este tipo de recursos está ligada a contextos rituales y en ambos casos también la caza y la recolección parece seguir siendo el tipo de estrategia de subsistencia más importante. Por otra parte, también en ambas vertientes cordilleranas se observa una rápida incorporación de la tecnología cerámica que incluye la aparición de diferentes tipos. La cerámica se muestra como uno de los elementos de mayor circulación entre ambas vertientes, a los que se le suman las valvas de moluscos, vegetales silvestres, materias primas líticas y probablemente también plantas domésticas (Lagiglia 1977a, 1997c; Seelenfraund *et al.* 1996; Gil 2000).

Para los últimos 1.000 años AP durante el denominado Período Agroalfarero Tardío de Chile central, también existen discusiones en torno al tipo de subsistencia que se le atribuyen a las ocupaciones del Complejo Aconcagua. Desde sus comienzos han sido caracterizadas como sociedades agro-pastoriles (Massone 1977; Durán y Planella 1989), sin embargo los trabajos mas recientes muestran la ausencia de camélidos domesticados y pocos indicios de la presencia de agricultura, aunque esta última parece haber tenido cierta importancia dentro de su economía (Becker 1993; Sánchez *et al.* 1994). La presencia de grupos Aconcagua en la vertiente oriental de la cordillera también ha sido descartada. Probablemente los restos recuperados en sitios del actual territorio argentino correspondan a sistemas o redes de flujos de bienes intercordilleranos (Falabella *et al.* 2001) que podrían extenderse hasta la llegada de los Incas y se continuó más allá del arribo de los españoles a la región.

En resumen, para los últimos 2000 años AP los grupos de ambas vertientes cordilleranas comienzan a hacer un uso más intensivo de los ambientes, especializándose en recursos costeros en el litoral y en el guanaco en los valles centrales en el territorio chileno y en los valles cordilleranos en el actual territorio argentino. Si bien no es clara su funcionalidad, aparecen cultígenos a ambos lados de la cordillera, por lo que todas las tradiciones de Chile central han sido definidas como agrícolas, aunque siguen haciendo uso de la caza y probablemente también posean algún tipo de movilidad estacional. El paralelismo de algunos procesos ocurridos en ambas vertientes cordilleranas muestra que pese a las duras condiciones que imponen los ambientes de altura y los pasos cordilleranos, las poblaciones humanas han tenido importantes contactos. Esta situación que parece haber tomado más fuerza en los últimos 2.000 años AP les permitió la utilización de recursos complementarios localizados en ambientes distantes.

CAPÍTULO 3:
CARACTERÍSTICAS GENERALES DE LOS AMBIENTES DE ALTURA: EL ALTO VALLE DEL RÍO ATUEL

1-Características generales de los ambientes de altura

Al igual que otros tipos de ambientes, las *regiones de altura* presentan características particulares que, en cierto grado, condicionan la actividad humana. Por ésto, es necesario tener una idea acabada de los elementos que la componen así como de su dinámica ecológica. De esta forma se podrá comenzar a comprender cuáles pueden haber sido los tipos de dificultades que tuvieron que enfrentar los grupos humanos prehistóricos tanto en su exploración como en el uso que hicieron de ellas.

Un rasgo importante de estos ecosistemas es su fragilidad y baja resistencia al impacto de la actividad humana, Skeldon señala al respecto:

> *"Mountainous environments, like islands, are delicate ecosystems, A shift in the intensity of the human use of the land, the introduction of new crops or techniques, and increasing population densities can have a profound impact on these systems."*
> (Skeldon 1985: 1)

Aún hoy estos lugares continúan siendo difíciles de habitar y/o explotar, por lo que la densidad demográfica se ha mantenido muy baja, reduciéndose a cero en algunas áreas durante las estaciones más frías. Sin embargo los ambientes de altura presentan características atractivas para la explotación por parte del hombre que se renuevan año a año. La distribución biótica se torna compleja imponiendo tres rasgos relevantes para el hábitat humano: zonación biótica vertical, distribución biótica irregular y fuerte topografía (Rhoades y Thompson 1975).

Se ha discutido mucho acerca de qué debe ser considerado un ambiente de altura (Aldendelfer 1998). Los biólogos establecen en 2.500 metros el límite a partir del cual los efectos de la hipoxia se hacen sentir con más fuerza (Morán1982) y por lo tanto consideran que éste debe ser establecido como el límite mínimo, sin embargo no es el único parámetro a tener en cuenta en la definición. Tal vez el principal problema en su delimitación está referido a la latitud en la cual se encuentran emplazados los sistemas de montañas. En latitudes ecuatoriales las condiciones climáticas permiten un aprovechamiento de niveles altitudinales mayores, debido a un corrimiento de las fajas ecológicas hacia latitudes más altas, a razón de 300 m cada 150 km (Pianka 1982). Por esto, en las latitudes ecuatoriales las variaciones climáticas estacionales no son importantes y las nieves eternas se encuentran por encima de los 4.000 metros o más. Por el contrario en latitudes templadas, como es el caso del cauce superior del río Atuel, el impacto estacional es mayor, con presencia de nieve permanente a partir de los 3.000-3.500 m.s.n.m. y con nieve climática estacional desde al menos los 2.000 m.s.n.m. Se debe tener en cuenta también que cada año, en determinadas ocasiones todo el gradiente altitudinal es cubierto por una espesa capa de nieve, con el consiguiente impacto sobre la vida de la región.

Aldendelfer (1998), en sus trabajos en el valle de Ashana, en Perú, plantea una definición de ambientes de altura.

> *"..., I propose that montane, high-mountain environment are those that exhibit sufficient local relief to show elevation-related changes in ecological structure over relatively short distances, have an absolute elevation greater than 2500 m, and are part of a human adaptive system for a significant portion of the year."*
> *(Aldendelfer 1998: 2).*

Considerando que los ambientes de Perú sobre los que trabaja este investigador son ecuatoriales y que las características topográficas que menciona están presentes en niveles altitudinales menores, para el área de estudio de este trabajo se propone que el límite considerado no debe ser inferior a los 1.600 m.s.n.m.

Si bien en gran parte de la vertiente oriental de la cordillera las precipitaciones no son escasas, las características topográficas hacen que para las comunidades vegetales ésta sea una zona árida y de difícil adaptación. En esto influyen dos factores importantes que aridizan el paisaje: la presencia de pendientes abruptas, que hace que el agua de lluvia escurra rápidamente, por lo que las precipitaciones son menos eficaces que si ocurrieran en una llanura (Pinaka 1982) y el aumento en la cantidad y velocidad de los vientos con niveles crecientes de radiación solar. El otro factor a tener en cuenta es que las masas de aire pierden su humedad en las partes más altas de las cadenas montañosas para luego descender por la ladera opuesta como aire cálido y seco que absorbe la humedad remanente en el ambiente originando climas más secos (Pianka 1982).

Básicamente los ambientes de montaña están condicionados por una interacción de clima, relieve y topografía. Las bandas ecológicas usualmente utilizadas para caracterizar a los ambientes de altura, en las que se disponen los distintos ecosistemas a lo largo del gradiente altitudinal, esconden la verdadera heterogeneidad del paisaje (Aldendelfer 1998). Éstos varían en forma drástica cuando nos movemos unos pocos kilómetros o a veces metros, generando variaciones abruptas en la estructura de los recursos de un área por el cambio en aspectos tales como la orientación del sector, el gradiente de la pendiente o el paso de algún pequeño arroyo. Esta heterogeneidad donde los recursos están dispuestos en forma de parches es importante para comprender como los grupos humanos utilizaron los ambientes de altura (Aldendelfer 1998).

Aldendelfer (1998) resume las características ambientales de las montañas a través de 5 rasgos principales:

a) *Heterogeneidad ambiental*: Caracterizada por la diversidad de ambientes que se pueden encontrar en distancias muy cortas.

b) *Variabilidad extrema*: ésta se observa fundamentalmente en parámetros ambientales y climáticos. La hipóxia y la temperatura registran cambios muy bruscos entre el día y la noche, entre las diferentes estaciones y en distancias cortas debido al desnivel.

c) *Baja predictibilidad*: presentan pocas posibilidades de medir la perioricidad de determinados fenómenos ambientales.

d) *Baja productividad primaria*: producto de una corta estación cálida y del carácter árido de la región.

e) *Alta inestabilidad y fragilidad*: la fuerte topografía así como la baja densidad en la vegetación y el poco desarrollo de los suelos son los principales factores que determinan estas características.

2-La región del Alto Valle del Río Atuel

El área del Alto valle del río Atuel esta ubicada en la denominada Cordillera Andina Meridional dentro de la «Cordillera Principal» (Polanski 1963; González Díaz y Fauque 1993) e incluye a toda la cuenca cordillerana del mencionado río. Se encuentra limitada por la cuenca del río Diamante al norte, la cuenca del río Salado al sur; la divisoria de aguas argentino-chilena al oeste y el comienzo del piedemonte andino al este, donde comienza la pampa del Diamante. Así la zona queda comprendida entre los 34° 30' y 35° 10' de Latitud Sur y los 70° y 69° 30' de Longitud este (Figura 1). El área incluida tiene unos 90 km en el eje Este-Oeste por 20 km en el eje Norte-Sur, encerrando un gradiente altitudinal que va desde los 1.500 m.s.n.m en el pedemonte, a alturas de más de 4.000 m.s.n.m en el cordón del límite, alcanzando el pico más alto los 5.189 m.s.n.m (cerro El Sosneado). Cabe aclarar sin embargo que los trabajos han sido desarrollados casi en su totalidad sobre la margen derecha del río, por la localización previa de asentamientos y la mejor accesibilidad relativa en comparación con la margen opuesta.

2a-El ambiente en la cordillera andina meridional

El ancho promedio de la cordillera de los Andes en el sector comprendido por los cauces de los ríos Diamante y Atuel es de 150 km e imprime características de un ambiente seco, que excede los límites de este cordón montañoso. Las características de su formación, producto del choque de las placas de Nazca y de Sudamérica durante el Mioceno, hacen de esta un área con gran actividad volcánica y sísmica, lo que demuestra que aún está en formación (Yrigoyen 1979; Sruoga *et al.* 1993). Los distintos tipos de erosión pleistocénica y holocénica determinaron las características topográficas finales que hoy conocemos.

Orográficamente, la región está constituida por dos tipos de relieve principales 1- El relieve montañoso occidental, con alturas que van de 5.189 a 2.000 m.s.n.m y 2- El relieve pedemontano oriental con alturas que varían de 2.700 a 1.400 m.s.n.m (Volkheimer 1978). Capitanelli (1972) incluye a este área dentro de lo que él llama "*Región de Las Montañas*" caracterizada por una importante zonación ecológica debido a las diferencias altitudinales.

Geológicamente la región forma parte de la *Cordillera Principal* que ha sido elevada durante el terciario sobre sedi-

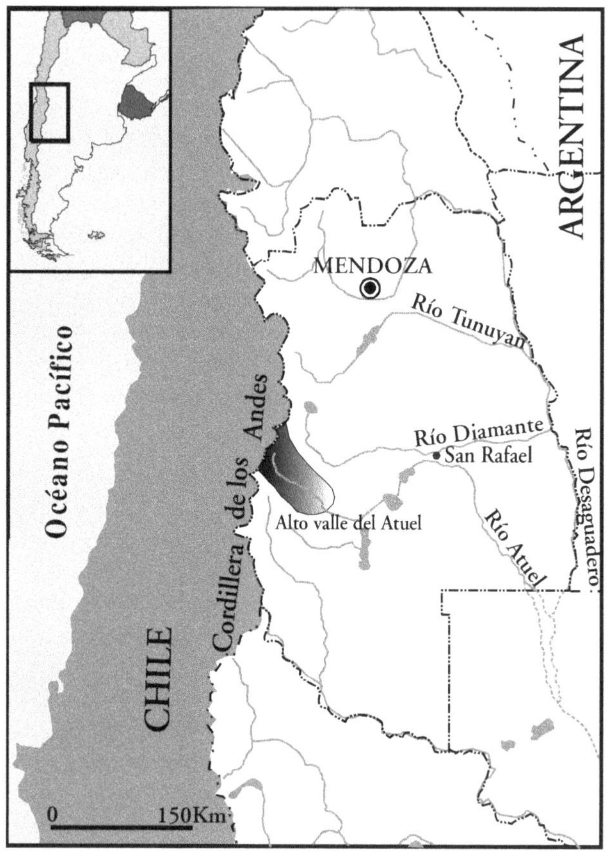

Figura 1: Mapa de la provincia de Mendoza mostrando el área bajo estudio.

mentos marinos del Jurásico y Cretácico (Yrigoyen 1979). Amplias zonas del cauce cordillerano del Río Atuel están cubiertas por mantos de basaltos provenientes de los volcanes de la región que han tenido actividad durante el Terciario y Cuaternario. Si bien los pasos intermontanos que cruzan la cordillera se encuentran a unos 4.000 metros de altura, numerosos son los picos que sobrepasan esta altitud, ejemplos de éstos son el cerro El Sosneado (5.189), Guanaquero (4.811), el volcán Overo (4.760), entre otros.

Hidrográficamente, la región tiene un colector principal que es el río Atuel, el cual en su cabecera casi reúne sus aguas con algunos colectores del río Diamante, como es el caso de los arroyos Bravo y Negro. Las nacientes más altas del curso de agua están ubicadas en las proximidades del límite con Chile cerca del Paso de Las Leñas, a una altura de 4.014 m.s.n.m (Capitanelli 1972; Lagiglia 1977b). Desde aquí descienden abruptamente hasta la laguna del Atuel a 3.000 metros de altura con una dirección norte sur. Pocos kilómetros aguas abajo de esta laguna, el río cambia su curso hacia el sureste hasta alcanzar la salida de la cordillera en el piedemonte andino.

El río Atuel presenta numerosos valles que han sufrido fuertes acciones glaciarias durante el Pleistoceno-Holoceno y que han impactado fuertemente el paisaje regional (Corte 1976; Rabassa 1987). Los rasgos del paisaje que más denotan la acción glaciar son la presencia de valles colgantes, terrazas, circos, bloques erráticos, morrenas y lagunas. Entre estas últimas la más importante es la laguna El Sosneado ubicada a 2.000 metros de altura. Ésta conforma un parche de recursos en el paisaje regional cuya importancia en la actualidad es evidenciada a través de la presencia de puestos que habitan sus inmediaciones, y de una importante cantidad de avifauna generalmente de carácter migratorio.

El cauce principal del río Atuel es un curso de agua permanente cuyo módulo en la estación de aforos puente El Sosneado es de: 35,8 m^3/s de promedio anual (datos tomados en el período 1941/42 a 1997/98). El máximo valor se observó en el año 1982/83 con 69,7 m^3/s; mientras que el mínimo valor fue el del año 1970/71, con 17,1 m^3/s. Estacionalmente presenta una amplia variación en su caudal, causada por la variación de la temperatura del medio y la cantidad de precipitaciones níveas ocurridas cada año (Figura 2). Está irrigado a su vez por una importante cantidad de colectores que bajan de los cordones montañosos y que si bien son también permanentes, varían su caudal en forma significativa de acuerdo a las diferentes estaciones del año (Figura 3). El caudal de estos tributarios presenta picos durante el verano, cuando se produce el deshielo de la nieve acumulada durante el invierno. El caudal mínimo ocurre durante el invierno, momento en el cual las bajas temperaturas producen el congelamiento del agua. Las cuencas de los ríos presentan una zona húmeda (cuenca activa) que se encuentra entre la divisoria de aguas y los 2.000-1.800 m.s.n.m., por debajo de este límite los afluentes son alóctonos. Entre los arroyos de la margen izquierda del Atuel que presentan mayor caudal, podemos mencionar el Nilo, Las Rosas, Malo, Blanco y La Manga (Volkheimer 1978).

En resumen la cuenca hídrica del Atuel se encuentra bien integrada, con cauces de agua permanente que a pesar de las características típicas del desierto andino, producto de la topografía y vientos, aseguran un suministro abundante de agua durante todo el año. Las zonas ocupadas por los cauces de los ríos son planicies aluvionales con material de acarreo. Uno de los principales procesos erosivos que modelaron el paisaje geomorfológico ha sido la fuerte actividad glaciar (Volkheimer 1978; Rodríguez y Regairaz 1972; González Díaz y Fauqué 1993; Espizua 1993, Stingl y Garleff 1985). Esta afectó la región y ha dejado numerosos valles glaciarios y restos de morrenas en cada uno de los tributarios del río Atuel y en diversos sectores del cauce principal, circos y crestas en las cumbres y lagunas glaciarias en los valles completan el panorama geomórfico de la región. Actualmente los estudios muestran que la actividad glaciaria sigue en retroceso, lo que ha sido registrado históricamente (González Díaz y Fauque 1993; Cobos y Boninsegna 1983).

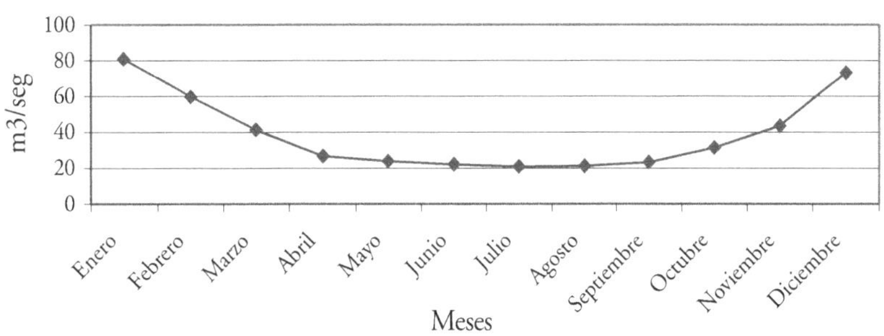

Figura 2: Variación mensual del módulo del río Atuel, promedio 1977-1985 (estación de aforos La Angostura). Datos extraídos de la delegación del ORSEP San Rafael.

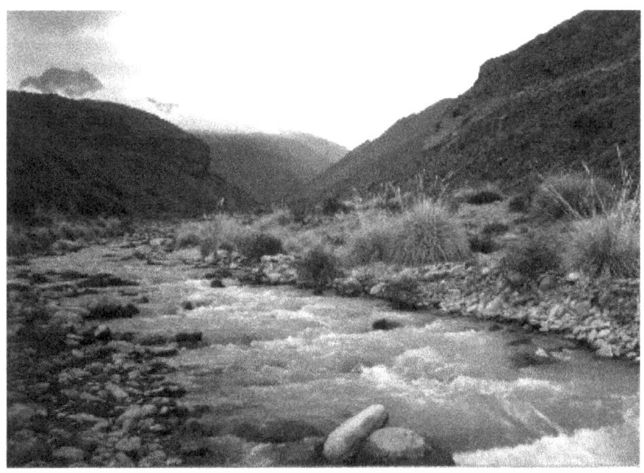

Figura 3: Arroyo cordillerano en el valle del Atuel

Hacia la zona pedemontana, en los alrededores de El Sosneado y Laguna Blanca, hay un predominio de formaciones holocénicas entre las que se encuentran materiales de derrumbes y escombreras que bajan de la cordillera principal como producto de la acción de la gravedad. Esta ha sido denominada *Formación de Grandes Bloques* (Dessanti 1978) y se encuentra próxima a la Laguna Blanca, donde confluyen además depósitos aluviales arrastrados por el río en las planicies de inundación y depósitos eólicos.

Los suelos son escasos, secos, desnudos o con escasa cubierta vegetal y están dominandos por taludes de escombros, superficies de reptación y corrientes de soliflucción (Capitanelli 1972). Las denominadas áreas de «vegas» constituyen la excepción y en ellas suelen formarse suelos incipientes debido no sólo a la presencia de agua, sino también a la ausencia de pendientes abruptas, permitiendo una cierta estabilidad de los sistemas geomórficos y ecológicos.

La actividad volcánica es muy importante por acción del arco andino lo cual convierte a la región en una de las zonas con mayor actividad de los Andes Meridionales (Suruoga *et al.* 1993). El área comprendida entre los 33 y 46 grados de latitud sur de la cordillera principal, presenta un promedio de una erupción cada 0,7 años (Sruoga *et al.* 1993) Numerosas erupciones volcánicas han sido registradas en tiempos históricos (básicamente en el último siglo), las cuales han variado en intensidad y daños producidos. La mayoría de los volcanes activos se encuentran en la vertiente occidental de la cordillera, pero por la dirección predominante de los vientos, sus efectos se hacen sentir principalmente del lado oriental (Sruoga *et al.* 1993). Por ejemplo, la erupción del Quizapu en territorio chileno, a unos 30 km del límite en 1932 acumuló en algunas áreas de cordillera y piedemonte argentino (Los Molles y El Sosneado) 15 cm de cenizas que ocasionó entre otros daños el abandono de campos de veranada, falta de pasturas con la consiguiente muerte del ganado, problemas de salud y enturbiamiento de las aguas (Sruoga *et al.* 1993). Durán (1997) señala la presencia de dos niveles de cenizas volcánicas en las turberas del río Salado fechadas en 3.600 años AP y 2.500 años AP. Otros niveles de ceniza y lapilli han sido fechados por el mismo autor en Cañada de Cachi entre los 3.200 y 2.260 años AP y en la localidad de El Manzano se fechó por termoluminiscencia un manto de cenizas de tres metros de espesor en 7.200 años AP (Durán 2000). Todas estas localidades se encuentran en el valle del río Grande en el área de pedemonte, unos 100 km al sur del valle del río Atuel. La alta frecuencia con que ocurren estos fenómenos piroclásticos seguramente impactó de forma significativa a las ocupaciones de los grupos humanos que habitaron la región. Los probables efectos sobre el registro arqueológico serán discutidos más adelante.

2b-Clima

El clima en los Andes Meridionales está influenciado principalmente por la acción de los anticiclones del Atlántico sur y del Pacífico, las corrientes de Malvinas y de Humboldt y la topografía. Por debajo de los 42º de latitud sur existen cuatro componentes principales:

Latitud: las temperaturas decrecen de Norte a Sur, aumentando en la misma dirección el grado de estacionalidad.

Longitud: hay un rápido decrecimiento de las precipitaciones de Oeste a Este.

Altitud: cuando aumenta la altitud se incrementa la intensidad del viento y disminuye la temperatura.

Microclima: hay una gran variación espacial debido a la particular topografía tales como valles, bolsones, vientos, corredores y exposición (Solbrig *et al.* 1984).

Los vientos soplan todo el año, aunque principalmente en primavera y provienen predominantemente del Pacífico, aunque la acción de los anticiclones produce fluctuaciones en la dirección de los mismos. Hacia el Oeste, hay un predominio de los vientos del Oeste, mientras que hacia el este los terrenos son más bajos y los vientos provenientes del Oeste se combinan con los del Norte y Este (Atlántico). Esto marca dos tipos de climas distintos dentro de la región, por un lado un clima más frío hacia el Oeste, con mayor cantidad de precipitaciones (níveas) y un clima más seco y cálido hacia el Este. Los datos climáticos de la región son escasos y por lo tanto se recurrió a la estación meteorológica de Malargüe para caracterizar con mayor precisión el clima regional. La temperatura media anual es de 11,4º C con un promedio en enero de 19,5º C y en julio de 2,7º C. La temperatura máxima registrada fue de 38º C y la mínima de -23,6º C, lo que muestra el amplio rango de variaciones térmicas. Específicamente en el área de la laguna El Sosneado (punto intermedio dentro de la región del cauce del río Atuel) la temperatura media es de 9º C (Böcher *et al.* 1972).

Las precipitaciones anuales varían en forma significativa de acuerdo a la altura. Por encima de los 2.000 m.s.n.m las precipitaciones superan los 1.000 mm anuales, mientras que en las áreas del piedemonte, apenas superan los 200 mm anuales (medidas tomadas en la estación meteorológica de Malargüe), con un régimen predominante de precipitaciones invernales (julio 32 mm, agosto 36 mm y diciembre 5,8 mm). Si bien en gran parte de la cordillera las precipitaciones son escasas, el agua es muy abundante debido a los numerosos cauces y cuerpos lagunares (González Díaz y Fauque 1993).

El verano es cálido, de seco a semi-seco, con días calurosos y noches frescas, el otoño es templado, de muy seco a seco con heladas que comienzan en el mes de marzo. El invierno es sub templado y húmedo, con noches muy frías y días templados por la fuerte radiación solar. En la zona pedemontana las nevadas son poco frecuentes.

En resumen, el clima depende de dos variables principales: altura y vientos. Por estos dos factores el clima en la actualidad es predominantemente seco y frío, con un régimen invernal de precipitaciones níveas, sobre todo a partir de los 2.000 m.s.n.m A partir de los 1.500 m.s.n.m desaparece el verano como estación térmica; estableciéndose dos periodos climáticos importantes para la actividad humana: *la veranada* y *la invernada* (Agüero Blanch 1971; Capitanelli 1972). La estación de *veranada* es corta, desarrollándose desde el retiro de las nieves estacionales o climáticas (octubre- noviembre) hasta las primeras nevadas (marzo). Durante la *invernada*, el resto del año, la nieves estacionales cubren incluso los valles bajos.

2c-Flora

A lo largo del valle del río Atuel se observa un cambio en las proporciones de las provincias fitogeográficas representadas (Böcher *et al.* 1972) que es producto de variaciones en la topografía, estacionalidad, precipitaciones, temperaturas y altitud. Los arbustos son comunes en los fondos de valle y las depresiones de las altas montañas y en las partes más bajas de las laderas, mientras que las áreas medianas y altas de los faldeos montanos están caracterizadas por la presencia de comunidades vegetales dominadas por plantas en cojín, cespitosas y arbustos bajos con escasa cobertura.

Roig (1972), incluye al alto valle del río Atuel dentro de lo que denomina las *Formaciones diversas de montañas*. Éstas podrían ser discriminadas de acuerdo a los niveles altitudinales, de tal forma que desde los 1.500 m.s.n.m hasta los 2.300 m.s.n.m hay una mayor proporción de elementos botánicos pertenecientes a la *Provincia Patagónica,* que hasta los 1.800 m.s.n.m se mezclan con elementos de la *Provincia del Monte*, y desde 2.300 m.s.n.m. hasta los 3.800 m.s.n.m. predominan los elementos de la *Provincia Altoandina* (Böcher *et al.* 1972).

Las vegas cordilleranas constituyen un hábitat importante para el desarrollo de mantos de vegetación que aprovechan los altos niveles de humedad y la ausencia de pendientes. Estos lugares conforman micro hábitats muy comunes especialmente entre los 2.000 y 3.500 m.s.n.m constituyendo así sitios óptimos para el pastoreo de especies de herbívoros como el guanaco. Este tipo de rasgos ecológicos se encuentran distribuidos irregularmente dentro del paisaje y podrían ser incluidos dentro de los que Yacobaccio denomina Zona de Concentración de Nutrientes (ZCN) (en: Acuto *et al.* 1993). Las principales especies vegetales representadas en la región son:

En la *Provincia Altoandina* (2.000-4.000 m.s.n.m): *Adesmia abobata*, yaretas o plantas en cojín como *Mulinum crasifolium* y *Adesmia subterránea* otras especies en cojín *Oxalis bryoides*, *Verbena minutiflora y Azorella nucamentacea*. En la *Provincia Patagónica* (3.000-1.200 m.s.n.m): *Adesmia pinifolia y Adesmia abobata*, coironales de *Stipa tenuissina, Stipa speciosa y Stipa chrysofila*. En la *Provincia del Monte* (1.800-500 m.s.n.m.) hay *Larrea divaricata, Prosopis alpataco, Chuquiraga erinacea, Stipa tenius, Adesmia poligaloides,* (Roig 1972; Böcher *et al.* 1972, Lagiglia 1977b). En las áreas de vega se puede encontrar *Senecio chamacephalus*, *Werneria pygmaea, Gentiana prostrata, Adesmia bisexualis y Patosia clandestina,* entre otras.

2d-Fauna

Zoogeográficamente, la región está comprendida dentro de la *Provincia Andina,* desde los 2.300 hasta los 4.000 m.s.n.m aproximadamente (Roig 1972). Ésta puede ser subdividida en: *Fauna de Montaña*, en el centro y *Fauna de las Grandes Alturas,* en las proximidades del cordón del límite argentino-chileno. Por encima de esta altura la vegetación desaparece). Una porción de la región, en el piedemonte este, está incluida dentro de la *Fauna de la estepa patagónica.* Los pastizales de altura, constituidos principalmente por arbustos aplanados, son el refugio de una gran cantidad de especies de la fauna Andina. Entre las aves se puede mencionar *Attagis gayi* (perdiz de la sierra) y los géneros de *Geossitta* y *Cynclodes*. Entre los 3.000 y 4.000 m.s.n.m es posible encontrar al ratón *Akodon andinus* y *Phyllotis darwini*. Entre los lagartos se encuentran *Liolaemus fitgeraldi, Liolaemus darwini* y *Liolaemus elongatus,* entre otros. Entre los grandes mamíferos se encuentran el guanaco (*Lama guanicoe)*, el puma (*Felis concolor*) y el zorro culpeo (*Dusicyon culpaeus*) en elevaciones altas y el zorro gris (*Dusicyon griseus*) en elevaciones bajas. El tuco tuco (*Ctenomys mendocinus*) hasta los 2.700 m.s.n.m, el chinchillón (*Lagidium viscaccia), zorrino (Conepatus), Microcavia australis*, *Octomys mimax*. En el pedemonte es posible encontrar algunos edentados como *Zaediyus pichi* y *Chaetophractus villosus*. Entre las aves se pueden mencionar al ñandú petiso (*Pterocnemia pennata*) y algunas perdices como *Nothoprocta pentlandi*. Entre las aves medianas el cóndor (*Vultur griphus*) y el águila de la sierra (*Geranoaetus melanoleucus*). También es posible encontrar algunas especies pertenecientes al *Dominio Patagónico*, sobre todo en los niveles inferiores de la cordillera (menos de 2.000 metros). Éste es el caso de la garza mora (*Ardea cocoi*), flamenco (*Phoenicopterus ruber chilensis*) varios tipos de patos como el pato crespón (*Lophoneta specularioides*). Otras especies de aves que habitan la región y que son importantes por su valor económico son la gallareta (*Rallus sanguinolentus*) y el peuquén (*Chloephaga melanoptera*) (Roig 1972; Lagiglia 1977b).

Así es que hay una gran diversidad florística, zoológica y climática en menos de 90 kilómetros a lo largo del cauce del río Atuel, entre la localidad de El Sosneado (piedemonte) y la divisoria de aguas del límite internacional. Esto genera una alta diversidad de biomas y recursos en poco espacio, que en muchos casos son estacionalmente complementarios.

Debido a la falta de estudios de rendimiento económico y de etología de los animales de la región, asumimos que las especies de mayor porte son a su vez los de mayor retorno energético. De esta forma en las tabla 1 y 2 hemos clasificado por su tamaño a las diferentes especies de mamíferos y aves que consideramos más importantes para el aprovechamiento humano.

Mamíferos grandes	Mamíferos medianos	Mamíferos pequeños
Lama guanicoe	*Lagidium viscaccia*	*Zaedyus pichi*
Felis concolor	*Dusicyon culpaeus*	*Chaetophractus villosus*
	Conepatus sp	*Ctenomys mendocinus*
		Microcavia australis
		Akodon andinus

Tabla 1: Principales especies de mamíferos representadas en el alto valle del río Atuel, por tamaño.

Aves grandes	Aves medianas
Pterocnemia pennata	*Nothoprocta pentlandi*
	Ardea cocoi
	Chloephaga melanoptera
	Phoenicopterus ruber chilensis
	Lophoneta specularioides
	Vultur griphus
	Geranoaetus melanoleucus
	Rallus sanguinolentus

Tabla 2: Principales especies de aves representadas en el alto valle del río Atuel, por tamaño.

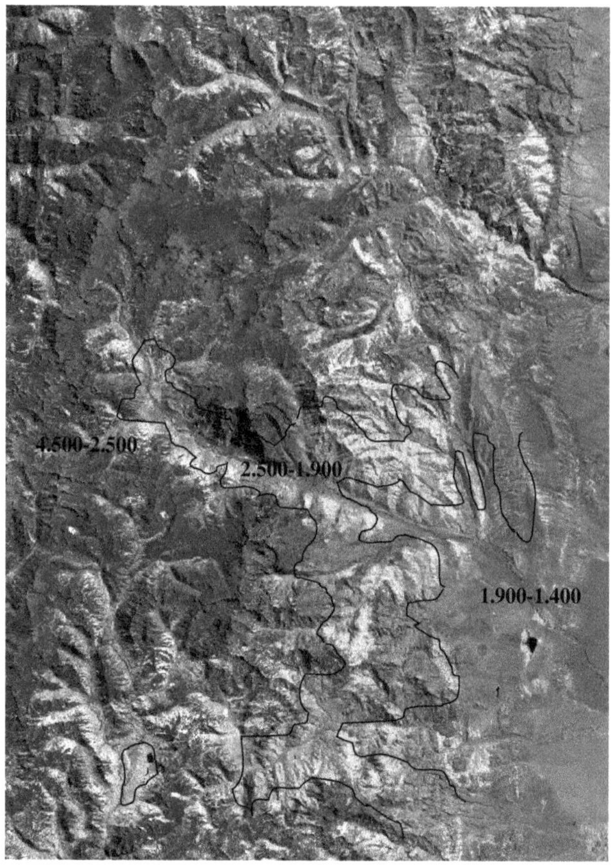

Figura 4: Fotografía satelital mostrando los pisos eco-topográficos definidos para el cauce superior del río Atuel.

3a-Pedemonte: Localizado entre los 1.400 y 1.900 m.s.n.m, se caracteriza por la presencia de amplias planicies aluviales con una topografía suave y de fácil acceso (Figura 5) El clima es el menos riguroso de toda la región, presentando además bajos niveles de hipoxia. Este área es ocupada actualmente como campos de invernada por los poblaciones de pastores ya que en general presenta pocas precipitaciones níveas, que en todos los casos es de tipo estacional y

3- Pisos eco-topográficos en el Alto Valle del Atuel

En base a características topogáficas, altitud, clima, flora y fauna descriptas en este capítulo, hemos delimitado tres pisos ecotopográficos bien diferenciados que servirán a la hora de analizar las adaptaciones de los grupos humanos a cada microrregión (Figura 4). Estos son:

1-El piedemonte

2-Los valles intermedios

3-Alta cordillera

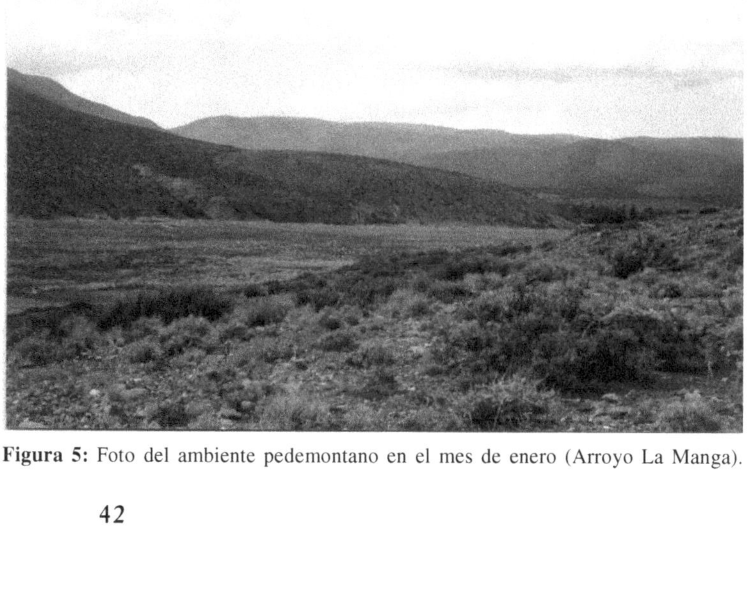

Figura 5: Foto del ambiente pedemontano en el mes de enero (Arroyo La Manga).

dura muy poco antes de derretirse. La fauna es la característica de la Estepa patagónica, presentando los mayores niveles de diversidad, con presencia de casi todas las especies del ámbito cordillerano. La flora es la característica de la Provincia del monte con matorrales altos y en algunos lugares densos. Es sin duda la de mayor productividad primaria debido a que presenta los inviernos menos severos.

3b-Los valles intermedios: ubicados entre los 1.900 y 2.500 m.s.n.m, desde el punto de vista topográfico se caracteriza por la presencia de amplios valles separados por divisorias de aguas altas (Figura 6), pero accesibles, con arroyos muy caudalosos que en algunos casos penden de valles colgantes. Las morrenas de la última glaciación cubren amplias áreas en los fondos de valle. Desde el punto de vista biológico sigue predominando la Fauna de la estepa patagónica aunque en este lugar se constituye el límite de muchas de las especies. Algunas como *Pterocnemia pennata* o *Lagidium* sp han sido fuertemente explotadas por las poblaciones prehispánicas. La flora característica es la de la Provincia patagónica con una reducción en la biomasa con respecto al pedemonte. Sin embargo, al ser un área ecotonal confluyen también elementos de las provincias Altoandinas y del Monte, por lo que la leña no es un factor limitante y hay una importante cantidad de leguminosas potencialmente aprovechables por el hombre (Hernández 1996). En este piso ecológico comienzan los campos de veranada por lo que actualmente no son utilizados durante el invierno. Si bien la nieve es totalmente de tipo climático, en los niveles más altos de este piso forma espesos mantos que se derriten sólo bien entrada la primavera o incluso el verano. Las mayores dificultades impuestas por la topografía, caudal de agua y la hipoxia dificultan el desarrollo de las actividades y la movilidad.

3c-Alta cordillera: Este piso altitudinal localizado entre los 2.500 y los 4.500 m.s.n.m es el de condiciones más extremas, con una topografía muy accidentada, de pendientes abruptas y divisorias de agua muy altas. Los valles se estrechan y predomina una topografía de origen glaciar (Figura 7). La biomasa que es en general escasa y poco diversa, se concentra en «parches» de recursos comúnmente en forma de «*vegas*», siendo estos lugares los que presentan también los espacios de topografía menos accidentada. La productividad primaria es muy baja debido a la corta duración de la estación cálida, la cual permite su ocupación durante menos de 4 meses al año. El resto del año casi la totalidad de la superficie está cubierta por espesos mantos níveos y en gran parte éstos son permanentes. Las temperaturas son muy bajas, especialmente en las noches, incluso durante el verano. A esto se le suman niveles de radiación muy altos y baja presión produce problemas de hipoxia muy importantes que impiden un tras-

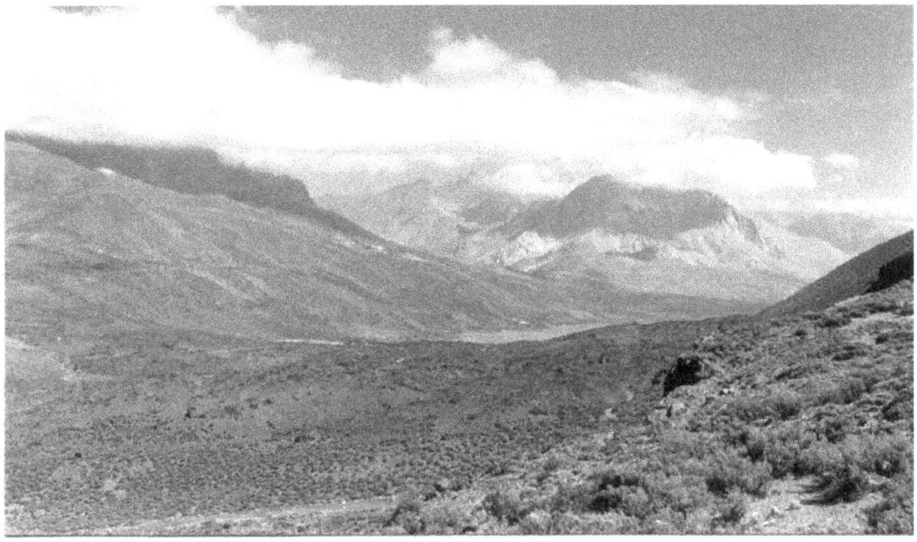

Figura 6: Ambiente en los valles intermedios en el mes de enero. Foto de las proximidades de la laguna El Sosneado. En el centro se observan las morrenas de la última glaciación.

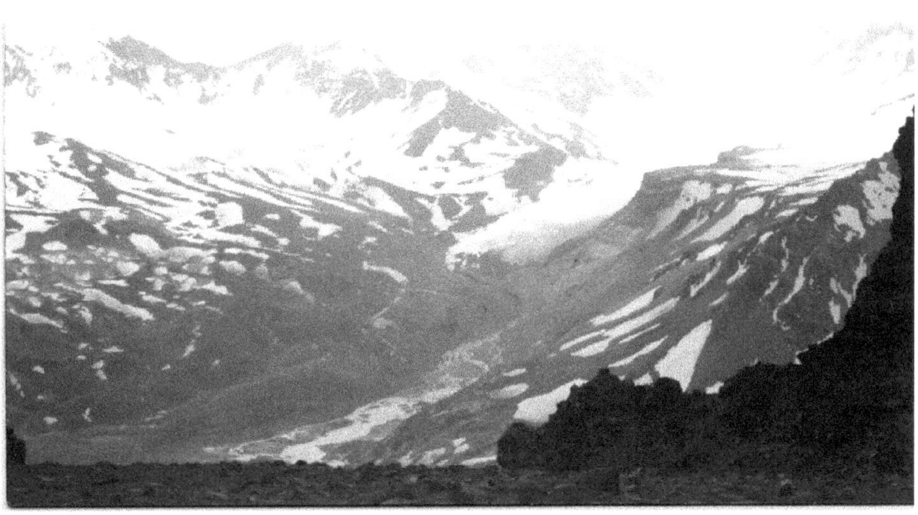

Figura 7: Paisaje del ambiente en alta cordillera durante el mes de enero en las proximidades del límite argentino-chileno. Se observan circos y lenguas glaciares en las cabeceras del Atuel que se emplazan a una altura de entre 4.000 y 4.500 m.s.n.m (Foto Gil 1992).

lado rápido y por tiempos prolongados. Los pocos lugares actualmente utilizados son únicamente explotados durante el verano. El guanaco y en algunos lugares, el puma son prácticamente los únicos mamíferos presentes, el resto de la biomasa animal está constituida por aves migratorias como peuquenes que se concentran en cuerpos lagunares de variados tamaños. Las especies vegetales están constituidas por plantas en cojín bajas y pequeñas, por lo que la leña se constituye en un recurso crítico y muy escaso.

4-Efectos de las condiciones ambientales de altura sobre el hombre

Las particulares condiciones impuestas por los ambientes de altura generan diferentes problemas que deben enfrentar las poblaciones humanas. Entre éstos podemos mencionar la hipoxia, el estrés al frío, estrés nutricional, problemas en la reproducción y crecimiento, menor capacidad de trabajo y altos niveles de radiación solar (Baker 1968; Morán 1982; Frisancho 1979; Aldendelfer 1998). La mayoría de estos problemas pueden ser enfrentados con la adopción de prácticas culturales específicas y estrategias adaptativas. Otros, como el caso de la hipoxia pueden solucionarse principalmente desde la adaptación biológica del individuo, aunque cambios en las estrategias adaptativas pueden ayudar a disminuir los efectos de este tipo de estrés. Como han demostrado numerosos estudios, el grado de adaptación biológica a cada uno de estos problemas varía de acuerdo a diferentes variables como: el tiempo que han permanecido las poblaciones en ambientes de altura, el grado de movilidad entre los diferentes niveles altitudinales y fundamentalmente si los individuos nacieron en este tipo de ambientes (Baker 1968; Frisancho 1989; Aldendelfer 1998).

La falta de presión de oxígeno es la dificultad mas importante que deben enfrentar los individuos que viven en la altura, fundamentalmente por que ésta afecta diferentes niveles de la actividad humana y como se ha mencionado anteriormente, este tipo de stress no puede ser solucionado desde la adquisición de prácticas culturales (Baker 1968). La pérdida de capacidad aeróbica entre los que migran de tierras bajas a altas es de alrededor del 11% de la capacidad aeróbica cada 1.000 metros (Baker 1968; Frisancho 1989). Esta pérdida produce una disminución de la capacidad de trabajo sostenido que aumenta con la altitud. Existe una correlación positiva entre edad de migración y ventilación, la cual muestra que la adaptación es mejor cuanto más joven se produce la migración a los ambientes de altura y cuanto más tiempo se permanece en los mismos (Baker 1968; Frisancho 1989).

Little (1981), afirma que el movimiento entre zonas altas y bajas tiene un costo biológico que hace que tal tipo de movilidad pueda no ser deseable y de hecho restringir el movimiento de lugar a lugar. Entre los migrantes de tierras altas a bajas se produce una alta frecuencia de pérdida respiratoria y probablemente también problemas de anemia (Aldendelfer 1998).

El estatus nutricional de los individuos presenta otro problema ya que las poblaciones no sólo gastan más calorías como producto de la hiperventilación y el mayor ritmo cardíaco, sino que además los alimentos no son aprovechados de la misma forma que en las zonas bajas ya que hay una menor absorción de las grasas (Picón Reategui 1978). Este problema implica que las poblaciones necesitan consumir mayores cantidades de alimentos, especialmente grasas.

El stress al frío es tal vez el segundo limitante en importancia para aquellas poblaciones que viven en ambientes muy altos. Sin embargo puede ser enfrentado desde la adopción de prácticas culturales tales como la vestimenta, la preparación de estructuras habitacionales que reduzcan los niveles de intemperismo, mayor utilización del fuego y la búsqueda de lugares con buena exposición al sol para la instalación de los campamentos. Por último, la disminución en los niveles de fertilidad han sido estudiados en grupos etnográficos mostrando que esta pérdida es reemplazada por la falta de controles de natalidad culturales y la aparición de prácticas culturales que tienden a maximizar las tasas de natalidad dentro de las poblaciónes (Baker 1968). Un estudio llevado a cabo en la comunidad de Ñuñoa en los andes peruanos muestra que pese a la disminución en la fertilidad producto de la elevada altitud, las familias alcanzan a un promedio de 6,7 niños por cada mujer (Baker 1968).

Desafortunadamente se carece de datos paleoantropológicos que sirvan como referencia de estos temas en la región de estudio. Debido al fuerte gradiente altitudinal que permite un aprovechamiento de todos los pisos del paisaje por parte de un mismo grupo, es probable que las adaptaciones biológicas en la región nunca se hayan consumado en su totalidad. Por lo se partirá del supuesto que estas adaptaciones han sido básicamente culturales.

Paleoambiente

Si bien son pocos los trabajos que han abordado el tema del paleoclima en la región, es posible armar un marco de referencia combinando los realizados en el área de estudio con aquellos de áreas aledañas. Los estudios paleoclimáticos en el sur de Mendoza han sido abordados mediante el análisis de distintos indicadores y todas estas investigaciones muestran sucesivos cambios climáticos desde principios del Holoceno (Markgraf 1983, 1989; D'Antoni 1983; Lagiglia 1970; Stingl y Garleff 1985; Espizua 1993; Heusser 1983; Villalba 1990; Schäbitz 1994).

Los trabajos glaciológicos de Mercer (1982, 1984) para Chile central muestran un importante avance glaciar antes de 13.000 años AP (19.000-14.000 años AP), con un proceso de deglaciación rápida *ca.* 12.500 años AP. En dicho proceso, las masas de hielo habrían alcanzado los límites actuales *ca.* 11.000 años AP, dando comienzo al Younger Dryas. Según este autor hacia los 6.800 años AP se produce un proceso de neoglaciación y tres reavances glaciarios más entre los 4.500-4.000 años AP, entre los 2.800-2.000 años AP y el último avance se habría producido con diferentes episodios alrededor de los 800 años AP, en los siglos XVIII-XIX y entre 1.770-1.820 AD. Markgraf (1989) señala que la presencia del Yunger Dryas en el sur de Sudamérica presenta registros no coincidentes ya que existen una cantidad similar de estudios que registran su presencia que los estudios que no registran este enfriamiento global de alrededor de 2 grados C de temperatura.

Stingl y Garleff (1985) establecen una cronología glaciar para la cuenca del río Atuel a los 35º 5' L.S. y la caracterizan a través de una serie de fases que las distinguen de la de los Andes tropicales y Patagonia, a este patrón glaciario lo denominan "Tipo Cuyano", cuyas características son:

1- Un período de avances glaciarios significativos en el Holoceno medio (6.000-4.500 años AP).

2- Una rápida retracción glaciar que llega a la posición presente hacia el 3.000 AP.

3- Un avance importante alrededor del cambio de siglo.

Los diferentes comportamientos glaciares son atribuidos a distintos controles climáticos de la actual elevación de la línea de nieve. Así mientras los glaciares en Patagónia están controlados por la temperatura, en Cuyo están controlados por oscilaciones en la humedad. Estos cambios ambientales son explicados por los autores como consecuencia de anomalías en la circulación atmosférica (Stingl y Garleff 1985). A ésto los investigadores lo relacionan con los resultados obtenidos por D'Antoni (1983) y Markgraf (1983) quienes indican a través de estudios palinológicos, un período más húmedo y de temperaturas más bajas en el Holoceno medio. Para Chile Central, Heusser (1983), indica la presencia del altitermal con un clima frío y húmedo alrededor de los 5.000 años AP que se corresponde con la neoglaciación evidenciada en Mendoza desde los 5.000 años AP (Espizua, 1993). Siguiendo los estudios glaciológicos, Cobos y Boninsegna 1983, basados en estudios de documentos y fotografías históricas de los glaciares del Atuel y del norte de Mendoza, confirman un decrecimiento constante de las masas de hielo en los últimos 400 años.

A traves de estudios palinológicos Markgraf (1983) elabora una cronología paleoambiental entre los 32º y 35º S. Estos estudio se basan en investigaciones previas de D'Antoni en la Gruta del Indio y trabajos propios en la Salina del Diamante, en una turbera ubicada en las cabeceras del Río Salado y otra turbera en el valle de Uspallata a 2.000 m.s.n.m. En base a estos trabajos, Markgraf (1983) realiza una serie de inferencias paleoclimáticas para este área para los últimos 14.000 años AP que pueden ser resumidas en:

- Un cambio importante para los 12.000 años AP, pasando de un tipo tardío glaciar de pradera con afinidad florística patagónica, a un tipo de desierto achaparrado. Esto según la autora sugiere un cambio de un clima dominado por lluvias invernales, a un clima de lluvias veraniegas y temperaturas similares a las actuales. Este patrón que termina a los 8.500 años AP resulta presumiblemente en la evaporación de numerosos lagos a lo largo del piedemonte este de los Andes.

- Entre los 8.500 y 5.000 años AP las lluvias veraniegas anuales que fueron un componente característico del temprano desierto achaparrado postglaciar desaparecen surgiendo un decrecimiento de la precipitación veraniega. El decrecimiento en la vegetación de verano implicaría un incremento en la temperatura. Este momento parece haber estado caracterizado por condiciones de extrema aridez con temperaturas más altas que las que hoy presenta la región (Markgraf 1983; 1989).

- Entre los 5.000 y 3.000 años AP habría habido un empobrecimiento de la vegetación Andina y mayor cantidad de agua en el río Atuel, lo que sugiere un incremento en la precipitación, presumiblemente en forma de precipitaciones invernales, implicando bajas temperaturas.

Estas condiciones climáticas se mantienen hasta los 3.000 años AP cuando se establecen las condiciones climáticas modernas con precipitaciones veraniegas en las tierras bajas y temperaturas más favorables en las tierras altas (Markgraf 1983, 1989).

En el valle del río Salado hacia los 3.000 años AP comienza a haber más diversidad en la vegetación local y la de tipo de monte se incrementa. En términos climáticos este cambio sugiere un incremento de la temperatura en el 3.000 AP. Los datos palinológicos presentados por Heusser para el distrito de los lagos en Chile son coincidentes con los estudios de esta investigadora (Heusser 1983).

Para D'Antoni (1983), basado en estudios palinológicos en la Gruta del Indio, la principal variación ambiental en los últimos 30.000 años parece haberse producido hace unos 10.000 años, cuando la vegetación de los alrededores de la gruta dejó de estar dominada por los elementos del distrito patagónico dejando paso al dominio de los elementos del Monte. Junto con estos cambios desaparecen de la estratigrafía los restos de *Mylodon* sp. Según este investigador puede haber ocurrido además un ascenso de la temperatura que favoreció la extensión de los bosques subantárticos y dejó los alrededores de la Gruta del Indio en condiciones de extrema aridez. Estos cambios pudieron producir un derretimiento de los hielos y de la nieve de las altas montañas, originando un abundante caudal en el río Atuel el cual aumentó la humedad edáfica en una gran porción de la planicie aluvial. De esta forma dicha planicie habría quedado cubierta por un extenso y rico bosque marginal.

La explicación de estos cambios está hecha en base a un interjuego entre los anticiclones del Atlántico y del Pacífico. El último domina los primeros 20.000 años y el segundo los últimos 10.000 años. El desierto templado de la primera etapa dío paso a un desierto cálido en la segunda, aunque siempre se mantuvieron las condiciones de ecotono. Por su parte Lagiglia (1970), en base a un diagrama polínico elaborado también a partir de muestras de la Gruta del Indio (Atuel medio), menciona la existencia de un cambio climático hace unos 10.000 años AP, de un tipo más húmedo y frío a uno más seco y con condiciones xerofíticas crecientes hace aproximadamente 5.000 años.

Los estudios de micromamíferos llevados a cabo en Arroyo Malo 3 (Neme *et al.* 2002) muestran hacia los 8.000 años AP la entrada de especies de ambientes más cálidos. Como se mencionó anteriormente, ésto es coincidente con el aumento de la temperatura que registran los estudios de D´Antoni (1983) y Markgraf (1983, 1989) entre los 8.500 y los 5.000 años AP. Después de los 3.800 años AP aparecen especies típicas del ambiente patagónico, como es el caso de *Lestodelphys hally* el cual perdura hasta más allá de los 2.200 años AP, conjuntamente con la aparición de otras especies características del ambiente actual (Neme *et al.* 2002).

Para el Holoceno tardío, mas precisamente en los últimos 1.000 años AP, los estudios dendocronológicos llevados a cabo por Villalba (1988, 1990) en el norte de Patagonia y Chile Central, presentan una secuencia paleoclimática de muy buena resolución temporal. En ésta se ve una intercalación de periodos frío-húmedos, con períodos cálidos-secos. De esta forma tenemos periodos fríos entre los 900-1.070 años DC; 1.270-1.380 años DC; 1.520-1.670 años DC, con picos de menor temperatura entre los 1.340 y 1650 años DC. Por otro lado, los momentos cálidos y secos parecen haberse producido entre los 1.080-1.280 años DC; 1.685-1.770 años DC y un período corto entre 1.860-1.890 años DC.

Los trabajos arqueofaunísticos del sur de la provincia (Neme *et al.* 1995; Neme *et al.* 1998) muestran también una continuidad en las especies faunísticas durante los últimos 4.000 años AP, lo que apoya la idea del establecimiento de las condiciones climáticas actuales para este período.

En resumen después del período de deglaciación ocurrido hace alrededor de 12.000 años AP, hubo otro cambio importante hacia los 5.000 años AP, en el cual se produce un aumento de las precipitaciones invernales, un decrecimiento de la temperatura y una disminución de las lluvias veraniegas llevando al clima a un período de mayor aridez. Por último todos los autores coinciden en que entre el 3.000 y 4.000 años AP se habrían establecido las condiciones climáticas actuales (Lagiglia 1970, Markgraf 1983; D´Antoni 1983).

CAPÍTULO 4:
EL REGISTRO ARQUEOLÓGICO EN EL PIEDEMONTE ANDINO (1.500-1.900 m.s.n.m)

En este capítulo se hace una descripción de las características del registro arqueológico del área pedemontana del río Atuel y se discuten algunas ideas sobre su utilización en el pasado. Los datos obtenidos de la región han sido relevados en diferentes campañas arqueológicas llevadas a cabo entre los años 1992 y 1998 las cuales incluyen tanto prospecciones como excavaciones. El área pedemontana escogida corresponde a las primeras estribaciones de la cordillera sur mendocina de la cuenca del río Atuel con alturas que van desde unos 1.500 a 1.900 m.s.n.m (Figura 1). En este piso altitudinal es donde se encuentran los campamentos de invernada de las actuales poblaciones de pastores, que han servido de modelo para recrear el funcionamiento de las poblaciones cordilleranas prehispánicas. Este piso ecológico es mencionado también por Durán (1997, 2000) como el lugar donde las poblaciones prehispánicas completaban su circuito de movilidad anual asentando sus campamentos de invernada. Por estos motivos creemos que puede ser relevante la inclusión y discusión del registro arqueológico localizado en los niveles inferiores del macizo cordillerano del río Atuel.

Los trabajos de excavación en el área corresponden a un sitio arqueológico denominado Ojo de Agua, dos entierros en las proximidades de este sitio y la exhumación de otros cuatro cuerpos hallados en el puesto Tierras Blancas. En el caso del registro arqueológico superficial, se incluyen los datos de dos prospecciones superficiales, una en el arroyo La Manga y la otra en las proximidades del puesto Ojo de Agua. El resto de los datos provienen de prospecciones realizadas en el marco de un estudio de impacto arqueológico realizado en las inmediaciones del Cerro Manteca para la empresa Veritas DGC Land.

1-Sitio Ojo de Agua

En 1997 se realizó una corta salida de prospección al área de Laguna Blanca en el Departamento de Malargüe, a unos 10 km al SO de la localidad de El Sosneado, en busca de sitios arqueológicos que permitan complementar la información obtenida en áreas más elevadas. Durante estos trabajos se detectaron diferentes concentraciones de materiales superficiales y se recolectó información sobre localizaciones de los pobladores locales. Mediante esta información llegamos al puesto Ojo de Agua de la familia Poblete lugar al que remitían todas las indicaciones de los diferentes puestos del área. El puesto se encuentra ubicado 400 mts al norte de la ruta nacional 144 a la altura del km 313. En este lugar existe una vertiente de la cual nace un pequeño arroyo, que en días de lluvia se convierte en un importante colector de las aguas que bajan en este lugar del piedemonte.

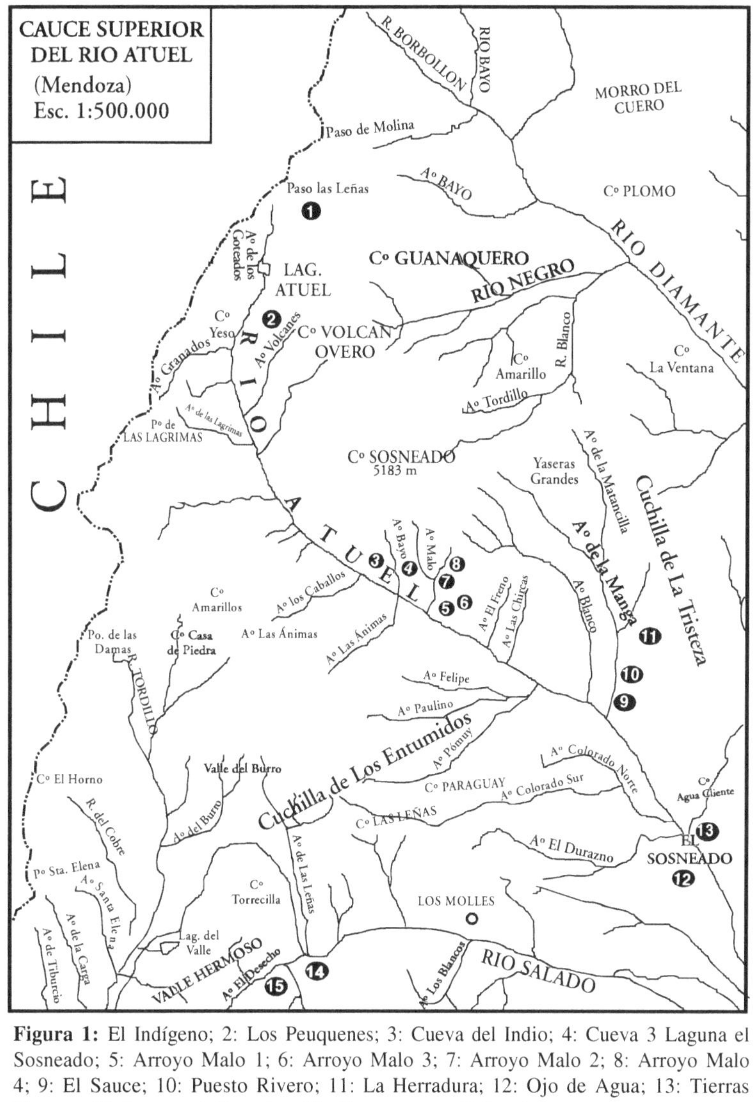

Figura 1: El Indígeno; 2: Los Peuquenes; 3: Cueva del Indio; 4: Cueva 3 Laguna el Sosneado; 5: Arroyo Malo 1; 6: Arroyo Malo 3; 7: Arroyo Malo 2; 8: Arroyo Malo 4; 9: El Sauce; 10: Puesto Rivero; 11: La Herradura; 12: Ojo de Agua; 13: Tierras blancas; 14 Arroyo el Desecho; 15: Cueva arroyo Colorado.

Justamente debido a los aumentos de caudal que se producen durante las épocas de lluvia, siete años atrás, en la última crecida, el arroyo había reexcavado su cauce haciendo incluso peligrar los puestos que se encontraban en sus márgenes. En lugares próximos a este arroyo, otras cárcavas también fueron erosionadas durante las lluvias, dejando al descubierto diferentes entierros que fueron re enterrados por los puesteros (Novellino y Neme 1999). Recorriendo las barrancas del arroyo Ojo de agua, encontramos diversos lugares donde afloraban concentraciones de material óseo y lítico que parecían mostrar cierta integridad en los depósitos.

La formación geológica que abarca este área del piedemonte en las proximidades de la laguna Blanca, sobre la que se asientan los sitios arqueológicos, corresponde a la denominada "Formación de Grandes Bloques" (Desanti 1978). La génesis de estos depósitos corresponde a procesos de remoción en masa, probablemente procesos glaciarios o torrentes de barro (Desanti 1978). Estos procesos de remoción en masa al igual que las bajantes de los arroyos locales nos plantean un complejo panorama en la conformación de los depósitos. En este sentido la falta de selección que muestran los sedimentos en las barrancas y en los perfiles de las excavaciones podrían indicar una posición secundaria de los materiales arqueológicos producto de estos desplazamientos (Ermili com pers).

Los trabajos de excavación fueron realizados en las márgenes del arroyo Ojo de Agua, en dos de los afloramientos de material detectados sobre las barrancas y también en los tres entierros que habían sido localizados y re enterrados por la familia Poblete (Figura 2). Los dos afloramientos de material escogidos para ser excavados se encuentran a unos 30 metros al norte del puesto Poblete. Se hallan enfrentados en ambas márgenes del arroyo y fueron elegidos por ser los que mayor densidad de materiale mostraban en el perfil. En uno de ellos, donde se planteó la cuadrícula A1 (margen derecha del arroyo) afloraba material lítico, y en el otro, donde se planteó la cuadrícula A2 (en la margen izquierda del arroyo), afloraba material óseo (figura 3).

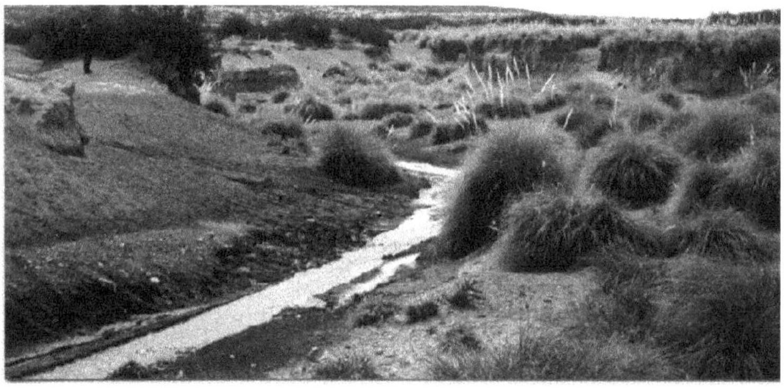

Figura 2: Arroyo Ojo de Agua y barrancas donde se localizan los sitios arqueológicos.

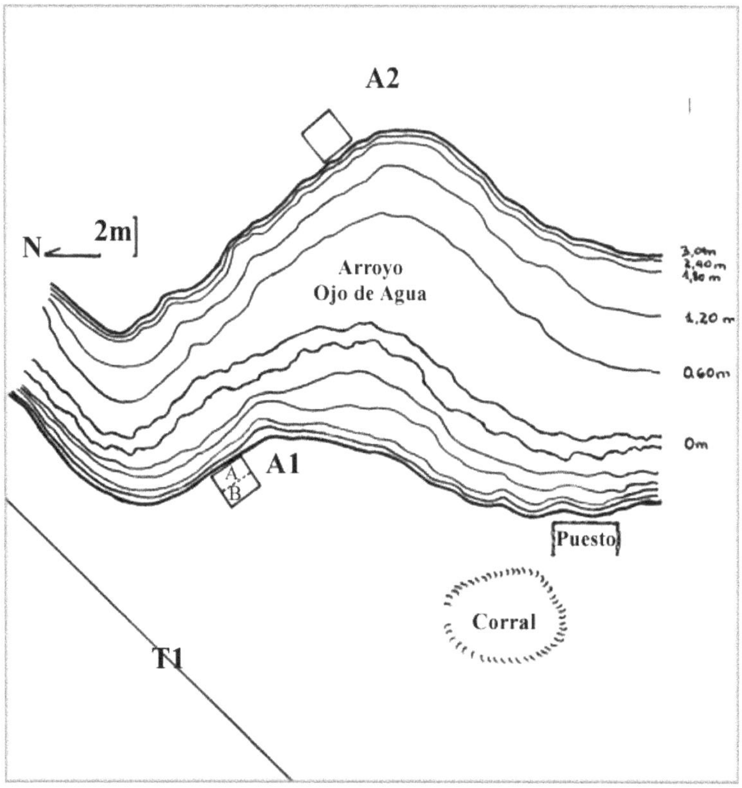

Figura 3: Sitio Ojo de Agua con las cuadrículas donde se desarrollaron las excavaciones y la transecta (T 1) (levantamiento Gustavo Neme, 02/1997).

1a-Cuadrícula A 1 (estratigrafía y cronología)

La cuadrícula A1 está dispuesta sobre la barranca del perfil, con dimensiones de 2 por 1 metro y con una dirección de 240º al Norte, fue subdividida en los sectores A (al norte, contra la barranca) y B (al sur), de estos dos sectores sólo se excavó el A. Aquí se extrajeron 15 niveles de 5 cm cada uno, de un sedimento areno-limoso compacto y húmedo que se presentaba en forma homogénea a lo largo de toda la excavación. Durante los trabajos no se detectaron diferencias en los sedimentos entre los distintos niveles ni presencia de alteraciones postdepositacionales. Esta cuadrícula se caracterizó por la mala conservación de los materiales orgánicos ya sea carbón o hueso. En el primer caso la cantidad recuperada en toda la excavación no alcanzó para realizar al menos un fechado convencional, por lo cual todavía se carece de asignación temporal confiable del depósito. Si bien, no se cuenta con fechados, no se encontraron materiales asignables a momentos pos contacto, tal como aparecen en la cuadrícula A 2, ni tampoco se recuperó cerámica, por lo que la cronología podría corresponder a la de los entierros recuperados en las inmediaciones es decir unos 1.000 años AP (ver más adelante).

En el caso del material óseo, los huesos recuperados no sólo son pocos, 147 fragmentos óseos indeterminables, sino que su estado de conservación es muy malo pudiendo determinarse sólo un elemento correspondiente a un cuneiforme izquierdo de guanaco proveniente del nivel 14. Es destacable que algunos de los huesos aparecen con señales de termo alteración. Dos fragmentos de cáscara de huevo, aparentemente de ave grande, completan la totalidad del registro faunístico (Tabla 1).

Categorías	Extracciones															
	0	1	2	3	4	5	6	7	8	9	10	11	12	13	14	15 al 17
Artefactos							1				1					
Productos de talla	34	21	25	66	41	30	28	37	65	14	64	36	22	31	11	3
Óseo	8	1				3	7	6	9	7	40	37	8	17	4	
Carbón	0,3		0,2	0,1	0,1			0,2			2	1	0,3	3	0,2	0,1
Ecofactos		2				1										
Cáscara de Huevo	2															

Tabla 1: Materiales del Sitio Ojo de Agua; Cuadrícula A 1.

1a.1-Registro lítico

En el caso de los elementos líticos, si bien se ha recuperado un número importante de productos de talla (528), sólo aparecieron dos instrumentos, un raspador de sílice en el nivel 6 y un fragmento de punta de proyectil de obsidiana en el nivel 10 (Figura 4 y Tabla 1). Las materias primas presentan un claro predominio de la obsidiana en todos los niveles como puede verse en la Tabla 2 y en la Figura 5, siendo el sílice la segunda en importancia. La mayoría de los productos de tallas corresponden a microlascas por lo que suponemos que se estarían desarrollando tareas de confección y mantenimiento de instrumentos. La obsidiana es una materia prima que no se encuentra en la región y la cantera más próxima es la del cerro El Peceño al sur de El Nihuil a unos 100 km de distancia en línea recta.

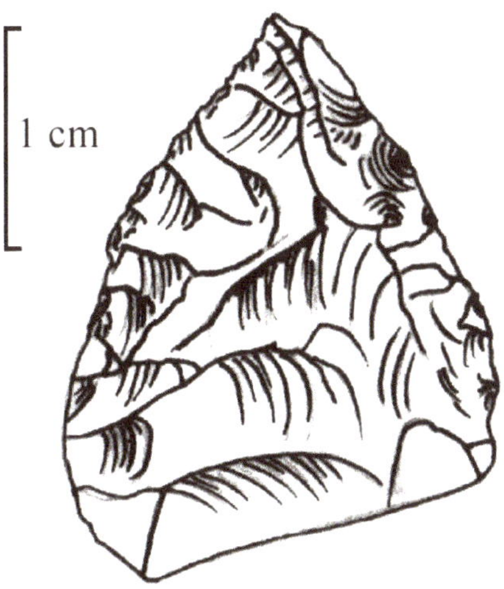

Figura 4: Punta de proyectil de obsidiana recuperada en la cuadrícula A1 de Ojo de agua.

1b-Cuadrícula A2

Pese a la escasa distancia que separa ambas cuadrículas entre sí, en la cuadrícula A 2 la situación es muy distinta a la de A 1, tanto en la conservación como en el tipo de materiales y probablemente también en la cronología. Como se puede observar en la tabla 3, aquí se recuperó una importante cantidad de restos faunísticos en muy buen estado de conservación, además de numerosos elementos posteriores al contacto, que probablemente correspondan a los siglos XIX y XX. La cuadrícula tiene un tamaño de 2 por 2 metros, posicionándose sobre la barranca en forma paralela a la misma, con una dirección SE-NO, a la altura del arroyo donde se encontraba la concentración de huesos.

1b.1-Estratigrafía y materiales

Para su excavación la cuadrícula fue dividida en cuatro sectores. Se excavaron 18 niveles artificiales de 5 cm, aunque

Mat prima	Extracciones															
	0	1	2	3	4	5	6	7	8	9	10	11	12	13	14	15 al 17
Obsidiana	21	16	17	54	32	25	24	29	46	12	39	29	17	27	9	1
Sílice	11	4	6	12	5	1	4	4	7	1	13	6	4	4	1	2
Basalto	2	1	2	0	4	4	2	4	2	1	12	0	1	0	1	0
Indet.	0	0	0	0	0	0	0	0	0	0	0	0	0	1	0	0

Tabla 2: materias primas por extracción. Cuadrícula A1, sitio Ojo de Agua.

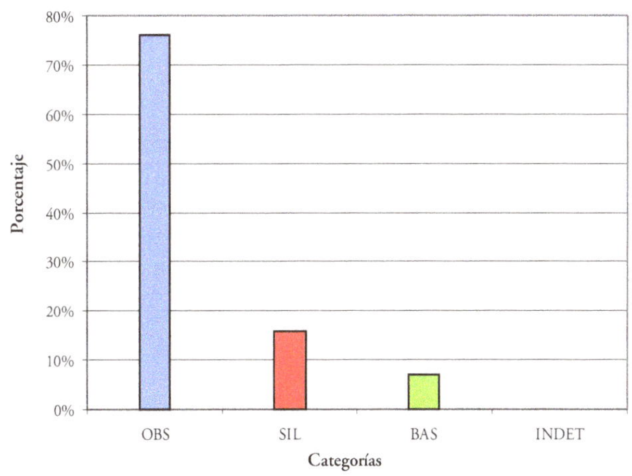

Figura 5: Proporción de las diferentes materias primas representadas en la cuadrícula A 1 del sitio Ojo de Agua (OBS: obsidiana, SIL: sílice, BAS: basalto).

	0 al 4	5	6	7	8	9	10	11	12	13	14	15	16	17	18	19 al 21
Productos de talla	2	5				3	2	6	15	13	13	15	3	4	4	6
Cerámica													9			
Óseo	3	31	58	81	15	2		12	66	121	300	580	211	37	42	2
Carbón			0,3	4	1		0,5	0,2	3	1	7	9	8	4	0,3	
Vegetal				1									2	1		
Metal					1											
Plástico			1													
Ecofactos													8			

Tabla 3: Materiales del sitio Ojo de Agua; Cuadrícula A 2.

los 7 primeros fueron de espesor variable por la presencia de pajonales, arenales, raíces y materiales contemporáneos (plástico). La profundidad máxima alcanzada fue de 85 cm de un sedimento arenoso, muy friable y estratificado de alta depositación (casi un metro de sedimento en alrededor de 200 años). Los estratos buzaban suavemente con una dirección SE-NO (es decir desde la barranca hacia adentro de la cuadrícula). Uno de los aspectos que más llama la atención es la coexistencia de elementos de clara asignación criolla con elementos indígenas que, como se discutirá más adelante puede deberse a problemas de formación del registro arqueológico local. En todos los niveles aparecen materiales pot-contacto ya sea plástico (nivel 6), metal (nivel 8), elementos faunísticos de especies europeas y cerámica indígena posthispánica (nivel 16) correspondientes al tipo Cerro Mesa (marrón y gris) que ha sido definido por Lagiglia como pertenecientes a conjuntos post hispánicos araucanizados (Lagiglia 1997b).

Los elementos que marcan la presencia indígena en el lugar son algunos productos de talla (91) correspondiendo principalmente a lascas y micro lascas de obsidiana y en menor proporción basalto y sílice (Tabla 3). La coexistencia de los mismos en los niveles superiores junto a materiales pertenecientes a este siglo, muestra lo complejo del proceso de formación de este sitio y probablemente puedan estar presentes en el lugar producto del arrastre fluvial del arroyo Ojo de Agua.

1b.2-Arqueofauna

Como se ha mencionado, el conjunto faunístico presenta una mezcla de elementos autoctonos, tales como *Lama guanicoe*, *Rhea americana,* etc. y elementos introducidos como *Bos taurus* y *Equus caballus* (Tabla 4). La secuencia de materiales fue dividida en dos conjuntos, el primero desde la superficie hasta el nivel 10 y el segundo desde el nivel 11 al 18. Esta subdivisión se realizó teniendo en cuenta dos criterios. Primero, se consideró el hecho que en el primer conjunto aparecen materiales claramente asignables a este siglo, mientras que en el segundo no. El segundo criterio y más importante es que se detectó que a partir del nivel 11 los materiales constituyen una "camada" de huesos asignables a un mismo evento de depositación (en sentido amplio). Debido a que los estratos buzaban con dirección SE-NO a medida que se fueron bajando niveles la "camada ósea" se fue desplazando hacia la pared NO de la cuadrícula en forma ininterrumpida.

1c-Entierros humanos

Como se mencionó al comienzo, además de la excavación del sitio Ojo de agua, se exhumaron dos entierros re depositados, que habían sido hallados por los puesteros del lugar, después que fuertes lluvias socavaran cárcavas en la zona. El primer entierro (A 4) corresponde a dos individuos, uno juvenil (entre 15 y 19 años) y otro adulto (entre 35 y 42 años), ambos fueron localizados a unos 200 m al sur del lugar donde se realizaron las excavaciones. Debido a lo fragmentario de la muestra, son pocos los datos que se pudieron relevar. El segundo entierro (A 5), corresponde a un individuo juvenil encontrado sobre un médano a 1,5 km al NE del sitio Ojo de Agua (Novellino y Neme 1999). En este caso el material estaba en mejores condiciones, especialmente el cráneo, lo que posibilitó obtener una mayor cantidad de información. Así, pudo observarse que posee importante desgaste dental y ausencia de hipoplasia dental e hiperostosis porótica (Novellino y Neme 1999). De este último entierro se envió una muestra para fechar y determinar los valores de isótopos estables. La fecha obtenida fue de 1.200± 40 años AP (LP-921) y la cantidad de colágeno para el análisis de isótopos estables fue insuficiente por lo que

Taxón	Conjunto 1	Conjunto 2
Mamífero indet.	0	17
Mamífero grande indet.	0	24
Equus/Bos	0	5
Bos taurus	1	0
Equus caballus	0	19
Caprinae	3	3
Lama sp	0	2
Lama guanicoe	0	3
Ave indet.	0	1
Ave grande indet.	0	4
Rheidae	0	3
Rhea americana	0	3
Dasypodidae	17(9)	143(139)
Indetreminados	167	1.155

Tabla 4: Lista de taxones presentes en la cuadrícula A 2 del Sitio Ojo de Agua. Conjunto 1 (niveles 1 al 10) y conjunto 2 (niveles 11 al 18). Los valores entre paréntesis corresponden a la cantidad de placas dérmicas de Dasipodidos dentro del total. En las categorías Ave y Ave grande no se incluyeron los fragmentos de cáscara de huevo.

no se pudo extraer más información (Novellino y Guichón 1997-1998).

2-Sitio Tierras Blancas

A unos 10 km al noroeste de Ojo de Agua, sobre la margen izquierda del río Atuel, se encuentra el Puesto Tierras Blancas del Puestero «Pilo» Aznares, quien dio aviso al dueño de la Hostería El Sosneado, el Sr. Edgardo Barrios, sobre el hallazgo de tres entierros en las inmediaciones de su puesto. El primero de ellos apareció 7 años atrás y en él se hallaron dos cuerpos que fueron re enterrados en un tanque de lata por el puestero. Dentro del mismo tanque colocó otro individuo proveniente de un segundo entierro a pocos metros del anterior. Cinco años después a unos 10 metros de los anteriores encontró otro entierro con un individuo que fue enterrado junto a los otros dentro de una bolsa de arpillera. Este último cuerpo estaba asociado, según mencionó Aznares, a un collar y caracoles marinos perforados, algunos de los cuales pudimos ver. También se pudo deducir a partir de la descripción realizada por el puestero que los cuatro cuerpos se encontraban en posición semi flexionada, lateral y con los pies hacia el norte (Novellino y Neme 1997). Se determinó que todos los cuerpos corresponden a individuos adultos de entre 30 y 49 años, tres de sexo masculino y uno de sexo femenino. Entre las características relevadas se destaca la baja presencia de caries (solo dos en uno de los cuerpos), el alto grado de desgaste dental y la ausencia de hipoplasia dental e hiperostosis porótica (Novellino y Neme 1997).

De estos entierros se seleccionó una muestra para fechar, proveniente del último de los individuos encontrados (entierro PA-1), la cual arrojó una edad moderna (últimos 280 años) (LP-890). Los análisis de isótopos estables sobre el mismo cuerpo dieron un valor de d ^{13}C -17,7‰. Una nueva muestra de otro de los cuerpos fue enviada pero la cantidad de colágeno resultó insuficiente (Novellino y Guichón 1997-1998).

3-El registro arqueológico superficial en el piedemonte andino

Durante las primeras etapas de la investigación en el alto valle del río Atuel y con los objetivos de localizar sitios y generar información a partir del registro arqueológico superficial, se decidió iniciar los trabajos a través de prospecciones superficiales sistemáticas. La revalorización del registro arqueológico superficial dentro de los proyectos de investigación han cobrado una renovada fuerza a partir de la década del 70 (Lewrach y O'Brien 1981; Borrero 1985; Ebert 1992; Lagiglia *et al.* 1996-1998; Gil y Neme 1996). Lewrach y O' Brien (1981) muestran cuales han sido algunas de las causas por las cuales el registro arqueológico superficial fue dejado de lado durante mucho tiempo. Sin embargo, la aplicación de técnicas de muestreo al registro arqueológico superficial hace de éste un elemento «confiable y comparable» (Borrero 1985) que permite no solo extender su utilidad a la búsqueda de nuevos sitios arqueológicos, sino también a la generación de información relevante para el estudio de las sociedades de cazadores-recolectores.

La búsqueda de métodos de muestreo para la región y su puesta a punto, no fue una tarea sencilla y para ello se necesitaron largas discusiones con todos los integrantes del grupo que realizaba las tareas de campo. La utilización del artefacto como unidad de análisis más que el sitio, pareció ser el abordaje más adecuado ya que no imponía limitaciones previas y facilita las comparaciones inter e intraregional (Ebert 1992; Gil y Neme 1996).

3a-Prospecciones en el arroyo La Manga

Desde el 17 al 21 de enero de 1992 se realizaron prospecciones sistemáticas tendientes a la localización y relevamiento de sitios arqueológicos y a la generación de un corpus de datos de las distribuciones superficiales que permitiera comparar el registro arqueológico superficial de diferentes pisos altitudinales. De esta forma se pretende incluir este tipo de registro en la generación y contrastación de hipótesis referidas al registro arqueológico regional. Las prospecciones se realizaron en la margen izquierda del arroyo La Manga, el cual es uno de los últimos tributarios sobre esta margen del río Atuel antes que éste alcance la llanura. A través de estos trabajos se identificaron tres concentraciones de materiales (en el sentido de Borrero 1985; Ebert 1992):

El Sauce (Me-Sa-299): 34º 51' 10" LS y 69º 40' 05" LW
La Herradura (Me-Sa-297): 34º 53' 50" LS y 69º39' 40" LW
Puesto Rivero (Me-Sa-298): 34º 56' 20" LS y 69º 40' 00" LW

3a.1-Transecta paralela al arroyo La Manga

Esta transecta comenzó en la concentración El Sauce con una dirección Norte-Sur, aproximadamente paralela a la margen izquierda del arroyo La Manga. La distancia recorrida fue medida en pasos abarcando un ancho de cuatro metros (dos a cada lado de la transecta) aunque no se relevó intensivamente el área incluida. Se tomaron los datos de visibilidad, pendiente y la presencia de rasgos importantes, como el cruce de cauces secundarios, caminos, etc. En los casos que no aparecía material sobre la línea de transecta se caminó alrededor sin alejarse mucho de la dirección original, con el objetivo de ver si los materiales se presentaban en forma continua o no. Así se recorrieron unos 2.080 pasos (aproximadamente 1.872 metros) hasta llegar a la desembocadura del arroyo La Manga con el río Atuel. Como resultado de este trabajo se pudo observar una continuidad en la presencia de materiales superficiales a lo largo de toda la transecta. Esta continuidad era interrumpida sólo por espacios de pocas decenas de metros vinculados fundamentalmente a problemas en la visibilidad. Los materiales no fueron levantados y en su mayoría correspondieron a productos de talla y algunos instrumentos de obsidiana, basalto y sílice.

Las concentraciones de La Herradura y El Sauce fueron relevadas sistemáticamente para determinar sus límites y conocer la densidad de materiales que presentaban. En el caso de La Herradura se utilizaron tres transectas compuestas por cuadrículas de 5 metros por 5 que corrían en forma paralela con dirección norte-sur. Dentro de las unidades, que eran delimitadas con una soga, se levantaron todos los materiales. Los resultados de las transectas son presentados en las (Tablas 5, 6, 7).

La concentración El Sauce fue relevada en forma intensiva levantando todos los materiales. Las unidades usadas para este relevamiento fueron cuadrículas de 20 m por 20 m ubicadas sobre una misma línea y estaban separadas por espacios de 20 m. Los resultados son presentados en la Tabla 8. El relevamiento de ambas concentraciones (El Sauce y La Herradura) mostró una densidad que variaba entre 0,0 y 0,2 hallazgos/m^2 de superficie, con un promedio de 0,04 hallazgos/m^2. Para el cálculo de las densidades no fueron tomadas en cuenta las zonas con visibilidad nula. Estas áreas de menor visibilidad fueron un problema a la hora de determinar los límites de las concentraciones ya que no permitían conocer el verdadero tamaño de las concentraciones relevadas.

Por último se relevó asistematicamente otra concentración de materiales localizada en el Puesto Rivero. Esta concentración se relevó en forma asistemática, levantando todos los materiales que aparecieron alrededor del puesto. Los resultados son presentados en la Tabla 9.

Unidad	Prod. de talla	Instrumentos
18	1	
19	4	
20	1	
21	5	
22	3	
26	1	1
29	2	
32	1	1

Tabla 5: Transecta 1 concentración La Herradura.

Unidad	Prod. de talla	Instrumentos
1	3	
2	1	2
3	3	1
4	4	1
5		2
6	5	
8	3	
9	5	1
10	4	
11	6	1

Tabla 6: Transecta 2, concentración La Herradura.

Unidad	Prod. de talla	Instrumentos	Cerámica	Óseo
2	1			
3	2	1		
5	1			
7	1			1
8	1			
9		1		
10	2			
12	1	1		
14	2			
15	1			
16	1			
21	1			
22	1			
24		1		
28	1	1		
32	1			
33	1			
36	2			
37	1			
38	1	1		
40	1			
42		1		
47		2		

Tabla 7: Transecta 3, concentración La Herradura.

Transecta	Prod. de talla	Instrumentos	Óseo
1	35 (1)	2 (1)	
2	24	1	
3	32 (4)	2	7(1)
4	31	3	1

Tabla 8: Materiales superficiales, concentración El Sauce.

Materiales	Prod. de talla	Instrumentos
Cantidad	25	1 (mano de moler)

Tabla 9: Materiales superficiales, concentración Puesto Rivero.

3b-Transectas en el área de Cerro Manteca

En febrero de 1998, con motivo del inicio de prospecciones petroleras, se realizaron trabajos para la empresa Véritas DGC Land (sub contratista de YPF) como parte de un estudio de impacto arqueológico en el área de Cerro Manteca. De esta forma se trabajó durante 15 días, a lo largo de los cuales pudimos recorrer la totalidad de las transectas (líneas sísmicas) demarcadas por la empresa. Si bien el objetivo de la empresa era solamente la detección y conservación de yacimientos arqueológicos, se tomaron los datos de forma tal de poder ser utilizados en nuestros proyectos de investigación.

La prospección en el área de Laguna Blanca, específicamente en las proximidades del Cerro Manteca (Figura 6), permitió ampliar las prospecciones y relevamientos en el piedemonte andino. Durante el trabajo se levantaron los materiales para evitar que éstos fueran impactados por el paso de los vibros (maquinaria equipada para la generación de ondas sísmicas). La cantidad de transectas a prospectar fue de siete, con un largo total de 74,175 kilómetros. De éstas solo una no fue relevada ya que la traza pasaba por una antigua picada que había sido impactada en años anteriores (la transecta 7 de 8,3 km). Estimamos también que alrededor de 1 km adicional no fue relevado por diferentes lugares a los que no se pudo tener acceso. De esta forma el total recorrido fue 64,875 kilómetros. La totalidad de las transectas ya habían sido perfectamente posicionadas y señalizadas por la empresa con banderines colocados a una equidistancia de 25 metros[1], los cuales fueron utilizadas como unidades de recolección. El equipamiento, posicionamiento y señalización realmente facilitaron en gran medida el desarrollo de nuestra tarea. El ancho de la transecta fue estimado en unos cuatro metros, distancia que consideramos pudo ser observada con detenimiento durante el transcurso de los trabajos.

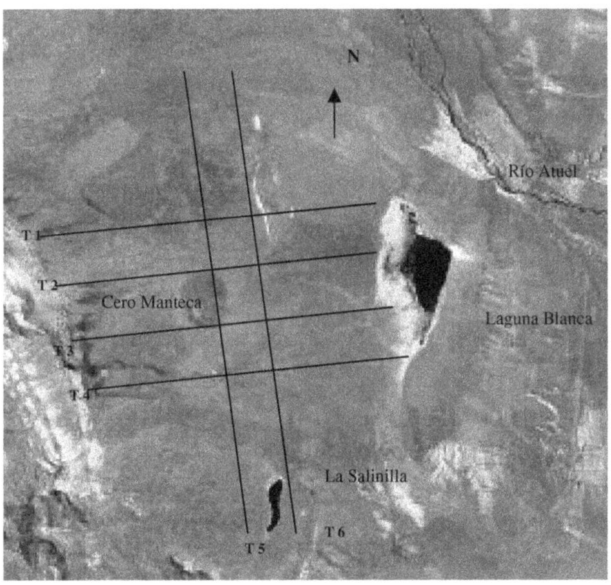

Figura 6: Mapa satelital mostrando la disposición de las transectas prospectadas en las proximidades del cerro Manteca. Escala aproximada 1: 10.000.

Durante el relevamiento de los materiales superficiales se tomaron al igual que en las prospecciones superficiales anteriores los mismos datos de pendiente, visibilidad y características del paisaje. En general la visibilidad fue muy buena con la presencia de unos pocos lugares donde ésta se dificultaba, sobre todo en las proximidades de la Laguna Blanca y en algunas pendientes pronunciadas. La intensidad del muestreo fue de aproximadamente 0,2 % del área total. El resultado de esta prospección fue la localización de numerosas concentraciones y hallazgos aislados que son volcados en las figuras 7, 8 y 9. Las densidades son muy

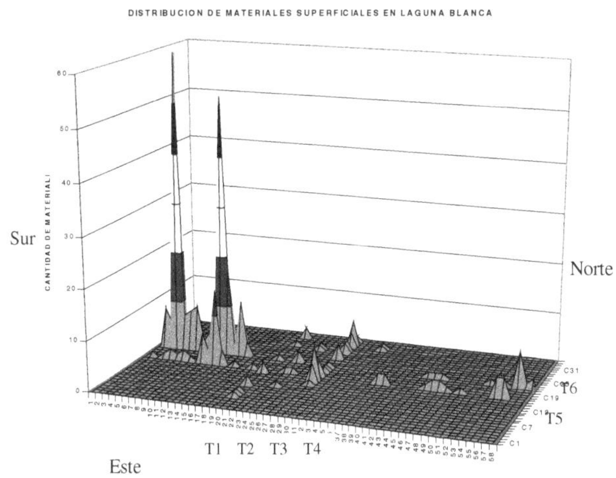

Figura 7: Densidad de hallazgos en las 7 transectas de Cerro Manteca.

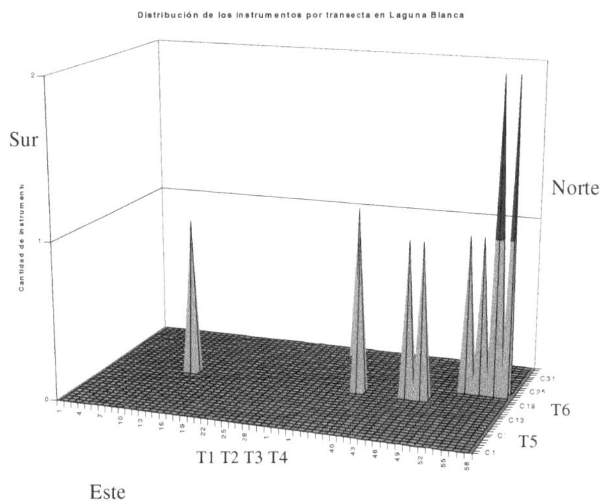

Figura 8: Distribución de los instrumentos en las transectas de Cerro Manteca.

1 El posicionamiento de las estacas fue realizado utilizando un GPS «Trimble Data Collector» Modelo 4000 SSI. Junto a un equipo compuesto por antena, colector y radio Tim Mark Rover. El error estimado por este equipo es de 1 a 5 cm.

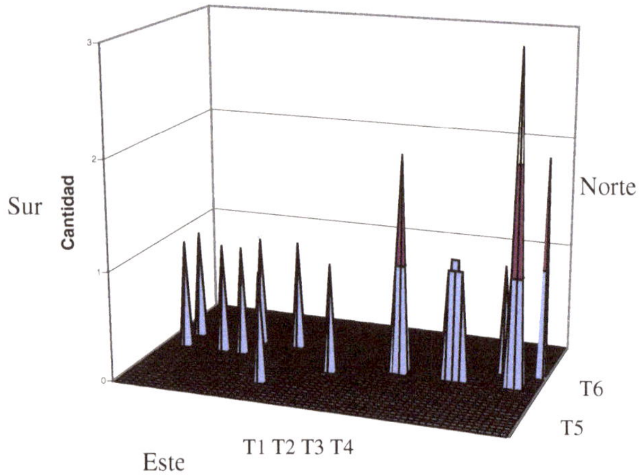

Figura 9: Distribución de las materias primas no locales en las transectas Cerro Manteca.

diferentes en cada unidad de recolección de acuerdo a las transectas y para el cálculo de la misma se multiplicó el largo de cada unidad (25 m) por la distancia estimada que cubren dos personas en ancho durante la prospección (4 m). La transecta que concentra la mayor cantidad de hallazgos es la 6 con 126 hallazgos, entre productos de talla e instrumentos. La densidad promedio es en este caso de 0,002 con un pico de 0,2 hallazgos por metro cuadrado en la unidad 546 (20 hallazgos). La transecta con menor densidad fue la 1 con 0,00005 hallazgos por metro cuadrado (se encontraron dos hallazgos en casi 10 kilómetros de transecta). En la Tabla 10 se presenta un resumen de los resultados de la prospección.

De la comparación de las Figuras 7, 8 y 9 se pueden extraer algunas observaciones interesantes.

1- Los instrumentos (todos son puntas o fragmentos de puntas de materias primas diversas) se encuentran en el sector norte de la prospección en la denominada «Pampa de la Laguna Blanca», es el área más plana con excepción de las zonas ribereñas de la Laguna Blanca (Figura 8).

2-En general la densidad es muy baja, sobre todo si se la compara con las otras áreas relevadas de Ojo de Agua y Arroyo La Manga, presentando algunos picos de densidad localizados básicamente en tres áreas. A) El principal en el sector sur de la prospección, en las márgenes de la laguna La Salinilla. En este lugar aparece una gran cantidad de productos de talla, aunque llama la atención la falta de instrumentos (Figura 7). Aparentemente éstas serían áreas de talla y extracción de materia prima (ya que en las cercanías hay un basalto de calidad variable), el resto de las materias primas están presentes en muy baja proporción (0,02 %). B) El otro lugar donde los materiales aparecen en concentraciones más densas es cuando nos acercamos a la laguna, especialmente en la transecta 2 (Figura 7). C) Un tercer lugar, pampa de la Laguna Blanca, se destaca dentro de la prospección, no tanto por la densidad de materiales, sino por que allí aparecen casi la totalidad de los instrumentos y materias primas no locales recuperados durante los trabajos. En sólo 33 hallazgos 8 son puntas de proyectil enteras o fracturadas y entre los 25 productos de talla el 36 % son de otras materias primas diferentes al basalto (sílice, obsidiana y toba).

Transecta	Largo (en metros)	Cantidad de hallazgos	Densidad máx[1]	Densidad prom[2]
1	9.750	2	0,01	0,00005
2	6.025	32	0,03	0,001
3	8.725	4	0,01	0,0001
4	8.950	11	0,02	0,0003
5	14.350	125	0,12	0,002
6	14.350	126	0,2	0,002

1) Por unidad de 100 metros cuadrados.
2) Para el cálculo de las densidades no se descontaron aquellas zonas de visibilidad nula o muy mala aunque cabe aclarar que en general los niveles de visibilidad fueron muy buenos.

Tabla 10: Resultados de las transectas en el área de Cerro Manteca.

Esta distribución diferencial de los materiales recuperados (materias primas e instrumentos) parece indicar áreas de actividad diferenciales dentro del paisaje. Entre el área de cantera/taller (sur) y la Pampa de la Laguna Blanca (al Norte) hay unos 10 kilómetros, donde esta última pudo haber funcionado como un lugar de cacería, dada la mayor cantidad de puntas encontradas, todas en forma aislada. El caso de las concentraciones en las costas de la Laguna Blanca, hay que aclarar que no hay una verdadera concentración, ya que no más de 20 hallazgos están dispersos en poco más de 2 kilómetros. Sin embargo la densidad es marcadamente superior al resto de las áreas por donde pasaron las transectas (a excepción de los lugares ya mencionados). Estos emplazamientos pueden estar mostrando algunas paradas ocasionales y de muy corta duración.

3c-Transectas en Ojo de Agua

En este lugar se trazó una transecta paralela al arroyo Ojo de Agua, para el relevamiento de la cual se utilizó la misma metodología que en los sitios superficiales anteriores. Se tomaron datos de la pendiente, visibilidad y rasgos mayores (geológicos, vegetación, etc). Los primeros 330 m se relevaron usando unidades de 2 m por 2 m, delimitadas con una soga, de las cuales se relevó una de cada tres. En total se relevaron 55 unidades con una densidad tan baja que no se produjo ningún hallazgo dentro de las mismas. Sin embargo en recorridas asistemáticas por los alrededores de la transecta se detectó la presencia de materiales en forma casi continua aunque también en muy baja densidad. A partir de la unidad de recolección 55 se decidió relevar la presencia/ausencia de hallazgos de una forma menos sistemática, contando los pasos y anotando los hallazgos y características del paisaje en referencia a los mismos. Así se recorrieron aproximadamente 1.300 m más (1.400 pasos), hasta llegar al nacimiento del arroyo Ojo de Agua donde se pudo detectar la presencia de una concentración de grandes dimensiones y con mayor densidad de materiales, a la que denominamos Ojo de Agua 2. La superficie estimada que cubrió la transecta fue de 5.212 m^2, contabilizándose dentro de esta un total de 60 hallazgos entre productos de talla e instrumentos, lo que dio una densidad promedio de 0,011 hallazgos/m^2. La máxima densidad ocurre en la concentración de las nacientes del arroyo Ojo de Agua (una vertiente).

Ojo de Agua 2 es una concentración de materiales dispuesta sobre la pendiente de una lomada que termina en una vertiente. Desde lo más alto de la lomada hasta la vertiente hay una serie de cuatro niveles aterrazados donde se encuentran los materiales arqueológicos. Para relevar la densidad de materiales en este lugar y poder compararlo con los relevamientos anteriores se trazó una transecta que cortó la concentración en forma longitudinal (aproximadamente de oeste a este). A lo largo de esta transecta se ubicaron las unidades de muestreo de 2 m por 2 m, una en cada nivel aterrazado. Los resultados obtenidos pueden verse en la Tabla 11.

En todos los casos las unidades presentaban una muy buena visibilidad y pendiente pronunciada. La densidad promedio de esta concentración es de 1,625 hallazgos/m^2, lo que muestra una gran diferencia con respecto a la muestra tomada en la transecta.

3d-Algunas consideraciones sobre el registro arqueológico superficial

La falta de controles cronológicos sobre el registro de superfice limita en gran medida las interpretaciones sobre los relevamientos hechos hasta el presente. En este sentido, seguramente será importante la obtención en el futuro de fechados por termoluminiscencia o hidratación de obsidiana. Otro tipo de indicadores cronológicos como morfología de puntas, morteros, cerámica y demás no están bien ajustados en la región por lo que no se puede utilizar esa vía de una forma segura[2]. Mas allá de estos problemas y como se menciona anteriormente, uno de los entierros en el área de Ojo de Agua dio 1.200 años AP lo que da una fecha mínima para el inicio de las ocupaciones en el área. La obtención de otros fechados de los últimos 280 años y la aparición de elementos de contacto muestran que la utilización del área continuó hasta momentos recientes.

Unidad	Instrumentos	Prod. de talla	Manos/ molinos	Cáscara huevo
Nº 1 (más alta)		5		
Nº 2	2	12		
Nº 3		5	1	2
Nº 4[1] (más baja)		1		

1) En este nivel se realizaron dos cuadrículas más a los costados de la unidad anterior. Estas sumaron 2 y 5 hallazgos respectivamente.

Tabla 11: Materiales recuperados en el relevamiento superficial de la concentración Ojo de Agua 2.

Más allá de los problemas estrictamente cronológicos, hay otro tipo de preguntas que se pueden hacer al registro superficial, las cuales puede complementar la información obtenida en estratigrafía. Así, se hace posible realizar algunas observaciones comparando lo obtenido en las diferentes áreas relevadas.

En la tabla 12 se presentan las densidades por transecta de las diferentes áreas relevadas. Se puede observar que las densidades promedio para Ojo de Agua y La Manga son iguales, mientras que la del área relevada en Cerro Manteca es significativamente inferior. Esta diferencia puede deberse a que en los dos primeros casos las transectas fueron realizadas en forma paralela a los cauces de agua, mientras que en el último de los casos las transectas fueron hechas a campo traviesa atravesando cualquier tipo de terreno, en general alejados del agua.

Por otro lado cuando se comparan las distribuciones de las áreas paralelas a los cauces, parecería que la distribución de los materiales no se presenta de una forma homogénea dentro del paisaje (ver Tabla 12). Los picos de concentración son más importantes en el área de Ojo de Agua ya que si bien la densidad general es la misma (0,01) la densidad máxima en cada una de las zonas es muy diferente, lo que muestra una mayor concentración de los materiales dentro del paisaje para el caso de Ojo de Agua.

4-Algunas consideraciones sobre el registro arqueológico del piedemonte andino

Se sabe que el piedemonte andino en la zona del río Atuel estuvo habitado desde hace al menos 1.200 años y si se extrapolan los datos de áreas aledañas como la del río Grande podríamos extender su ocupación hasta comienzos del

Transecta	Largo (en m)	Cantidad de hallazgos	Densidad máx[1]	Densidad prom[2]
Ojo de Agua	1.424	60	3,5	0,01
La Manga	2.432	116	0,2	0,01
C. Manteca	64.875	300	0,2	0,001

1 En hallazgos/m^2.
2 Para el cálculo de las densidades no se descontaron aquellas zonas de visibilidad nula o muy mala aunque cabe aclarar que en general los niveles de visibilidad fueron muy buenos.

Tabla 12: Comparación de los resultados obtenidos en los diferentes relavamientos superficiales del piedemonte.

2 Algunos tipos de puntas y motivos cerámicos son usados dentro de la región (Lagiglia 1980b) aunque éstos presentan gran variabilidad y por lo tanto preferimos no utilizarlos ya que pensamos que podrían introducir más ruido en la discusión.

Holoceno Medio (Gambier 1985b). Los trabajos de excavación son escasos y sólo se cuenta con el realizado en el sitio Ojo de Agua y la exhumación de tres entierros re-depositados y sin contexto cultural.

Las diferencias entre las cuadrículas excavadas en Ojo de Agua plantean un panorama complejo sobre los procesos de formación intervinientes en el registro arqueológico local. Esto podría explicar las diferencias observadas en la conservación del material óseo y en las tasas de depositación entre A1 y A2. Los procesos de remoción en masa que son atribuidos a la "Formación de Grandes Bloques" (Dessantis 1978) y que dieron origen al cauce actual del arroyo Ojo de Agua podrían ser los responsables de estos problemas (Ermili com pers).

Los niveles inferiores de la cuadrícula A2 muestran la presencia de cerámica Mapuche (Lagiglia 1997b) asociada a fauna autóctona e introducida y a productos de talla, por lo que estas ocupaciones podrían corresponder a un lapso cronológico ubicado entre los siglos XVII-XIX. Hacia el final de la secuencia, la presencia de materiales plásticos y metales sugieren que se trata de un basurero de poblaciones de puesteros de este siglo. La cerámica mapuche asociada a fauna doméstica es coherente con las hipótesis planteada por Durán (1997), de explotación faunística intensiva (a la manera de pastores) realizada por las poblaciones aborígenes.

En el caso de la cuadrícula A1 podría corresponder a un sitio de actividades múltiples, aunque la presencia de materiales es muy limitada. En cuanto a su ubicación cronológica sólo se puede decir que no aparecieron materiales post-contacto por lo que se presume se trata de ocupaciones más antiguas que las encontradas en la cuadrícula A2. Probablemente estos materiales estén asociados a los del entierro de 1.200 años AP, pero esto es solo tentativo. Otro aspecto a destacar es la presencia de un alto porcentaje de materias primas no locales, fundamentalmente obsidiana.

En cuanto al registro arqueológico superficial, las densidades de materiales parecen mostrar por un lado, un aprovechamiento diferencial del espacio en las inmediaciones en Laguna Blanca y por otro lado, una continuidad en las distribuciones de materiales a lo largo de los cauces de agua tanto en La Manga como en Ojo de Agua, que aunque baja, se mantiene en forma ininterrumpida. Sin embargo en estos dos últimos lugares los picos de concentración se presentan en diferentes maneras. Así mientras en La Manga las distribuciones son más uniformes con concentraciones de baja densidad artefactual, en Ojo de Agua los picos de concentración se muestran más pronunciados y circunscritos a lugares bien definidos. Si bien tienen una amplia distribución espacial, fuera de los picos de concentración las densidades son mas bajas. Esta distribución diferencial podría corresponder a la estructura de los recursos y la topografía del lugar, ya que mientras en el arroyo La Manga el espacio apto desde el punto de vista topográfico son los fondos de los valles y las planicies aluviales de los arroyos que se encuentran confinados entres sierras y próximos entre sí, en Ojo de Agua, la presencia de lugares más abiertos y de cuerpos y cursos de aguas más distantes podría producir un efecto palimpsesto producto de la reocupación de determinados lugares relativamente mas aptos para asentarse.

Las amplias superficies cubiertas en las prospecciones superficiales permitieron registrar una gran variedad de sitios, entre los que se pueden incluir sitios de actividades específicas (canteras/taller próximas a La Salinilla en las inmediaciones de Laguna Blanca y los posibles lugares de caza ubicados a 10 kilómetros al norte de La Salinilla) y de actividades múltiples (nacimiento de Ojo de Agua, las concentraciones de La Herradura, Puesto Rivero y El Sauce).

Los trabajos de bioantropología, fundamentalmente los orientados a estudios de isótopos estables e indicadores de dieta y salud (Novellino y Guichón 1997-98; Novellino y Neme 1997), plantean la presencia de grupos de cazadores-recolectores. Justamente los valores de $\delta^{13}C$ indican una alta ingesta de plantas C 3 (Novellino y Guichón 1997-98), lo que concuerda con las ideas presentadas por Gil (1997-1998) sobre el significado de los cultígenos pre-hispánicos del sur de nuestra provincia.

CAPÍTULO 5:
EL REGISTRO ARQUEOLÓGICO DE CORDILLERA ENTRE LOS 1.900 y 2.500 m.s.n.m

En este capítulo se describen las características del registro arqueológico ubicado entre los 1.900 m.s.n.m y los 2.500 m.s.n.m. La elección de este piso ecológico con una altura promedio que ronda los 2.000 metros responde, como se había mencionado, a la necesidad de muestrear todo el espectro ambiental del alto valle del Atuel. Es en este nivel altitudinal donde se producen cambios ecológicos y geomorfológicos de envergadura con respecto al pedemonte andino. Estos cambios se ven reflejados en una disminución del número de especies animales, una variación en la proporción de las provincias florísticas representadas (disminuyen los elementos patagónicos y aparecen los andinos) y se producen cambios en las características climáticas (desaparece el verano como estación térmica) como producto de la altura y topografía del área (Roig 1972; Böcher *et al.* 1972; Capitanelli 1972).

Para la caracterización del registro arqueológico en este ámbito ecológico se utilizarán datos provenientes de dos áreas arqueológicas localizadas en dos cuencas contiguas, la cuenca de altura del río Atuel y la cuenca de altura del río Salado (afluente del Atuel en la llanura). De este último, se incluyen los datos arqueofaunísticos del sitio Cueva Arroyo Colorado como una forma de completar este aspecto del registro arqueológico, pobremente representado en el valle del Atuel.

Diversas prospecciones y excavaciones han sido realizadas, entre 1988 y 1990 bajo la dirección del Dr. Lagiglia en el valle del Salado, y entre 1992 y 1997 en el valle del Atuel, para este proyecto de investigación. Estos trabajos, que serán incluidos en el presente capítulo son: Las excavaciones en los sitios Cueva Arroyo Colorado (AD-10), Arroyo Malo 3 (AMA 3), Arroyo Malo 1 (AMA 1), los sondeos de Cueva 3 de Laguna El Sosneado (LeSos-3), Cueva del Indio y las prospecciones superficiales en las inmediaciones de AMA 3.

1-Localidad arqueológica de Arroyo el Desecho: la Cueva Arroyo Colorado (AD-10)

Los trabajos dirigidos por el Dr. Lagiglia en el área del valle de las Leñas que ya han sido mencionados con anterioridad en el capitulo dos, incluyeron excavaciones tres cuevas: Cueva de la India Embarazada y cuevas número 1 y 2 del Arroyo El Desecho. Las últimas dos se encuentran sobre la margen izquierda del Arroyo Colorado (afluente del Arroyo el Desecho), en la cuenca del río Salado a unos 2.200 m.s.n.m. La Cueva Arroyo Colorado se desarrolla sobre una vulcanita de la "Formación Choyoi" (Volkheimer 1978) con una altura de 1,25 m, un ancho en la boca de 4,8 m y una profundidad de 5,5 m (Lagiglia *et al.* 1994a). Las excavaciones se realizaron en el verano de 1990 e incluyeron también la prospección y excavación de una importante área de la cuenca del Salado, que tomó como lugar central el sitio Arroyo el Desecho (AD-4). El reparo excavado fue denominado Cueva Arroyo Colorado (AD 10) y de el se extrajo una importante cantidad de material cultural que incluyó restos líticos, cerámica, material óseo y carbón (Lagiglia *et al.* 1994a). Para la excavación se plantearon 6 cuadrículas, cuatro de 2 m por 2 m y dos de 2 m por 1 m, abarcando en total una superficie de 20 m^2. La extracción del sedimento se realizó siguiendo niveles artificiales de 5 cm, hasta alcanzar una profundidad máxima de 75 cm, con la cual se llegó a la roca de base (Figura 1).

La cueva presentaba una secuencia de ocupación ininterrumpida de la cual se obtuvieron tres fechados radiocarbónicos, los cuales dieron una antigüedad de más

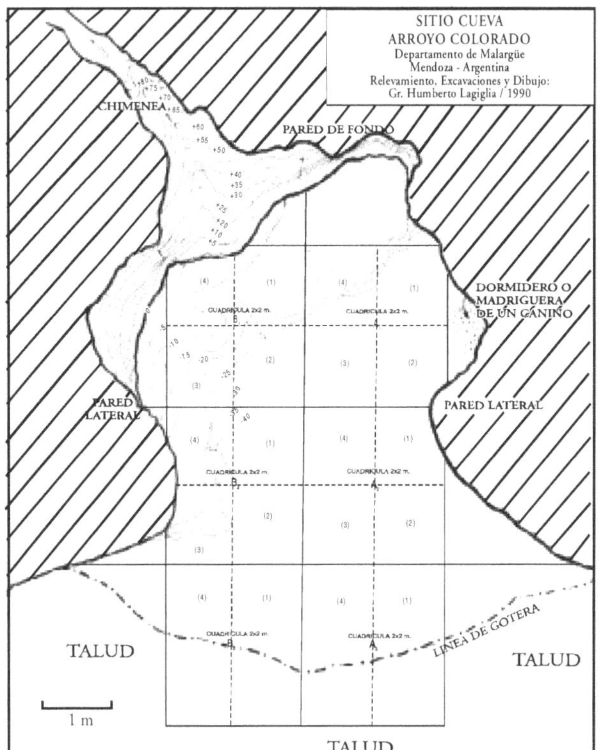

Figura 1: Planta de la cueva Arroyo Colorado mostrando la disposición de las cuadrículas excavadas. Levantamiento Lagiglia 1990.

de 3.000 años AP. Los fechados obtenidos son presentados en la Tabla 1.

En base a estos fechados, la presencia/ausencia de cerámica y la tipología de puntas de proyectil, se elaboró una secuencia de desarrollo cultural conformada por tres componentes, los cuales fueron caracterizados como pertenecientes a ocupaciones de cazadores-recolectores (Lagiglia *et al.* 1994a).

El primer componente (más reciente) esta caracterizado por la presencia de tecnología cerámica y puntas de proyectil alargadas con escotadura angular, de éste provienen los fechados de 1.380±70 y 770±80 años AP. El segundo componente es definido por la ausencia de tecnología cerámica y la presencia de puntas de proyectil de base redondeada con talla no regularizada. De este componente no se tienen fechados radiocarbónicos. El tercer componente presenta puntas triangulares y amigdaloides espesas. A esta unidad se le asocia el fechado de 3.190±80 años AP (Lagiglia *et al.* 1994a). Más allá de los estudios que restan por finalizar sobre los materiales de este sitio, el registro arqueofaunístico del lugar se ha revelado como una fuente de información muy importante sobre la subsistencia de los grupos humanos que habitaron la región.

Como parte de un proyecto arqueofaunístico regional del sur de Mendoza, se estudiaron durante 1995, junto a Adolfo Gil, el material óseo recuperado en la excavación de la cueva. Así se analizaron 1.090 especimenes óseos de los cuales se extrajo información referida al nivel taxonómico, edad, meteorización y alteraciones de la superficie ósea como marcas, fracturas y termo alteraciones (ver capítulo 1). Para el manejo estadístico de los materiales determinados se dividió la secuencia en solo dos componentes de los tres en los que originalmente se dividía la secuencia. El criterio que se utilizó para ésto fue la presencia-ausencia de tecnología cerámica (Gil y Neme 1996).

Todas las especies determinadas corresponden a taxones que se hallan presentes hoy en la región (Tabla 2), siendo *Lama guanicoe* la más abundante a lo largo de la secuencia. Todas las partes esqueletales del guanaco están presentes en ambos conjuntos pero los porcentajes de MAU muestran para el conjunto 2 (más temprano) una sobre representación de los cuartos traseros y delanteros (Gil y Neme 1995, 1996). Sin embargo los test estadísticos realizados muestran correlaciones significativas con la densidad global ósea (Elkin 1995) más que con los índices de utilidad desarrollados por Borrero (1990) y modificados por Lyman (1992, 1994).

Código Lab	Fechado (años AP)	Unidad	Material	Publicación
LP-447	770±80	A-2	Carbón	Lagiglia *et al.* 1994 a
LP-457	1380±70	B-2	Carbón	
LP-472	3190±80	A-2	Carbón	

Tabla 1: Fechados ^{14}C de Cueva Arroyo Colorado.

Esto puede estar mostrando un problema de equifinalidad entre utilidad y densidad global, donde las partes de alto rendimiento económico, preferentemente seleccionadas por los grupos, son a su vez las de mayor densidad mineral ósea (Lyman 1994). Aparentemente este problema de equifinalidad que muestra una presencia predominante de partes anatómicas de bajo rendimiento parece mostrarse en todos los sitios de cazadores-recolectores ubicados en reparos de nordpatagonia (Gil y Neme 1996). Ésto podría estar relacionado al uso que estas sociedades le daban a este tipo de sitios y que entre otras cosas muestran índices de fragmentación sumamente altos (Gil y Neme 1996).

Los resultados del análisis muestran un aumento en la diversidad taxonómica hacia los niveles más tardíos de la secuencia. Los análisis estadísticos muestran una importante correlación entre diversidad y tamaño de muestra (Gil y Neme 1996), lo que podría limitar nuestras interpretaciones sobre el número de taxones en los conjuntos. Sin embargo como se ve en la Figura 1, donde se muestra la planta de las excavaciones, la totalidad de la cueva fue excavada, incluyendo parte del talud, lo que dejó solo una pequeña superficie sin excavar del área total. De esta forma podemos sostener que casi la totalidad de la muestra ha sido recuperada, por lo que el problema del tamaño de muestra puede ser descartado (Lyman 1994). De esta forma, si dejamos de lado el problema del tamaño de muestra, las diferencias en la diversidad de taxones existentes entre los diferentes componentes de Cueva Arroyo Colorado pueden ser entendidas como una ampliación en el rango de explotación de las especies hacia los momentos más tardíos. De todas formas debe tenerse en cuenta también que será necesario descartar un problema tafonómico que puede estar afectando en forma diferencial a aquellas especies con huesos menos densos.

El registro de microvertebrados de Cueva Arroyo Colorado ha sido estudiado recientemente por el Lic. Atencio quien ha inferido a partir de este aspecto del registro la ausencia de cambios ambientales importantes (Atencio, 2000).

Taxón	Conjunto 1	Conjunto 2
Ave indet	1	1
Carnívoro indet	14	0
Canis sp.	3	0
Canis culpaeus	1	0
Lagidium viscacia	2	1
Dasypodidae indet	3	1
Artiodactyla indet	25	26
Lama guanicoe	215 (6)	132 (3)
Microvertebrados indet	X	X

Tabla 2: Lista de taxones presentes en Cueva Arroyo Colorado (Gil y Neme 1995). Para *Lama guanicoe* entre paréntesis el número mínimo de individuos. La X indica presencia.

Debido a que no se cuenta con análisis de los materiales líticos y cerámicos, se puede avanzar en otros aspectos de la subsistencia y funcionalidad del reparo para ninguno de los dos momentos planteados (3.100-1.400 años AP y últimos 1.400 años AP). Tampoco han sido estudiados los sitios al aire libre próximos (Arroyo el Desecho 4, Cueva de la India Embarazada) por lo que no han sido considerados para las interpretaciones regionales. Todos estos materiales están siendo actualmente analizados por el Dr. Lagiglia.

2-Localidad arqueológica Arroyo Malo

En el Valle del río Atuel, entre los 1.800 y 2.100 m.s.n.m, una serie de sitios arqueológicos conforman el área arqueológica Arroyo Malo. En ella se encuentran una importante cantidad de asentamientos localizados en reparos y a cielo abierto pertenecientes a diferentes momentos de ocupación. Numerosos arroyos de gran caudal convergen hacia el río Atuel desde ambas márgenes. El más importante por el caudal de agua que vuelca al río es el Arroyo Malo. Morrenas, terrazas glaciares y coladas basálticas se disponen en el paisaje conformando un ambiente muy heterogéneo, con características particulares dentro de la región. La presencia de arroyos, cuerpos lagunares, canteras secundarias de materia prima, producto de los arrastres glaciares, y vegas con parches de recursos se cuentan entre los atractivos para la ocupación humana de la región.

La laguna de origen glaciar de El Sosneado, es el cuerpo de agua más importante del área y en ella es posible encontrar pasturas a su alrededor y una renovada presencia de aves año tras año. Una colada basáltica proveniente del cerro El Sosneado recorre al este todo el lugar con una dirección aproximada norte-sur. En esta colada hay una gran cantidad de reparos de dimensiones variables que se muestran como lugar de refugio para el hombre y los animales.

En 1992 se realizaron trabajos tendientes a la localización de sitios arqueológicos en el área, que incluyeron sondeos en cuatro aleros y las ya mencionadas prospecciones en el arroyo La Manga. En las proximidades del arroyo Malo se detectaron tres aleros y otros cinco en las bardas contiguas a la Laguna el Sosneado. Los aleros sondeados fueron Cueva 3 de la Laguna El Sosneado (LeSos 3), Arroyo Malo 3 (AMA 3) y Cueva del Indio, unos 2 km aguas arriba de la laguna El Sosneado.

2a-Sondeo en LeSos 3

Sobre la margen Norte de la laguna glaciaria de El Sosneado a unos 2.100 m.s.n.m. hay una serie de reparos situados sobre una barda ubicada a unos 200 metros del nivel de la laguna, que corre en dirección sur-sureste (N 110º) y que está compuesta por andesitas de más de 50 m de altura. Los reparos se desarrollan de tanto en tanto, algunos de los cuales se abren en profundidad formando cuevas o aleros profundos. Fueron numerados de este a oeste como Cuevas de 1 a 5. Los dos primeros se encuentran muy próximos entre sí, el tercero está separado de estos por unos 100 metros y los dos últimos se encuentran próximos entre sí a unos 60 m del alero 3 (LeSos 3).

Durante 1992 se sondeó LeSos 3, escogiéndose éste ya que es el más grande y no presenta filtraciones en su superficie. En este lugar se practicaron dos sondeos de 50 cm por 50 cm. (Figura 2). El primero se profundizó hasta los 60 cm

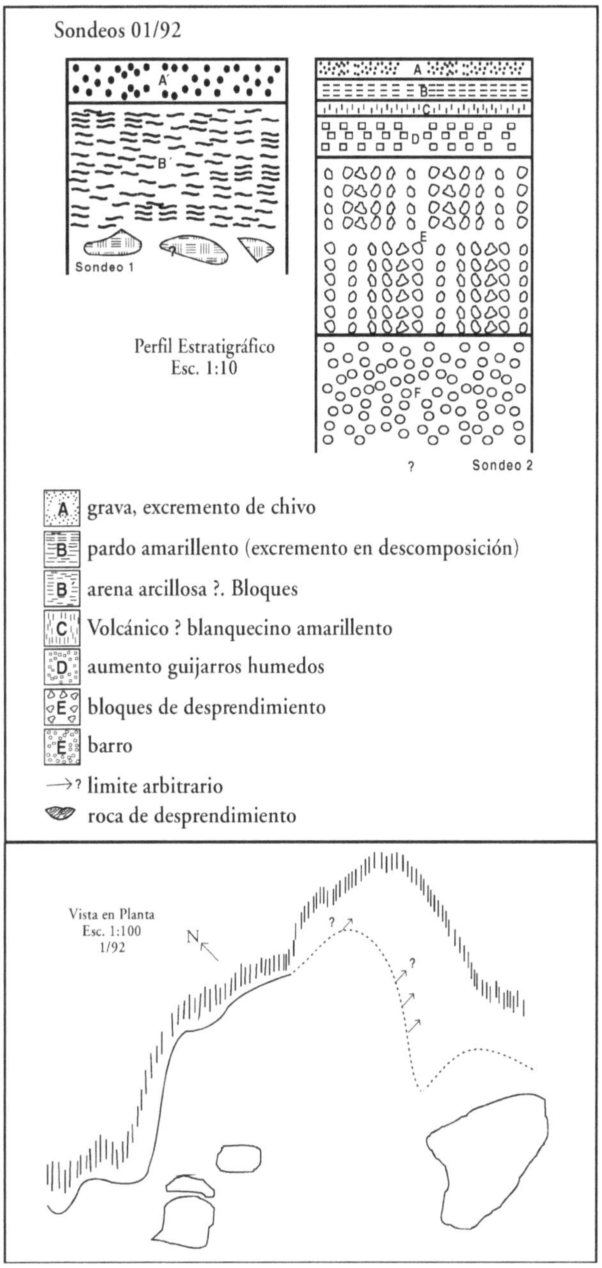

Figura 2: Perfil estratigráfico y planta de la Cueva 3 de la Laguna El Sosneado (01/92).

siguiendo niveles artificiales de 10 cm. En este caso no se recuperaron restos culturales, sólo muy poco carbón y algunos fragmentos óseos indeterminados y numerosos restos de microvertebrados (Tabla 3). El segundo de los sondeos se excavó hasta los 70 cm empleando también niveles artificiales de 10 cm. En este caso se encontraron restos de microvertebrados, algunos fragmentos óseos indeterminados, una lasca y un instrumento (Tabla 4).

2b-Sondeo en Cueva del Indio

Unos tres kilómetros aguas arriba de la laguna El Sosneado y a unos 2.200 m.s.n.m, se encuentra la Cueva del Indio. Esta se desarrolla sobre la misma barda andesítica de los reparos anteriores, pero en este caso el tamaño es considerablemente mayor, con una abertura de 30 m de ancho y una profundidad también de 30 m. Las amplias dimensiones se deben a que por encima de ella escurre un importante colector de aguas temporales que caen en forma de cascada. Esto por un lado facilitó la profundización de la cueva, pero por otro se ha depositado un cierre natural de derrubios sobre la entrada, que tiene más de 20 m de altura. Este cono también cubre la totalidad del área excavable dentro y fuera del reparo. Sin embargo se intentó localizar material enterrado a través de un sondeo de 1 m por 1 m practicado en el lado oeste del reparo a la altura de la línea de gotera. La excavación alcanzó una profundidad de 1,80 m, lo que no fue suficiente para superar la capa de derrubios y por lo tanto no se pudo constatar la presencia de materiales culturales. Las características del reparo y su proximidad al cauce principal del río Atuel hacen de este lugar un sitio favorable para el asentamiento humano, por lo que consideramos que en el futuro se deberían ampliar los trabajos.

Nivel	1	2	3	4	5	6
Vegetales				3		
Óseo determinable						1
Óseo indet.		24		2		15
Ecofactos		4				8
Microvertebrados	X	X	X	X		X
Carbón						X

Tabla 3: Materiales de LeSos 3. Sondeo 1. Enero de 1992.

Nivel	1	2	3	4	5	6	7
Producto de talla					1		
Artefactos					1		
Óseo indet.				6		11	
Óseo det.			2				
Ecofactos				2		18	
Carbón				X			
Microvertebrados	X	X	X	X		X	X

Materiales del sitio LeSos 3. Sondeo 2. Enero de 1992.

3-Sitio Arroyo Malo 3 (AMA 3)

Durante las prospecciones de 1992 se practicó un sondeo en la cueva número tres del Arroyo Malo, ubicada sobre la margen izquierda del mismo a una altura de 2.000 m.s.n.m.. Su localización por GPS es de 34º 52´22" Lat Sur y 69º 54´ 14" Long. Oeste. El alero tiene una abertura de 13 m, una profundidad de 7,5 m y la altura es de 3 m. Está orientado con una dirección aproximada oeste-este y la superficie excavable del mismo es de aproximadamente 25 m^2 (Figura 3 y 4). Las dimensiones de este sondeo fueron de 50 cm por 50 cm y se excavaron 9 niveles artificiales de 10 cm, alcanzando así a una profundidad de 92 cm. Durante el transcur-

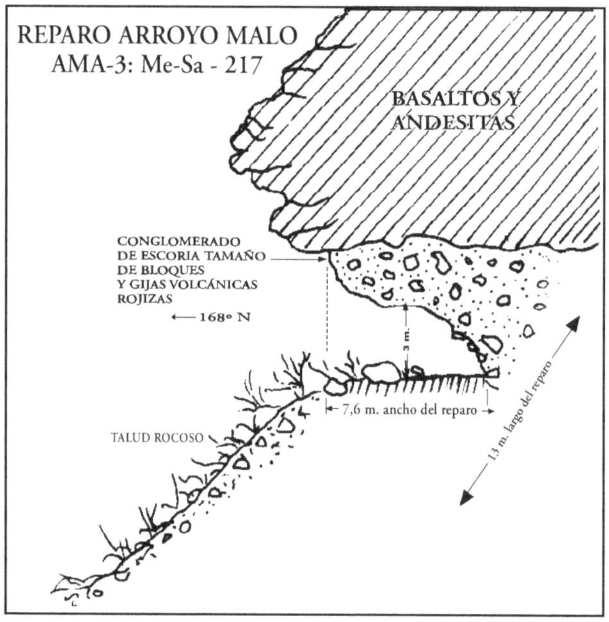

Figura 3: Perfil del alero Arroyo Malo 3. Relevamiento y dibujo, Lagiglia 1992.

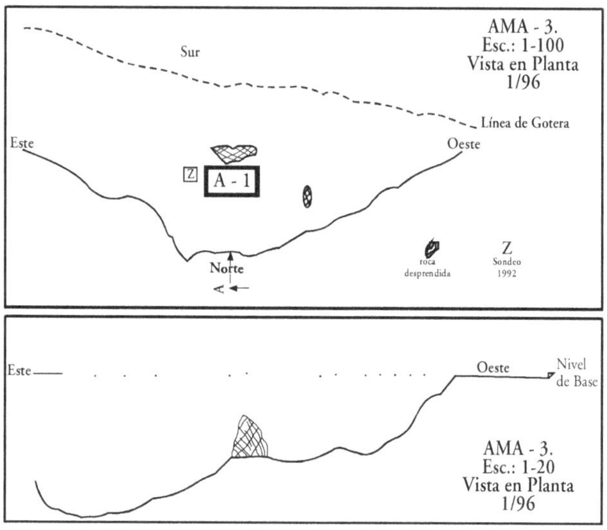

Figura 4: Planta mostrando la disposición de las cuadrículas y topografía del piso del alero AMA 3.

so de los trabajos se recuperó material arqueológico en todos los niveles, principalmente productos de talla, carbón y microvertebrados (Tabla 5).

3a-Estratigrafía y Cronología

Por los resultados positivos obtenidos en este sondeo se realizaron dos campañas sucesivas en el sitio, la primera en enero de 1995 y la segunda en febrero de 1996. Los trabajos consistieron en una cuadrícula de 2 m por 1 m ubicada aproximadamente en el centro del reparo, al oeste del sondeo realizado en 1992 y siguiendo un eje oeste-este paralelo a la abertura de la cueva (Figura 4). Entre las campañas de 1995 y 1996 se excavaron en total 35 niveles de 5 cm hasta alcanzar la roca de base. De esta forma quedó expuesta una secuencia de 1,75 m, que si bien en su aspecto general es muy homogénea, se pudieron diferenciar tres estratos principales en base a cambios en la granulometría y coloración de los sedimentos. Los geólogos Marcelo Zárate y Sergio Dieguez fueron quienes caracterizaron la sedimentología de la cueva y los procesos que llevaron a la formación de los estratos en ella contenidos (Figura 5) (Dieguez y Neme 2003). El primer cambio importante en la estratigrafía fue una diferencia de color hacia los 45 cm, manifestado por el pasaje de un sedimento gris parduzco a uno color gris claro, predominando un sedimento arenoso con clastos de variados tamaños, desde sábulo hasta bloques de 250 mm. En su mayoría los clastos provienen de desprendimientos de la roca del techo. Luego, entre los 75 cm y los 145 cm continúa el mismo sedimento pero mostrando una inclinación de 22º hacia el norte (interior del alero). Por debajo de esta zona, el sedimento se hace más fino y homogéneo con una coloración gris oscuro en húmedo. En estos niveles es posible observar una disminución de la fracción psamítica que se mantiene constante a lo largo de la secuencia. Finalmente, esta última unidad apoya directamente sobre la roca de base (Dieguez y Neme 2003). Cuatro muestras de carbón disperso en capa fueron seleccionadas para ser datadas por radiocarbono, tres se dataron con el método convencional y la más profunda por contar con muy poca cantidad de carbón se fechó por AMS. Los resultados de estos cuatro fechados son presentados en la Tabla 6.

Nivel	Sup.	1	2	3	4	5	6	7	8	9
Prod de talla	1		3	5	7		4	2	6	
Óseo det.					2	2	1			
Óseo indet.					7		5		15	12
Vegetales				1				7	5	6
Carbón		X	X	X		X	X		X	X
Microvertebrados			X	X	X	X	X	X	X	X

Tabla 5: Materiales recuperados en el sondeo de 1992 en el reparo AMA 3. La X indica presencia.

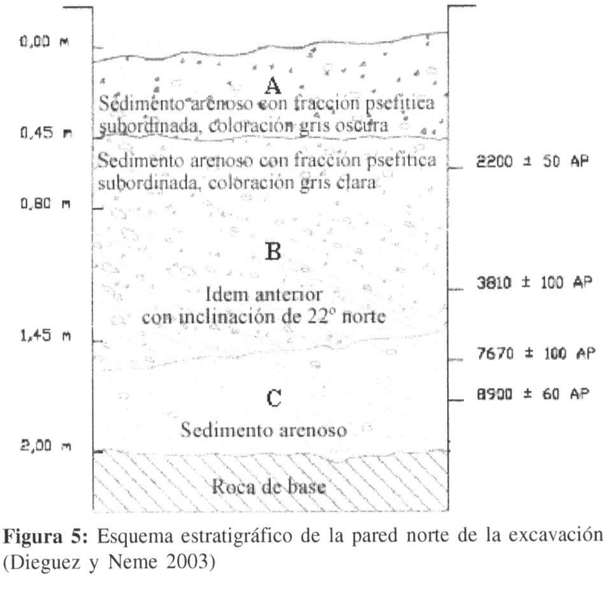

Figura 5: Esquema estratigráfico de la pared norte de la excavación (Dieguez y Neme 2003)

Toda la secuencia es muy rica en materiales culturales, la Tabla 7 muestra la distribución por nivel de las diferentes clases de elementos recuperados. Posteriormente se cuantificaron los hallazgos ponderando la cantidad de material por metro cúbico de sedimento extraído (Figura 6). Esta ponderación se llevó a cabo debido que a partir del nivel 20 comenzó a aflorar la roca de base desde el oeste de la cuadrícula y por lo tanto la superficie de excavación se fue reduciendo a medida que profundizábamos la misma. De esta forma a partir del nivel 28 la superficie excavable se había reducida a la mitad.

En la Figura 6 se pueden observar algunas cuestiones importantes para destacar. En primer lugar, los restos faunísticos por nivel covarían positivamente con los elementos líticos y los restos vegetales. Recién a partir del nivel 30 comienzan a separarse pero sólo en cantidad, aunque siguen comportándose de manera muy similar. De esta forma cuando aumentan los restos líticos también lo hace el material óseo y cuando disminuye uno también disminuye el otro. Esta correlación puede estar mostrando que los restos faunísticos recuperados en el sitio se deben casi exclusivamente a actividad humana y difícilmente hayan sido depositados en el reparo por acción de predadores o por muerte natural. De haber sido así se esperaría un patrón inverso en el cual cuando se produce un aumento de actividad humana, indicada en el registro por la presencia de ma-

Cuadrícula	Nivel	Fechado (años AP)	Material	Cod del Lab
A-1	12	2.200±50	Carbón	LP 958
A-1	24	3.810±100	Carbón	LP 946
A-1	31-32-33[1]	7.670±100	Carbón	LP 783
A-1	35	8.900±60	Carbón	AA 26193

1 Debido a la escasa cantidad de carbón disperso en las capas se envió una muestra de los tres niveles arriba mencionados a fin de completar los 10 gramos requeridos por el laboratorio.

Tabla 6: Lista de fechados del sitio AMA 3.

Nivel	1	2	3	4	5	6	7	8	9	10	11	12	13	14	15	16	17	18	19	20	21	22	23	24	25	26	27	28	29	30	31	32	33	34	35
Óseo indet	3	3	22	30	51	31	30	50	27	29	54	42	22	29	25	61	42	114	33	101	57	101	68	21	104	64	54	54	43	39	51	27	64	22	21
Óseo det.																																			
Prod de talla	3	8	24	8	23	19	23	40	27	13	19	31	20	27	26	29	39	51	23	96	84	124	69	36	80	37	15	23	7	13	7	8	8	1	6
Instrumentos				1	1						1	2							2	1			1											1	
Vegetales	2	1			4		1					1			1			4			1									2					
Ecofactos		1			2		2	3	1	2	1	2	3	7	4		4			1	2	2		1	3	2	8		1	2		5	4	2	1
Carbón	x	x	x	x	x	x	x	x	x	x	x	x	x	x	x	x	x	x	x	x	x	x	x	x	x	x	x	x	x	x	x	x	x	x	x
Microvertebrados	x	x	x	x	x	x	x	x	x	x	x	x	x	x	x	x	x	x	x	x	x	x	x	x	x	x	x	x	x	x	x	x	x	x	x

Tabla 7: Materiales por extracción del sitio Arroyo Malo 3.

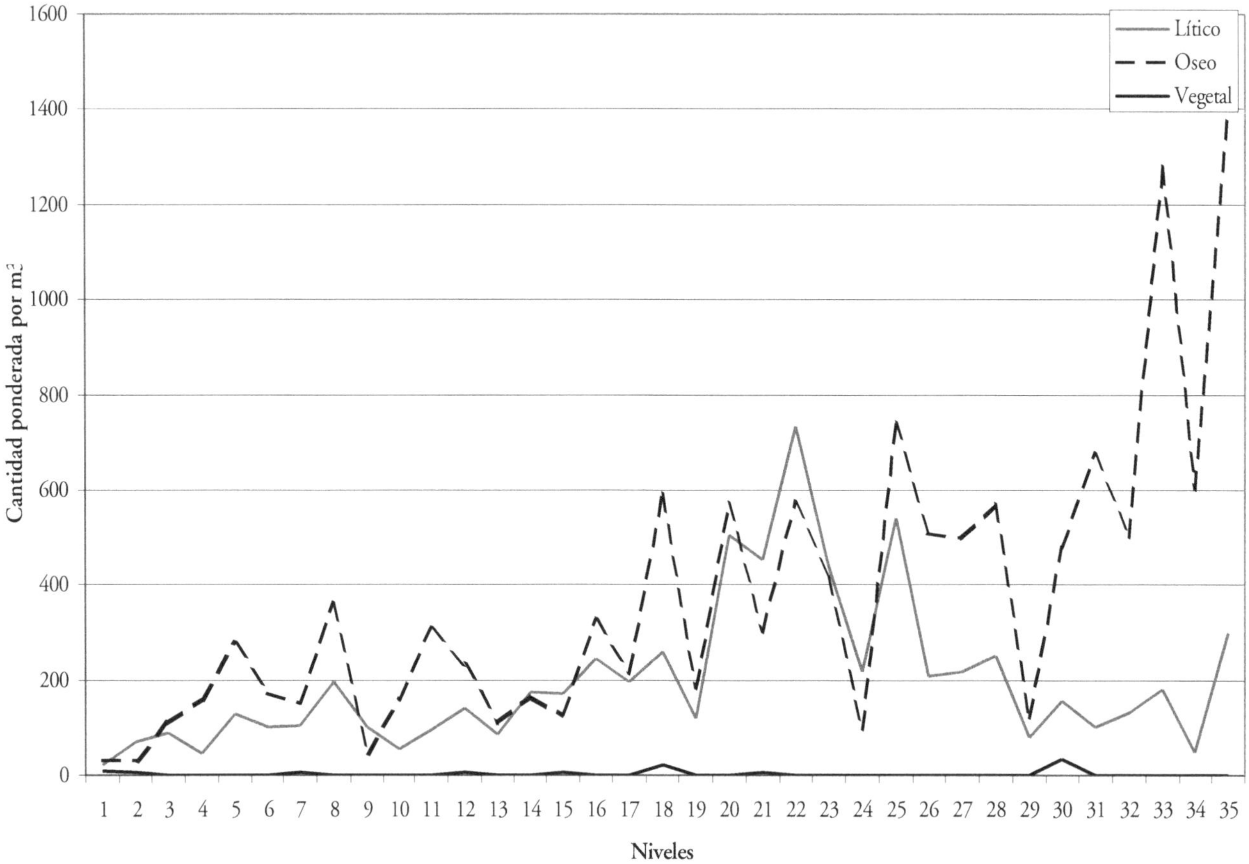

Figura 6: Materiales de AMA 3 ponderados por nivel (m^3 de sedimento).

teriales líticos, debería haber una disminución de los restos de fauna, ya que difícilmente el alero haya sido ocupado simultáneamente por el hombre y el resto de los animales. La alta presencia de huesos fracturados, así como también de marcas, es concordante con la idea de una explotación humana de las especies presentes en el reparo. Consideramos a este punto de suma importancia ya que es bien conocido que los aleros y cuevas son lugares donde convergen diversas especies, utilizándolas como madrigueras, dormideros o lugares para alimentarse (Andrews 1990).

Otro aspecto que llama la atención es la alta tasa de depositación que se presenta en los alrededores de los 4.000 años AP, donde se marca un pico de densidad que puede haber llegado hasta los 3.000 años AP. En cuanto a los niveles inferiores, entre los 7.000 y 9.000 años AP, y si bien el número de materiales recuperados es pequeño, la ponderación realizada parece indicar un aumento exponencial en los restos de fauna encontrados. Por otro lado la Figura 7 muestra las cantidades de elementos óseos de microvertebrados en relación a la cantidad de material cultural del mismo reparo. Como puede observarse, las curvas son totalmente opuestas, cuando aumentan los materiales culturales disminuyen los microvertebrados y a la inversa. Esto parecería indicar que durante los momentos en que el reparo fue utilizado por las poblaciones humanas los microvertebrados se alejaron del mismo. Esta interesante correlación negativa entre registro arqueológico/microvertebrados podría estar mostrando que la presencia de estos últimos en la secuencia no se debería a consumo por parte del hombre (Neme *et al.* 2002).

Como una forma de ordenar la información se dividió arbitrariamente la secuencia en tres unidades temporales y se

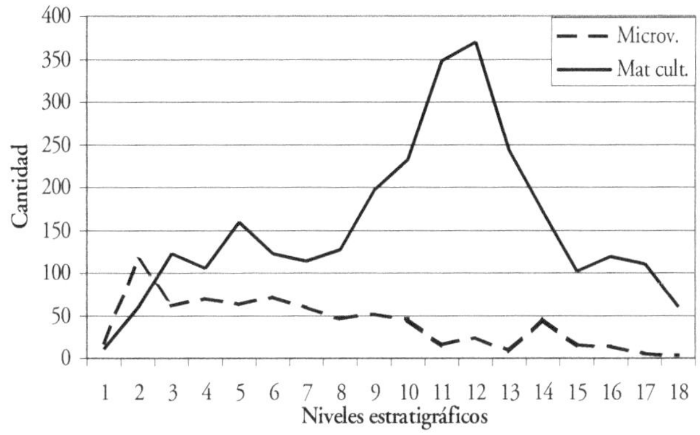

Figura 7: Comparación de las cantidades de materiales culturales vs. NISP de microvertebrados por extracción (las extracciones se agrupan de a dos).

compararon los materiales que aparecían dentro de cada una de ellas. Las unidades temporales fueron divididas exclusivamente en base a los fechados radiocarbónicos obtenidos. La unidad 3 va desde los 8.900 años AP (nivel 35) a los 3.810 años AP (nivel 24). La unidad 2 de los 3.810 años AP (nivel 24) a los 2.200 años AP (nivel 12) y la unidad 3 corresponde a los últimos 2.200 años AP (nivel 1 al 12). En la Tabla 8 se muestran los materiales por cada uno de los conjuntos definidos.

3b-Análisis Faunístico

En total se recuperaron 1.660 especímenes óseos, de los cuales han podido ser determinados en algún nivel taxonómico (o se pudo extraer algún otro tipo de información de la relevada en nuestros análisis) solo 111 (6,68 %). En la Tabla 9 se muestran los valores de NISP por conjunto, para cada nivel taxonómico. Este bajo índice de identificación muestra la alta tasa de fragmentación del material.

Como puede observarse, el género *Lama* sp es el mejor representado en el sitio (se incluye la especie *Lama guanicoe*). El conjunto más tardío es el que presenta la mayor diversidad taxonómica, conteniendo un total de seis categorías que se excluyen entre sí. Este conjunto es a su vez el único que presenta fauna introducida, a través de la presencia de la subfamilia Caprininae. Este aumento en el número de taxones entre el componente más antiguo (componente 3) y el más tardío (componente 1) cobra mayor importancia dado que el valor de NISP más alto está en el componente 3. Por lo tanto podemos inferir que el tamaño de muestra no esta influyendo en la comparación entre ambos conjuntos.

	Conjunto 1	Conjunto 2	Conjunto 3
Instrumentos	5	4	1
Prod de talla	193	613	206
Mat. Óseo det.	32	35	44
Mat. Óseo indet.	392	655	502
Vegetales	9	6	3
Ecofactos	17	25	28
Micromamíferos	452	187	83
Carbón	X	X	X
Totales	1.131	1.477	870

Tabla 8: Materiales de la cuadrícula A-1 del sitio Arroyo Malo 3.

Taxónes	Conjunto 1	Conjunto 2	Conjunto 3
Mamífero indet.	5	7	6
Mamífero grande indet	5	5	5
Mamífero chico indet.	0	0	2
Carnivora indet.	1	0	1
Dasypódidae indet.	2	2	1
Chiroptera indet.	1	0	0
Ave Grande indet.	0	0	1
Ave chica indet.	2	0	0
Ave indet.	1	0	1
Artyodáctila indet.	2	0	2
Caprininae indet	1	0	0
Lama sp	2	4	2
Lama guanicoe	1	0	6
Indeterminados	9	17	17
Total	32	35	44

Tabla 9: Lista de taxones presentes en AMA 3.

Al igual que en el sitio Cueva Arroyo Colorado, contrasta la baja diversidad taxonómica con respecto a los sitios del piedemonte excavados por Durán, como son el caso de Cueva de Luna o Alero Puesto Carrasco (Neme *et al.* 1995, Neme *et al.* 1998; Gil y Neme 1996; Durán 1997). Por último lado, el alto índice de fracturas parece ser una constante en los aleros del sur de Mendoza (Gil y Neme 1996), característica que se repite en este lugar y que contrasta con el bajo índice de meteorización observado en la muestra (Los grados de meteorización predominantes para los especímes óseos de AMA 3 son 1 y 2). Estos bajos niveles de meteorización y altos niveles de fractura podrían estar indicando actividad humana a través del consumo de médula ósea, las fracturas y marcas presentes apoyan esta idea. El alto porcentaje de fragmentación dificulta el trabajo de determinación taxonómica, sólo siete especímenes óseos han podido ser determinados a nivel de especie dentro de una muestra de 1.660 huesos.

3c-Análisis lítico

Un total de 1.091 instrumentos y productos de talla fueron recuperados durante las excavaciones de la cuadrícula A1 (Tabla 10). Los tres conjuntos muestran un predominio del basalto y la obsidiana como materias primas principales, constituyendo entre las dos más del 95 % del total en todos los conjuntos. Pese a esto hay una importante diversidad de materias primas, incluso superior a otros sitos de la región (Tablas 11 y 12). Del estudio del área de captación de recursos en el lugar, surge que tanto la obsidiana como el

TIPO	1	2	4	5	6	7	8	9	10	11	12	13	14	15	16	17	18	19	20	21	22	23	24	25	26	27	28	29	30	31	32	33	34	36	0/10	21-23	SN	Total general
Lasca secundaria				1		1	1								1		1				1	4		1	1				1	1							1	15
Lasca dorso natural																										1											1	2
Lasca angular		1	2		2	2		1		4	1	5	4		7	10	8	3	16	14	21	9	4	10	3	5	9	3	1	2	2	3		2		4	2	160
Lasca arista															1				2		1	2			2	3												11
Lasca plana															2	1			1		2	2	1	1	2		2											14
Microlasca	3	6	10	8	6	8	9	11	4	8	12	6	8	11	9	18	33	17	58	47	71	38	22	55	16	2	4	2	9	3	5	5		2		15		538
Reactiv. directa			3	1		1	2	1	1					1	1	1	2		1	5	4				1		1			1						1		28
Reactiv. inversa					1		1	1		1																												4
Ultramicrolasca			5	6	9	9	19	9	8	3	13	7	10	11		4	4		5	7	11	7	2	9		2	1									1		162
No diferenciada		1	3	6	1	1	8	3		3	1	1	3	2	8	4	1	2	3	7	7	3	2	1	10	1	2	2	1		1		1	2		1		92
Frag. natural				1							1																											2
Form. unifacial											1	1							1	1																		4
Núcleo													1														1											2
Lasc. con rastro																																					1	1
Mano						1		1																														2
Form. bifacial																			1														1		1	1	1	5
Nódulo			1								2		1												1													5
Adelg. bifacial														1		1	2		8	3	4	4	4	2	1		2		1							1		32
Primaria																		1			1			1														3
?																											1											1
Adelg. bif/react dir																					1																	1
Adelg. bif/angu																										1												1
React/form. unif.																							1															1
Total general	3	8	24	23	19	23	40	27	13	19	31	20	27	26	29	39	51	23	96	84	124	69	36	80	37	15	23	7	13	7	8	8	2	6	1	24	6	1091

Tabla 10: Categorías líticas por extracción en Arroyo Malo 3.

TIPO	Sílice	Riolita	Cuarzo	Cuarcita	Basalto	Obsidiana	Arenisca	Indet	Toba	16	1/2	1?	4E	Pomes	ver	Total general
Lasc. secundaria	5				10											15
Lasc. dorso natural	1				1											2
Lasc. angular	31	1		1	96	21		2	1	1	3	1	1			160
Lasca de arista	2			1	8											11
Lasca plana	5				9											14
Adelg. bifacial	9				20	5										34
Microlasca	120			2	330	84		4		1						538
Ractivación directa	6		1		3	18										28
Reactivación inversa						4										4
Ultramicrolasca	24			1	89	46		1		1						162
No diferenciado	17	2	1	2	54	16										92
Fragmento natural															2	2
Format. unifacial	1				2	1										4
Núcleo	1				1											2
Lasc. c/rastro compl.						1										1
Mano						1									1	2
Format. bifacial	1			1	3											5
Nódulo	1				1		1							1	1	5
?	1															1
Adelg. bif./react dir.						1										1
Adelg. bif/angular					1											1
React/form. unif.	1															1
Primaria	1				2											3
Total general	159	3	2	8	630	198	1	7	1	3	3	1	1	1	4	1091

Tabla 11: Categorías líticas por tipo de materia prima en Arroyo Malo 3.

MATERIA PRIMA	1	2	4	5	6	7	8	9	10	11	12	13	14	15	16	17	18	19	20	21	22	23	24	25	26	27	28	29	30	31	32	33	34	36	0/10	21-23	Tot. general
Sílice		3	4	6	6	4	7	11	5	7	9	5	5	5	8	12	10	3	16	15	26	15	6	15	9		6		3	1				3		3	157
Riolita													1			1								1													3
Cuarzo													1																	1							2
Cuarcita		1				1		1	2										1							1									1		8
Basalto	1	2	9	10	4	10	20	6	3	5	11	10	12	17	11	15	33	19	58	55	88	50	25	49	22	12	15	6	10	3	7	7	2	2		18	627
Obsidiana	2	2	11	6	9	7	13	8	3	7	8	5	6	4	10	11	8	1	16	11	9	4	5	14	5	2	2	1		2	1	1				3	197
Arenisca											1																										1
Indeterminado																			5						1									1			7
Toba																								1													1
Pomes											1																										
ver				1		1		1			1		1							3	1																9

Tabla 12: Materias primas por extracción en Arroyo Malo 3.

sílice serían materias primas no locales, mientras que el resto, fundamentalmente el basalto, puede estar disponible en las diversas formaciones de cordillera, o en forma de rodados en el cauce y planicie aluvial del arroyo Malo y del río Atuel. Tanto la obsidiana como el sílice van incrementando su participación dentro de la muestra desde los niveles más tempranos hacia el tardío.

El tipo de elemento recuperado en el componente más antiguo (extracciones 24 a la 35) parece mostrar un rango de actividades bastante limitadas donde sólo un fragmento de instrumento, (fragmento proximal de punta de basalto), ha sido recuperado (Figura 8). En el caso del conjunto 2 (2.200-3.800 años AP). La actividad más importante que podría haberse desarrollado es la confección o reparación de instrumentos líticos. Es en este momento donde los productos de talla se muestran en mayor número. Si a esto le sumamos la alta cantidad de fragmentos óseos podríamos decir que este lapso ha sido el de mayor intensidad en la ocupación del alero. Esto debería corroborarse con una ampliación del área excavada ya que la

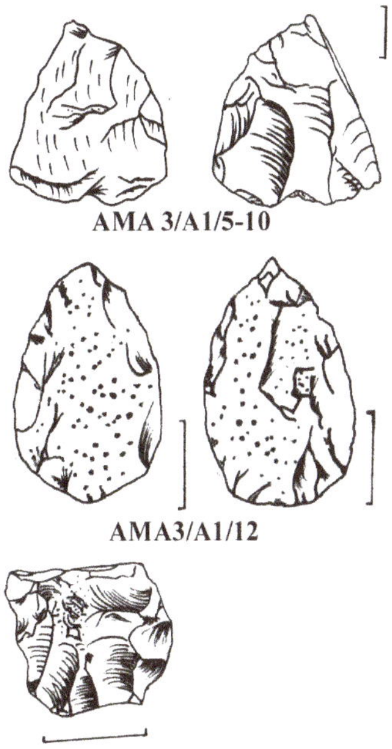

Instrumentos correspondientes a los últimos 2.200 años AP. (N° 5-10 cuarcita. N° 12 basalto; N° 10 calcedonia).

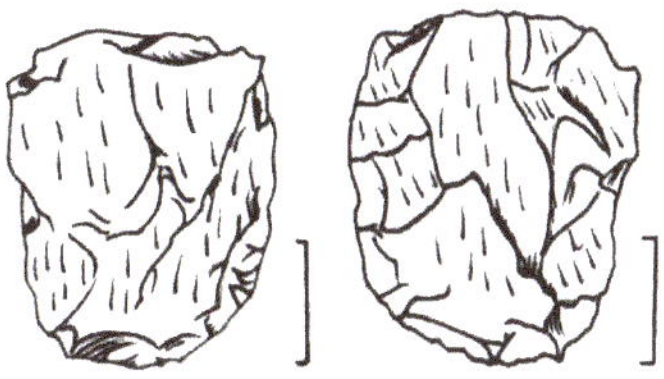

Fragmento basal de punta (basalto) fechada en 8.900 años AP.

Figura 8

ponderación del material óseo recuperado en el componente más antiguo muestra una alta tasa de restos óseos para estos momentos. Los instrumentos recuperados en este conjunto tanto de formatización unifacial como bifacial son de formatizaciones sumarias tales como lascas con retoques marginales.

El componente más tardío (de los últimos 2.200 años AP) es el que presenta la mayor proporción de obsidiana, alcanzando casi la misma cantidad que el basalto y mostrando además un importante aumento en la proporción de las silíceas.

La Figura 9 muestra el comportamiento de los productos de talla por lapso temporal en la que pueden verse cambios poco significativos a través del tiempo (en la categoría microlascas se incluyen las lascas de adelgazamiento bifacial, microlascas y ultramicrolascas). La diferencia más importante es el aumento de microdesechos en los dos conjuntos más tardíos.

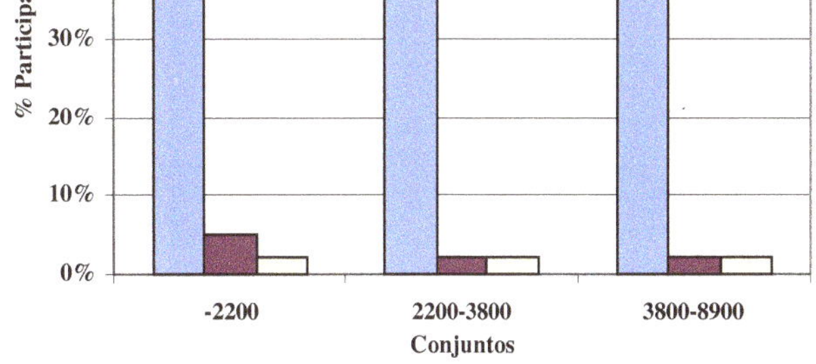

Figura 9: Porcentajes de los diferentes productos de talla por lapso temporal en AMA 3.

3d-Funcionalidad de AMA 3

Tanto el tipo de materiales encontrados como la abundancia de los mismos parecen mostrar una baja frecuencia de ocupación del reparo. Este pudo haber sido utilizado como lugar de refugio en ocasiones especiales como accidentes climáticos (ver Gomez Otero 1995). Durante estas ocupaciones, se habrían realizado actividades limitadas, evidenciado por una baja diversidad artefactual. Entre las actividades desarrolladas podrían contarse la talla y re acondicionamiento de instrumentos, así como el procesamiento de vertebrados.

El componente mas tardío (últimos 2.200 años) podría comprender un rango de actividades mayor que incluiría el procesamiento de recursos vegetales, la confección y reparación de instrumentos y el procesamiento y consumo de animales. La posición del reparo ubicado próximo a la desembocadura del arroyo Malo en el río Atuel, permite una amplia visión de un sector del valle de este río, así como del valle del arroyo Malo. Esto nos permite pensar que pudo ser utilizado como un emplazamiento para la localización de animales (estación en el sentido de Binford 1980).

Los restos faunísticos evidencian el consumo de un rango limitado de especies, que estarían siendo aprovechadas en forma intensiva, dado su alto grado de fracturación. La presencia de elementos de molienda en el componente más tardío, indica por un lado el procesamiento de restos vegetales y probablemente una recurrencia mayor al lugar. Un número mayor de instrumentos descartados en comparación con los componentes más tempranos puede estar mostrando la presencia de un tipo de estrategia con mas énfasis en el componente expeditivo que el de los grupos antecesores.

En resumen, Arroyo Malo 3 presenta características que pueden ser atractivas para la ocupación humana. En primer lugar su ubicación hacia el final de una barda sobre una de las márgenes del río Atuel da una vista panorámica de ese sector del valle que abarca decenas de kilómetros. La proximidad al Arroyo Malo permite tener abundante agua en cualquier época del año así como una importante cantidad de leña en los alrededores. Su orientación posibilita el abrigo de los vientos que se encajonan por el valle y durante el verano, al mediodía, el lugar es calentado por los rayos del sol que penetran hasta altas horas de la tarde. Su localización entre dos pisos ecológicos bien diferenciados, el piedemonte andino aguas abajo y la alta cordillera con acceso a las vegas, aguas arriba, le habría permitido a los grupos de cazadores-recolectores un rápido acceso a diferentes tipos de recursos. Si bien las características del clima en este lugar son bastante más duras durante el invierno, el emplazamiento presenta posibilidades de ser ocupado durante todas las estaciones, a excepción de aquellos años muy nevadores, en los cuales la nieve climática puede durar meses sin retirarse (ver capítulo 1).

En los últimos 2.200 años AP se piensa que, a juzgar por la depositación de materiales, las ocupaciones debieron ser más bien esporádicas y por períodos cortos de tiempo. De todas formas, la presencia de elementos de molienda puede estar mostrando un aumento en la permanencia de las ocupaciones para los últimos 2.200 años AP. En cuanto al tipo de especies vegetales que habrían sido explotadas, y si bien no se han recuperado semillas, la presencia de *Cassia arnottiana* en los alrededores hace suponer que éste pudo haber sido el tipo de vegetales procesados en el lugar. Este arbusto, que está presente a esta altitud, se concentra en forma de parches, dando anualmente una abundante cantidad de vainas con semillas que pueden ser fácilmente recolectadas. Una experiencia realizada en ese lugar durante el mes de enero, que es cuando las vainas se encuentran en condiciones de ser recolectadas, mostró que dos mujeres en 20 minutos pueden recolectar una cantidad importante de chauchas, sin agotar el recurso en el parche. El peso total recolectado durante los 20 minutos por las dos recolectoras fue de un kilo y medio (cada planta tiene un promedio de 50 gramos en chauchas).

Dentro de una secuencia bastante homogénea los cambios más importantes están dados por las diferencias en las proporciones de materias primas representadas, las cuales muestran una mayor disponibilidad de obsidiana hacia el tardío. Los cambios en la diversidad de especies animales explotadas muestran una mayor diversidad taxonómica hacia el tardío (esto será discutido más adelante). Por último, llama la atención la ausencia de cerámica de la cual no ha sido recuperado ningún fragmento en ningún momento de la secuencia, sobre todo considerando que para el valle del río Grande la presencia de esta tecnología está registrada desde unos 2.000 años AP (Durán 2000).

4-Sitios Arroyo Malo 4, Arroyo Malo 5 y Arroyo Malo 6

Durante 1995, mientras se realizaban las excavaciones en los sitios AMA 3 y AMA 1 se prospectó el valle del arroyo Malo localizándose dos aleros de la misma formación rocosa de AMA 3 los que se denominaron AMA 5 y AMA 6. También fue relevado un reparo conformado por una roca de gran tamaño localizada sobre la planicie aluvial del arroyo que tenía construido un pircado de tiempos históricos pero que no fue sondeado (AMA 4). Los sitios AMA 5 y AMA 6, se encuentran unos 2.000 metros aguas arriba del sitio AMA 3 sobre la margen izquierda del Arroyo Malo. El valle de este arroyo comienza a estrecharse aguas arriba y las paredes de ambas márgenes caen casi verticalmente producto de la erosión glaciaria pleistocénica que afectó profundamente la región (Volkheimer 1978). En 1996 se practicaron sondeos de 50 cm por 50 cm en estos dos reparos alcanzándose profundidades de 55 cm en AMA 5 y de 30 cm en AMA 6. En el caso de AMA 5 no se registraron materiales culturales solo algo de carbón algunos ecofactos y restos vegetales. En el caso de AMA 6 aparecieron algunos productos de talla restos óseos y carbón entre otros (Tabla 13). Por los escasos restos orgánicos recuperados no se poseen fechados radiocarbónicos de ninguno de estos sondeos.

Niveles	1	2	3
Lítico (prod. de talla)		1	1
Óseo indet			3
Carbón		X	X

Tabla 13: Materiales del sondeo en Arroyo Malo 6.

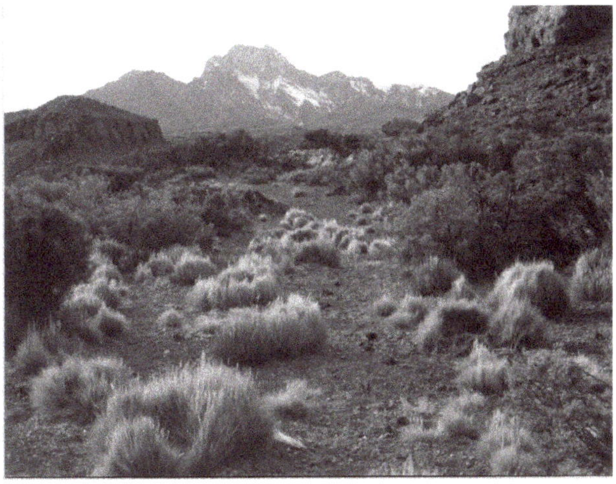

Figura 11: Vista del sitio AMA 1, al fondo se ve el cerro El Sosneado de 5200 m.s.n.m.

5-Sitio Arroyo Malo 1

Este es un sitio a cielo abierto emplazado sobre una morrena de origen glaciario en la margen izquierda del Arroyo Malo y próxima a la desembocadura de este en el río Atuel. Su ubicación con GPS es de 34º 51' 01" Lat Sur y 69 º 53' 11" de Long Oeste (Figuras 10 y 11).

Durante los veranos de 1995 y 1996 se realizaron sendas campañas en las que se excavó un área de 12 m^2 divididas en tres cuadrículas y se hicieron relevamientos superficiales sistemáticos de los materiales superficiales. Como se observa en la Figura 10, el emplazamiento se halla recostado sobre una superficie aterrazada que conforma la morrena. Esta morrena donde apoya el sitio tiene una pendiente suave con una dirección aproximada norte-sur. Por este motivo se decidió plantear las cuadrículas en tres niveles diferentes siguiendo esta misma dirección. De esta forma A 1 es la cuadrícula que se excavó en el nivel más bajo y A 3 la del nivel más alto, en el medio fue ubicada A 2. Desde A 1 a A 3 hay una distancia de 99 metros, siendo el largo total del sitio 234 m (Figura 12). La elección del lugar donde se emplazaron las cuadrículas buscó obtener una muestra de las diferentes áreas dentro del sitio y ver de qué forma se comportaban los materiales en el mismo. Para la elección de los lugares en los diferentes niveles se puso especial cuidado en que las cuadrículas no cayeran en superficies de acarreo o pequeñas cárcavas.

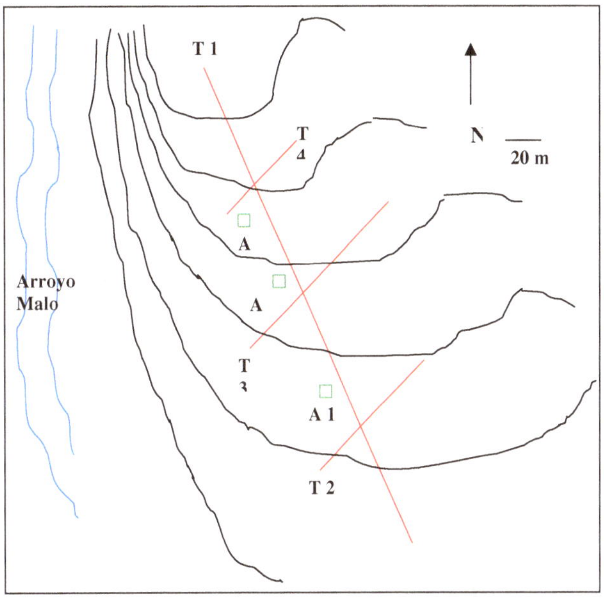

Figura 12: Plano de Arroyo Malo 1 donde se ve la disposición de las cuadrículas (A 1, A 2 y A 3) y de las transectas de relevamiento superficial (T 1, T 2 y T 3).

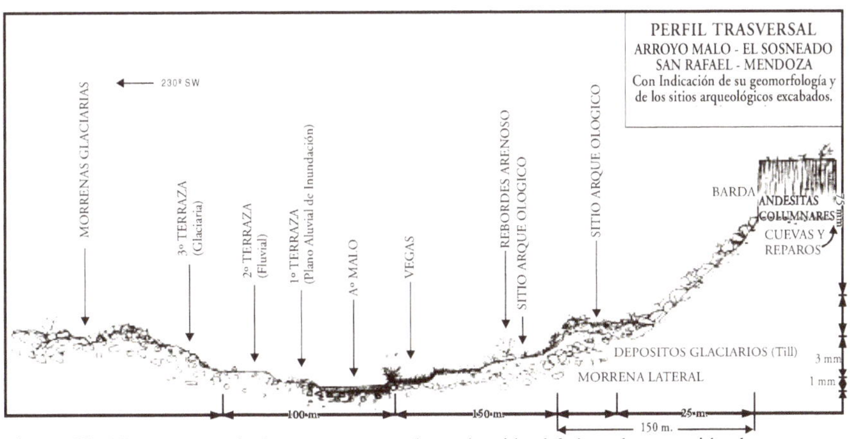

Figura 10: Mapa mostrando las transectas en la evaluación del área de captación de recursos.

5a-Estratigrafía y cronología

La cuadrícula A 1 se orientó siguiendo un eje norte-sur con un tamaño de 2 m por 2 m. Luego de desmalezar la superficie se extrajeron los sedimentos en niveles artificiales de 5 cm, con un total de 9 niveles. De éstos, los primeros cinco fueron los que mayor cantidad de material cultural aportaron (Tabla 14). A partir del nivel 9 se continuó a modo de sondeo hasta alcanzar los dos metros de profundidad, sin encontrar material. La estratigrafía en A 1 es simple (al igual que en A 2 y A 3), con un sedimento básicamente arenoso y de color claro, con clastos de variados tamaños. Sólo dos unidades litoestratigráficas fueron diferenciadas, la más superficial tiene un sedimento arenoso con clastos y sin consolidar, con un espesor variable de entre 10 y 20 cm. La más profunda está constituida por un limo arenoso con clastos más consolidados que se continúa hasta el final de la excavación (Figura 13).

En 1996 se abrieron las dos cuadrículas restantes A 2 y A 3 siendo ambas también de 2 m por 2 m. En este caso la orientación siguió una dirección SO-NE (Figura 12). En el caso de A 2 se extrajeron 10 niveles. Ante la disminución de hallazgos se excavó solo el sector este, abandonándose la excavación a los 55 cm (Tabla 15). En la cuadrícula A 3 se extrajeron 6 niveles de 5 cm y luego se continuaron tres niveles más a modo de sondeo en el sector NE de la cuadrícula (Tabla 16). Un fechado sobre carbón disperso en capa de la cuadrícula A 2 arrojó una antigüedad de 560±65años AP

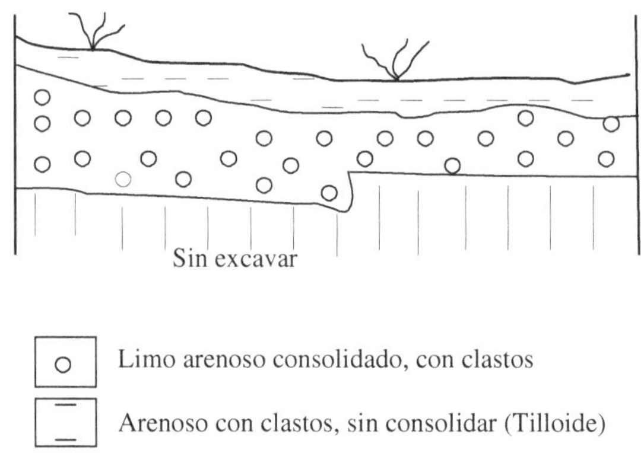

Figura 13: estratigrafía de la cuadrícula A 2. Sitio Arroyo Malo 1.

(LP-873). Debido a la escasa cantidad de carbón recuperada, fue necesario juntar todo el extraído de los niveles 5, 6 y 7, por lo que esta fecha debe tomarse como un promedio de estos niveles. Todas las cuadrículas aportaron una abundante cantidad de material cultural incluyendo instrumentos, productos de talla, cerámica y huesos.

Extracciones	Sup.	Niv. 1	Niv. 2	Niv. 3	Niv. 4	Niv. 5	Niv. 6	Niv. 7	Niv. 8	Niv. 9
Artefactos	2	1	2	1	1	0	0	0	0	0
Prod. de talla	14	26	22	23	7	8	3	1	3	0
Cerámica	2	3	0	1	1	0	0	0	0	0
Óseo indet.	7	14	52	112	53	61	11	0	2	1
Óseo det.	0	0	3	12	3	3	1	0	0	0
Vegetal	0	3	0	0	1	4	1	2	0	0
Ecofacto	3	6	8	11	4	5	1	0	0	0
Carbón			X	X	X	X	X	X	X	X
Microvertebrados.	0	0	0	0	0	0	0	0	0	2

Tabla 14: Materiales del sitio AMA 1. Cuadrícula A 1.

Extracciones	Sup.	1	2	3	4	5	6	7	8	9	10
Artefactos	0	1	9	6	4	4	2	0	2	0	0
Prod. de talla	27	396	182	266	151	103	74	27	8	5	18
Cerámica	4	36	19	23	12	11	10	1	2	0	0
Oseo indet.	30	518	487	711	313	224	219	271	100	87	131
Óseo det.	0	13	7	29	22	14	6	5	3	0	4
Vegetal	0	7	2	3	0	0	1	2	0	0	1
Ecofactos	0	0	0	4	0	0	0	0	1	0	1
Carbón			X	X	X	X	X	X	X	X	X

Tabla 15: Materiales del sitio AMA 1. Cuadrícula A2.

Extracciones	Sup.	1	2	3	4	5	6	7	8	9
Artefactos	0	10	3	3	1	1	0	0	0	0
Prod de talla	43	246	278	186	230	110	27	7	1	0
Óseo	0	25	11	22	14	14	0	0	0	1
Cerámica	0	0	0	0	0	1	0	0	0	0
Vegetal	0	2	6	6	4	1	0	0	0	0
Ecofactos	0	1	1	0	0	0	0	0	0	0
Carbón			X	X	X	X				
Otros		1								

Tabla 16: Materiales del sitio AMA 1. Cuadrícula A 3.

Si bien se tiene un solo fechado en todo el sitio, de los niveles medios de una de las cuadrículas (A 2), la presencia de material cerámico en casi todos los niveles de excavación de las tres cuadrículas y la tipología de puntas de proyectil, hace pensar que la ocupación del lugar se dio exclusivamente en momentos tardíos, probablemente no mucho más allá de los casi 600 años del fechado radiocarbónico. La ausencia de material post contacto tal como vidrio, metales o fauna introducida, parece indicar que las ocupaciones no se continuaron en momentos posteriores al contacto. De esta forma se podría acotar la ocupación tentativamente entre 500 y 1.000 años AP y de esta forma trabajar como un conjunto los materiales provenientes del las tres cuadrículas a la hora de hacer las interpretaciones.

Si bien las cuadrículas se encuentran muy próximas entre si, el registro es muy diferente en varios aspectos. En primer lugar, las cantidades de hallazgos son muy dispares. La cuadrícula A 2 es la que presenta mayor densidad de materiales con una notable alta cantidad de restos óseos. Pero más allá de las cantidades de material recuperado en cada unidad, lo que más distingue a estas son las diferentes proporciones de cada categoría (Figura 14). Mientras que en A 1 y A 2 los porcentajes de materiales por categoría son más o menos similares, la cuadrícula A 3 presenta una proporción notablemente alta de restos líticos (más del 90 %) y muy baja de cerámica y restos óseos. En esta unidad, tres manos de moler, tres fragmentos de puntas de obsidiana y un raspador de la misma materia prima componen la totalidad de los instrumentos.

5b-Registro faunístico

La muestra total de las tres unidades excavadas corresponde a 3.032 elementos y especímenes óseos (333 en A 1, 2.593 fragmentos en A 2, y 100 en A 3). En general el material se encuentra en un alto grado de meteorización y muy fragmentado, por lo que sólo ha podido ser determinada en algún grado una mínima parte de la muestra (25 especímenes). En la Tabla 17 se presenta la lista de taxas identificados en el sitio, sin incluir los microvertebrados.

La presencia exclusiva de especímenes óseos de guanaco y mamífero grande pueden estar mostrando una conservación diferencial, donde sólo partes anatómicas de animales de gran tamaño con huesos más densos son las que se conservan como consecuencia de las condiciones imperantes en el medio y la baja capacidad de entierro que

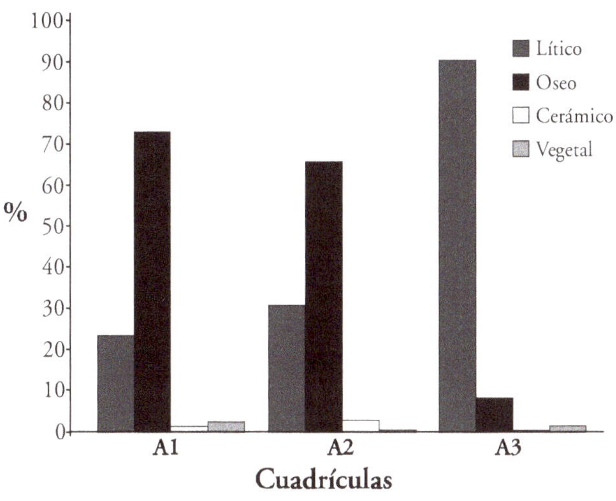

Figura 14: Relación entre los diferentes tipos de materiales en cada una de las cuadrículas excavadas (sitio AMA 1).

Taxa	NISP
Mamífero indet.	4
Mamífero grande indet.	6
Artiodactyla indet.	4
***Lama* sp**	3
Lama guanicoe	8

Tabla 17: NISP por taxón determinados en AMA 1.

hay en el lugar. Por lo tanto se considera que no se pueden hacer inferencias acerca de la diversidad taxonómica en el sitio. Los elementos representados correspondientes al género *Lama* sp, incluyen fragmentos de costilla, radio-cúbito, húmero, carpianos, fragmentos de cráneo y falanges. La presencia de elementos provenientes de todas las partes del animal puede estar indicando que el campamento se encuentra próximo a los lugares de caza. Marcas y fracturas no han podido ser identificadas debido también al alto grado de meteorización, por lo que no se profundizará en el tema.

5c-Cerámica

En total la muestra cerámica de AMA 1 está compuesta por 124 fragmentos, la mayoría de los cuales provienen de la cuadrícula A 2 (sólo siete fragmentos provienen de A 1 y uno de A 3). Según la tipología de Lagiglia (1977b, 1997b) las categorías que han sido recuperadas corresponden a los tipos Arbolito, Overo, Overo inciso y Rojo pintado. Esta últtima puede corresponder a tipos de Chile central. Como puede verse en la Figura 15, el tipo Arbolito es el más representado superando el 70 % de la muestra. El predominio del tipo Arbolito es llamativo ya que Overo ha sido definida como la variante cerámica típica de esta parte de la cordillera (Lagiglia 1997b).

El la Figura 16 se compara el espesor de los tipos cerámicos Arbolito y Overo donde puede verse, como la moda del tipo Arbolito corresponde a los 6 mm de espesor, mientras que la de Overo se agrupa en torno a los 7 mm con valores que llegan hasta los 10 mm de espesor. Esta característica puede estar dándole a las poblaciones locales mejor calidad

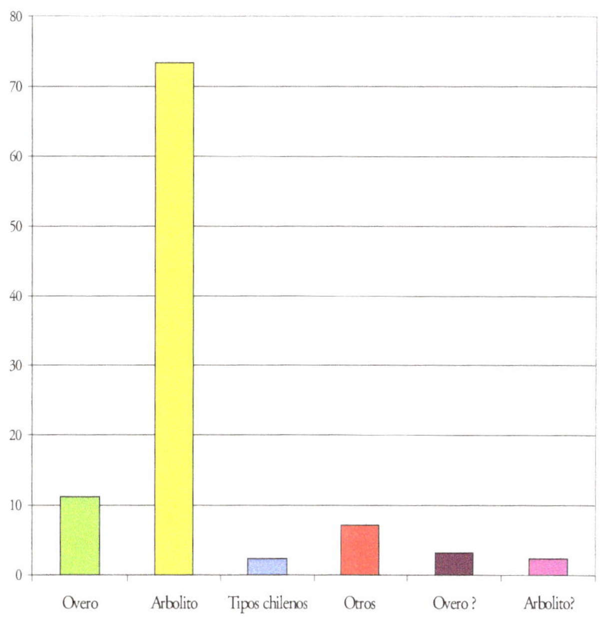

Figura 15: tipos cerámicos de AMA 1, según la tipología de Lagiglia (1977b, 1997b).

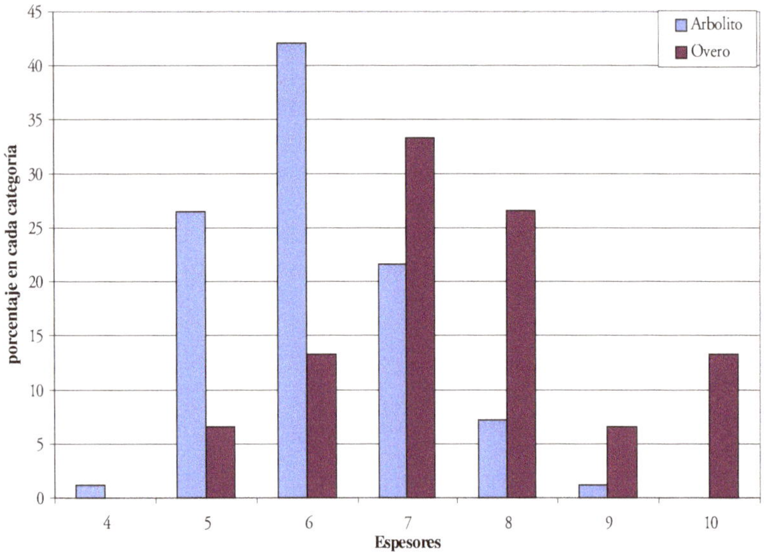

Figura 16: Espesores cerámicos por tipo en AMA 1.

en la cocción, por lo que, la presencia de ambos tipos pueden deberse a usos diferenciales.

Como se representa en la Figura 15, hay una baja proporción de tiestos definidos como de tipos chilenos. En este caso se incluyen tres fragmentos muy pequeños de color rojo, pintados de poco espesor y que no pueden ser asignados a motivos locales o del centro y sur de Mendoza. Si bien son muy pequeños podrían ser incluidos tentativamente dentro de los tipos definidos para Chile Central como Aconcagua Salmón o Diaguita chileno.

Durante las excavaciones se recuperaron tres fragmentos de cerámica con un inciso reticulado tosco de difícil asignación, que podría pertenecer al Overo inciso definido por Lagiglia (1997b). A grandes rasgos los diferentes tipos cerámicos representados parecen corresponder a distintos lugares de manufactura. Mas allá de las características externas que difieren significativamente, el análisis de pasta de los tiestos recuperados muestran un antiplástico diferente entre los tipos Overo y Arbolito anteriormente descriptos. En el primer caso como se mencionó, no sólo el antiplástico tiene una mayor densidad, sino que también este es más grueso y está menos rodado que el de la cerámica Arbolito de este sitio.

5d- Registro lítico

Para la caracterización de este aspecto del registro se decidió tomar una muestra del total de materiales recuperados en el sitio. Dicha muestra corresponde a los sectores sur y este de la cuadrícula A2. Se eligió esta cuadrícula ya que es la que tenía mayor cantidad de materiales en todas las categorías (lítico, óseo, cerámica, etc.) y por otro lado es la que estaba ubicada en el centro de la concentración principal de materiales dentro del sitio. Los hallazgos muestran un claro predominio de materias primas no locales (Tabla 18 y Figura 17), fundamentalmente la obsidiana, la cual representa el 56 % del total de las materias primas representadas. El sílice es la segunda en importancia con el 26 %. Ninguno de estos dos tipos de materias primas fueron localizados en las inmediaciones del sitio, sin embargo hay que tener en cuenta que tanto en los cauces de los arroyos, como en la planicie aluvial del río Atuel y las morrenas próximas, es probable que puedan existir canteras secundarias de estos materiales.

Todas las etapas de la cadena de producción lítica están presentes, lo que está representado por la presencia de lascas primarias, lascas secundarias, microlascas, lascas de reactivación e instrumentos descartados entre otros (Tabla 19, Figura 17). Las lascas de reactivación son casi en su totalidad de obsidiana y sílice, lo que suponemos implica que están conservando los instrumentos de estos tipos de materias primas (Tabla 20). Cabe aclarar que todos los instrumentos recuperados están confeccionados en obsidiana y sílice. Sin embargo hay numerosos instrumentos expeditivos de trabajo unifacial y numerosos instrumentos bifaciales (básicamente puntas) de obsidiana que han sido descartados y contradicen esta idea de conservación de los instrumentos.

Mat. Prim. /Extracciones	0	1	2	3	4	5	6	7	Total general
Silícea	1	39	16	35	29	18	7	4	149
Basalto	1	30	10	27	19	7	2	1	97
Obsidiana	10	93	66	73	30	29	16	3	320
Indeterminada		1		2					3
Total general	12	163	92	137	78	54	25	8	569

Tabla 18: Materias primas representadas en el sitio AMA 1.

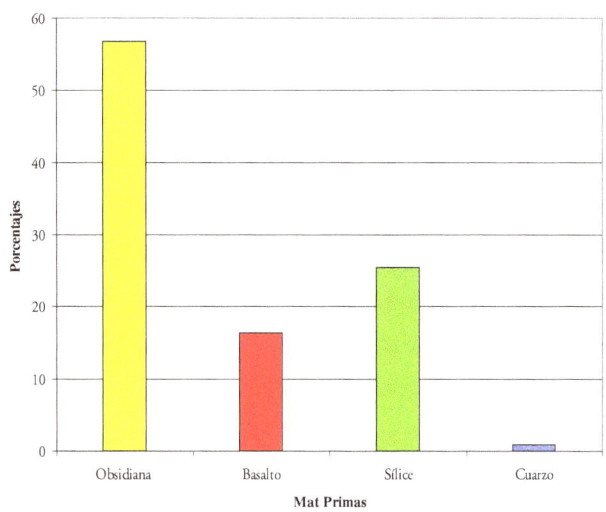

Figura 17: Materias primas. Sitio AMA 1, Cuadrícula A 2.

Tipo /Extracción	0	1	2	3	4	5	6	7	Tot. gen.
Lasca primaria					1				1
Lasca secundaria		3	1	4	1				9
Lasca angular	3	32	10	34	26	11	6	2	124
Lasca de arista				1					1
Lasca plana		2	2	2		1			7
Lasca adelg. bifac.				1				1	2
Microlasca	4	91	52	63	35	27	12	4	288
Lasca reactivación		2		3		1			3
Ultramicrolasca	2	21	16	12	4	8	5	1	69
No diferenciada	3	11	4	10	10	2	1		41
Frag. natural de roca				1	1				2
Formatización unifacial			2	2			1		5
Formatización bifacial		1	5	2		4			12
Nódulo				2					2
Total general	12	163	92	137	78	54	25	8	569

Tabla 19: Categorías líticas en AMA 1 por extracción.

6-El registro arqueológico superficial en la localidad arqueológica Arroyo Malo

Durante las campañas de 1995 y 1996 se realizaron otras tareas complementarias a los trabajos de excavación, las cuales estuvieron destinadas a la obtención de otro tipo de información. Estas tareas consistieron en el relevamiento mediante transectas de los materiales superficiales, con el objeto de complementar la información estratigráfica mediante la determinación del tamaño de los sitios y la detección de áreas de concentración diferencial, caracterización de la funcionalidad, localización de nuevos sitios arqueológicos y el mapeo de las fuentes de recursos potenciales en el área (*site catchmen analysis*). Estos relevamientos permitirán además comparar el registro superficial de este nivel altitudinal con el del piedemonte andino y los de alta cordillera.

Los trabajos del registro arqueológico superficial se dividieron en: cuatro transectas dentro del sitio AMA 1, una transecta paralela al arroyo La Manga y un catchmen regional en las inmediaciones del sitio AMA 1.

6a-Transecta sitio Arroyo Malo 1

El relevamiento de los materiales superficiales en Arroyo Malo 1 consistió en cuatro transectas que cortaron en forma longitudinal (T 1) y transversal al sitio (T 2, T 3 y T 4). Estas transectas apuntaban a determinar los límites de AMA 1 y la presencia de concentraciones diferenciales. Para el caso de T 1, se siguió un eje con dirección aproximada norte-sur (150º-330º), con un largo total de 261 m, divididos en 87 unidades de 3 m por 3 m. El relevamiento de T 1, al igual que del resto de las transectas, se llevó a cabo levantando una unidad de cada tres, lo que dio un total de 29 unidades relevadas. Dentro de estas unidades se levantaron todos los materiales y se tomaron datos de pendiente, visibilidad y otros rasgos importantes como vegetación, senderos, etc. Las transectas 2, 3 y 4 fueron orientadas en forma perpendicular a la número 1 a la altura de las unidades[1] 6 (T 2), 13 (T3) y 23 (T 4) (Figura 12 y Tabla 21). En base a los datos aportados por estas transectas se obtuvo una idea del tamaño del sitio, marcando sus puntos extremos, lo que dio un largo máximo de 225 m y un ancho máximo de 45 m).

Como puede verse, en la Tabla 22, la mayor parte de los hallazgos se realizaron en la transecta número 1, particularmente entre las unidades 7 y 13. Este área de mayor concentración es justamente por donde pasa la transecta tres, a la altura de sus dos primeras unidades, por lo que es la única que presenta unidades con densidades importantes. De los

Transecta	Comienzo	Final
Nº 1	34º 50' 54" / 69º 53' 11"	34º 51' 08" / 69º 53' 11"
Nº 2	34º 50' 55" / 69º 54' 08"	34º 51' 17" / 69º 53' 23"
Nº 3	34 º 50'57" / 69º 54' 12"	34º 51' 19" / 69º 53' 25"
Nº 4	34º 50' 58" / 69º 53' 07"	34º 51' 20" / 69º 54' 18"

Tabla 21: Posición GPS de las transectras.

Transecta	Cant. Unidades	Largo (en mts)	Hallazgos	Densidad máx.	Dens. prom.
Nº 1	29	261	400	11,8	1,53
Nº 2	6	54	1	0,1	0,01
Nº 3	9	81	155	16,7	1,91
Nº 4	6	54	1	0,1	0,01
Totales	50	350	557	16,7	1,23

Tabla 22: Resultados de las transectas en el sitio Arroyo Malo 1.

Mat Prim./ Tipo	Lasca Prim.	Lasca Sec.	Lasca Ang.	Lasca Arista	Lasca Plana	Ad. Bifacial.	Microl.	Reactiv.	Ultramic.	No dif.	Frag natl	Form. Unif.	Form. bifac	Nódulo	Tot gral
Silícea	1	6	39		2	1	74	1	9	10	1	4	1		149
Basalto		2	43	1	1	1	31		1	16	1				97
Obsidiana		1	42		4		183	5	59	14		1	11		320
Indeterminada										1				2	3
Tot. general	1	9	124	1	7	2	288	6	69	41	2	5	12	2	569

Tabla 20: Categorías líticas representadas por tipo de materia prima.

1 Las unidades fueron numeradas a partir del punto extremo norte de la transecta.

hallazgos recuperados siete corresponden a instrumentos líticos (puntas, raspadores y lascas con retoque), los cuales fueron localizados en el área de mayor concentración de las transectas 1 y 3. En general los materiales corresponden principalmente a productos de talla, restos óseos indeterminados y en menor proporción tiestos cerámicos.

6b-Transecta paralela al arroyo Malo

Esta transecta se realizó para observar las variaciones en la distribución de los materiales a lo largo de la margen izquierda del arroyo y detectar nuevos sitios arqueológicos. La longitud de la misma fue de aproximadamente 3,5 km, a partir de la desembocadura del arroyo Malo en el río Atuel, con dirección a las nacientes del arroyo. Además de los materiales superficiales se relevó la pendiente, visibilidad y otros rasgos del paisaje que pudieran ser útiles a la hora de evaluar los resultados de las transectas. En todo el trayecto sólo se encontró una concentración de materiales a la altura de AMA 1, en la primera terraza (casi sobre el plano aluvial del río), y un hallazgo aislado. La concentración antes mencionada tiene menos de 20 metros de largo y una densidad aproximada[2] de no más de 0,6 hallazgos por m^2. Para el caso del hallazgo aislado, este era una lasca de obsidiana que se encontró unos 40 m aguas arriba de la concentración.

El largo final de la transecta fue de 3,22 km, y fue recorrida por dos personas, por lo que se estima que la superficie cubierta fue de unos cuatro metros de ancho. Esto da una superficie total de 1.288 m^2. En base a estas dimensiones se estima la densidad total de la transecta en 0,02 hallazgos por m^2. Los datos más importantes de la transecta pueden verse en la Tabla 23.

La densidad de materiales superficiales en la transecta puede estar afectada por la baja visibilidad y las superficies altamente modificadas que hay en las orillas del arroyo. La presencia de vegas y vegetación es muy común al igual que las superficies de acarreo, planos aluviales o pendientes abruptas. Sin embargo más allá de esto, es notable la baja densidad de hallazgos en comparación con lo registrado en las áreas anteriormente descriptas como el arroyo La Manga en el piedemonte andino. En especial, por que contrariamente a lo que ocurre en este cauce, los materiales en el arroyo Malo aparecen en forma aislada, separados por amplios espacios. Una recorrida asistemática por la margen opuesta del arroyo mostró una distribución similar a la de la transecta por lo que parecería que los problemas de visibilidad no son los responsables de este tipo de distribución.

Punto GPS	Descripción
34° 51` 55" / 69° 53` 11"	Punto de partida (pircado criollo)
34° 51` 47" / 69° 53`11"	Área afectada por pendiente abrupta
34° 51` 26" / 69° 53` 18"	Salida de planicie aluvial.
34° 51` 21" / 69° 53`19"	Primeros hallazgos. Preforma de obsidiana
34° 51`17" / 69° 53` 21"	Fin de los hallazgos
34° 51` 15" / 69° 53` 24"	Casa de piedra pircada
34° 51` 10" / 69° 53` 24"	Lasca de obsidiana
34° 50`14" / 69° 53` 42"	Cueva al este de la transecta (AMA 4)
34° 50` 08" / 69° 53` 46"	Cueva AMA 5, final de la transecta

Tabla 23: Puntos importantes relevados en la transecta.

6c-Área de captación de recursos

La última serie de transectas fueron las del análisis de *catchmen* (Higgs y Vita-Finzi 1972; Brooks 1989-1990) tendientes a identificar las fuentes potenciales de recursos, topografía, vegetación y localización de sitios arqueológicos en un área de entre tres y cinco kilómetros a la redonda. Las transectas partieron en cuatro direcciones (NNO, NE, SE y E) con centro en el sitio AMA 1, recorriendo distancias variables de acuerdo a la accesibilidad del terreno (Figura 19). Los resultados fueron presentados en un informe interno del Museo de Historia Natural de San Rafael presentado por la profesora Hernández en 1996.

Transecta 1: Partió desde AMA 1 con dirección NNO hacia la Laguna El Sosneado. La distancia recorrida fue de aproximadamente 3 km y los recursos vegetales relevados fueron: *Anarthropyllum* sp, *Schinus polygamus*, *Senecio multicaulis*, *Senecio subumbellatus*, *Senecio gilliesi*, *Lathyrus macropus*, *Scirpus* sp, *Schizanthus grahami*. En todo el trayecto hay leña y vegas en los alrededores de la laguna. Como recurso faunístico lo único que se identificó es la presencia de aves en la Laguna El Sosneado. En todo el camino hay morrenas con nódulos de basalto y reparos hacia el este.

Transecta 2: Partió desde AMA 1 con dirección NE (paralela al Arroyo Malo). Los recursos vegetales registrados son: *Adesmia pinifolia*, *Schinus* sp, *Chiquiraga* sp, *Junellia* sp, *Verberna sp*, *Maihuenia* sp, *Stipa* sp, *Haplopappus*

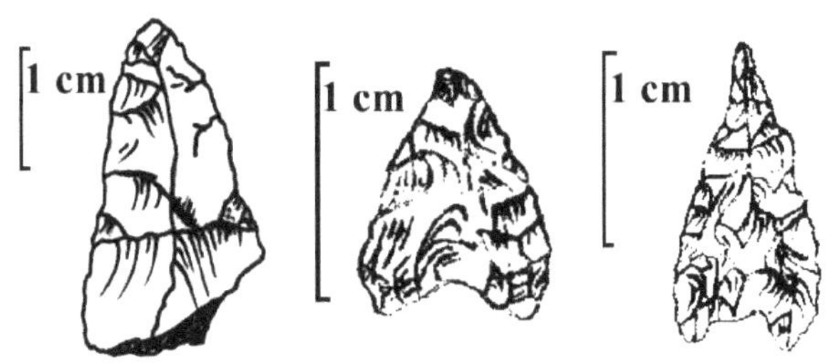

Figura 18: fragmento distal de punta en basalto y dos puntas de proyectil escotadas de obsidiana.

2 En este caso no se realizó un relevamiento sistemático de los materiales superficiales por lo que no se pueden dar números finales, sin embargo una estimación en base a los datos de campo nos permite aproximar la densidad en 0,6 hallazgos por metro cuadrado.

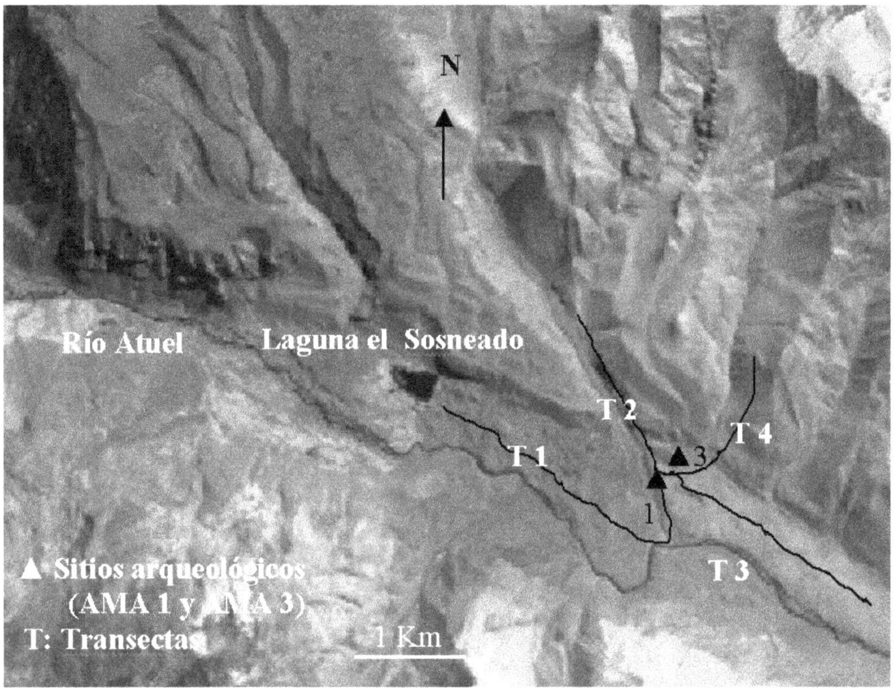

Figura 19: Mapa satelital mostrando la localidad arqueológica de Arroyo Malo con la distribución de las transectas realizadas para conocer el área de captación de recursos de los sitios Arroyo Malo 1 y Arroyo Malo 3.

sp., *Cassia arnottiana*, *Mullinum* sp *Adesmia pinifolia*, *Ephedra* sp (con frutos), *Ranunculus* sp, *Cortadeira* sp y *Anarthrophyllum* sp (Leña). Alimentos vegetales potenciales: *Cassia arnottiana, Ephedra* sp, *Anarthrophyllum* sp y *Maihuenia* sp.
Recursos faunísticos: *Cholephaga* sp, *Zenaida* sp y Paseriformes.
Otros recursos, agua (Arroyo Alumbre). Vegas.

Transecta 3: Rumbo sur-este. 5 Km (paralela al río Atuel).
Recurso vegetales relevados: *Stipa* sp, *Senecio sp*, *Anarthrophyllum* sp, *Cortaderia* sp, *Mahuenia* sp y *Schinus* sp, *Ephedra* sp.
Recursos líticos: nódulos de basalto y cuarzo lechoso.
Otros: dos hallazgos aislados detectados, una preforma y una lasca. Arcilla, un arroyo y al final del trayecto una morrena.

Transecta 4: Rumbo este. Recursos vegetales relevados: *Schinus polygamus*, *Chuquiraga opositifolia*, *Anarthrophyllum* sp, *Cassia arnottiana*, *Stipa* sp, *Verbena* sp, *Fabiana* sp. *Adesmia* sp. Campo de *Lathyrus macropus* (recurso alimenticio). *Adesmia* sp, *Mullinum* sp *Ephedra* sp con infrutecencias.
Otros recursos: arroyo.

La proximidad del sitio AMA 1 al río Atuel corta al oeste el área de captación de recursos, imponiendo un límite natural, que si bien no es insalvable, sólo puede ser cruzado con gran dificultad. En éste área del valle, el río corre encajonado entre las morrenas de la última glaciación y por ende muy caudaloso. Puede ser vadeado sólo unos tres kilómetros aguas abajo y otro tanto aguas arriba, donde se abre en numerosos brazos de menor caudal, aunque es igualmente peligroso. De esta forma el área de captación queda delimitada en forma de media luna hacia el este del Atuel (ver Figura 19). Las transectas cubrieron en total un área aproximada de 21 km^2 mostrando características de un ambiente ecotonal entre la provincia fitogeográfica altoandina y la patagónica. Todas las transectas recorridas muestran la presencia de agua en forma de ríos, lagunas o arroyos y al estar emplazado en un área de morrenas, hay una importante disponibilidad de materias primas acarreadas desde un amplio sector de la cordillera. Pese a esto último, sólo se detectó en las transectas la presencia de basalto y cuarzo lechoso factibles de ser utilizados en la confección de instrumentos y un variado espectro de rocas potencialmente utilizables como instrumentos de molienda. También están disponibles una gran cantidad de rodados por la presencia del río Atuel y los arroyos que fluyen hacia al mismo.

Los recursos vegetales potencialmente aprovechables son el *Anarthrophillum* sp (vainas con semillas), *Schinus* sp (molle, fruto), *Adesmia pinifolia* (leña), *Cassia arnottiana* (vainas con semilla), *Cortadeira* sp (tiene porciones comestibles), *Ephedra* sp (fruto), *Lathyrus macropus* (semillas), *Schizantus grahami* (alucinógeno) y *Mimulus* sp (verro). En cuanto al recurso faunístico, éste se halla fuertemente impactado por la acción humana y sólo se pudo observar la presencia de numerosas especies de aves de variados tamaños.

Por último, otro aspecto importante a ser mencionado en cuanto al resultado del área de captación de recursos es la importante diversidad de recursos potenciales que pueden ser explotados desde AMA 1 recorriendo distancias relativamente cortas. Por un lado el acceso a los recursos que se encuentran en la laguna El Sosneado, con una importante variedad de aves y la existencia de reparos en sus inmediaciones. La presencia de asociaciones de *Anarthrophyllum* sp y *Schinus* sp aseguran un potencial económico importante (alimenticio y/o leña). Hacia el este, aguas arriba del arroyo Malo la presencia de *Cassia arnotiana*, *Cortadeira* sp, *Mimullus* sp y los frutos de *Ephedra* sp son además de la leña (representada principalmente por la *Adesmia* sp), los otros recursos a tener en cuenta. La posibilidad de utilizar los reparos próximos localizados en ambas orillas del arroyo completan un panorama propicio para la ocupación de este ambiente. La transecta paralela al río Atuel (SE) muestra una vegetación similar a la que se encuentra en AMA 1 con presencia también de algunas plantas comestibles de las ya nombradas, aunque el recurso mas atractivo sea la presencia de arcilla y las canteras secundarias de material lítico representadas por las morrenas y la planicie aluvial del río Atuel. En esta dirección es la única en la cual se registraron dos hallazgos arqueológicos. Por último, la transecta con dirección este, muestra la presencia de *Lathyrus macropus* como especie comestible dominante además de las ya mencionadas *Cassia arnotiana*, *Ephedra* sp y *Anarthrophyllum* sp.

7-Discusión

El área arqueológica de los valles intermedios (1.400-1.900 m.s.n.m.) es como se mencionó anteriormente una zona ecotonal entre la provincia fitogoegráfica Altoandina y la Patagónica. En este nivel altitudinal es donde comienzan los campamentos estacionales de veranada de las poblaciones de puesteros actuales. Un total de cinco sitios arqueológicos han sido excavados o sondeados y se ha colectado una importante cantidad de datos del registro arqueológico superficial. En conjunto todos estos trabajos muestran que el poblamiento del área comenzó durante el Holoceno temprano con la ocupación del reparo AMA 3 desde *ca.* 8.900 años AP. Estas ocupaciones se continúan hasta el Holoceno tardío en la secuencia del mismo sitio con una interrupción en la utilización del alero, y probablemente de la región, durante el Holoceno medio (aproximadamente entre los 7.000 y los 4.000 años AP). Durante el Holoceno tardío la intensidad de la ocupación de la región parece haberse incrementado con una menor pero efectiva ocupación del alero AMA 3 y el comienzo de la utilización de la cueva Arroyo Colorado *ca.* 3.000 años en el valle del río Salado. Por último se ocupa el sitio AMA 1 poco antes del arribo de los primeros exploradores españoles.

En un intento de ordenar la información de los diferentes sitios se dividió la secuencia de ocupación del área en tres momentos de acuerdo a los fechados obtenidos. El primero (Holoceno temprano- Holoceno medio) va desde los 8.900 a los 3.800 años AP. El segundo (Holoceno tardío inicial) desde los 3.800 a los 2.200 años AP y el tercero (Holoceno tardío final) desde los 2.200 a los 200 años AP.

Para el Holoceno temprano sólo se tiene presencia de restos culturales en los niveles inferiores del reparo AMA 3, que representa la ocupación más antigua de toda la región del alto valle del río Atuel en particular y de toda el área cordillerana del sur de Mendoza en general. La información paleoclimática muestra a este lapso cronológico como el mas inestable, presentando los cambios más importante de todo el Holoceno. En estos momentos para las áreas bajas se suceden períodos de mayor temperatura, entre los 8.000 y 7.000 años AP, con momentos de menor precipitación alrededor de los 5.000-6.000 años AP (Markgraf 1983, 1989). Para las áreas de altura según los estudios glaciológicos de Sting y Garlef (1985) habría tenido lugar un avance glaciar, con mayores niveles de precipitación nívea invernal.

En estos niveles iniciales de la secuencia hay una clara ocupación del reparo que muestra una baja proporción de restos de material lítico con respecto al faunístico. Las materias primas utilizadas son principalmente basaltos locales y en mucho menor proporción obsidiana y sílice. Entre los restos líticos sólo un instrumento, preforma, ha sido recuperado en 5.000 años de secuencia ocupacional. En cuanto al material faunístico de este componente, más de un 60 % de los especímenes óseos identificados corresponden a *Lama* sp, lo que muestra una especialización en el aprovechamiento de este tipo de mamífero.

Las características del registro arqueológico en el reparo parecen estar mostrando un número restringido de tareas vinculadas a la confección y reactivación de instrumentos, dada la presencia de microlascas y ultramicrolascas, así como de talla de reactivación. El componente principal de registro arqueológico para este lapso temporal corresponde al material óseo el cual muestra las proporciones más altas de toda la secuencia y es ampliamente el tipo de material más y mejor representado. La presencia de marcas y el alto grado de fracturas indican un aprovechamiento integral de las partes ingresadas a través del consumo de médula. Las características del lugar en el que se halla emplazada la cueva la convierten en un excelente punto de refugio y de avistaje para los animales que se mueven, por decenas de kilómetros a la redonda. Si bien la fecha es un tanto temprana para la región, AMA 3 parecería estar albergando a grupos que se hallan al menos en una etapa de colonización de la región (Borrero 1989-90, 1994-95), ya que no sólo hay una abundante cantidad de material cultural, sino que también parece darse una reocupación sistemática del lugar (esto será discutido más adelante en el capítulo 7).

Después de la falta de ocupaciones durante el Holoceno medio, por más de 3.000 años, reaparecen las evidencias culturales en la primera parte del Holoceno tardío. Este momento, al que se llamará Holoceno tardío inicial (3.800-2.200 años AP), está representado en los niveles medios del sitio AMA 3 y en el valle del Salado, en el componente mas antiguo de la cueva Arroyo Colorado (Lagiglia *et al.* 1994a). Los trabajos paleoclimáticos coinciden en términos generales sobre el establecimiento de las condiciones climáticas actuales con un proceso de aridez creciente a partir de los últimos 4.000-3.000 años AP (Lagiglia 1970; Markgraf 1983; D'Antoni 1983; Neme *et al.* 2002).

Para el caso de Cueva Arroyo Colorado, el componente que se inicia en los 3.190 años AP muestra un registro de cazadores-recolectores con puntas de proyectil triangulares y amigdaloides espesas, que parecen haber estado desarrollando múltiples actividades entre ellas la confección y reparación de instrumentos (Lagiglia com pers). Desgraciadamente la falta de análisis impide profundizar sobre los aspectos del registro lítico. Sin embargo el registro faunístico muestra un consumo casi exclusivo del guanaco con respecto a las otras especies alcanzando este taxón el 98 % de los especímenes identificados. Esta cueva puede haber servido también como un buen lugar de refugio cuando las condiciones climáticas lo hacían necesario y pudo formar parte de un sistema que incluyó los sitios próximos de Arroyo El Desecho o la cueva La India Embarazada.

El Holoceno tardío inicial en AMA 3, parece haber sido el momento de mayor ocupación del reparo ya que en un lapso de menos de 2.000 años es donde se deposita la mayor cantidad de materiales líticos, por otro lado, la tasa de depositación de materiales óseos fue mucho mayor que la de los más de 5.000 años que le precedieron. También esté es el único momento en que los materiales líticos son más importantes en número que el de los restos óseos. Por su parte la fauna muestra una disminución del porcentaje del guanaco frente al resto de los taxones del área, aunque este continúa siendo el más representado. Esta creciente tendencia a la diversificación de las especies explotadas puede estar mostrando el paso hacia un momento de ocupación efectiva (Borrero 1994-95) del ambiente, marcado por un mayor conocimiento de la diversidad faunística, que incluiría sus hábitos y lugares para ser cazados. En cuanto al material lítico, entre los productos de talla se observa un paulatino aumento de las materias primas no locales (obsidiana y sílice) frente a una disminución de la local (basalto). Todas las etapas de talla están presentes, especialmente las últimas, mostrando una importante cantidad de microlascas y lascas de reacitivación.

Un número limitado de tareas fueron llevadas a cabo dentro del reparo, lo que parece mostrar que este lugar fue usado como un campamento dentro de un circuito estacional, en el cual se desarrollaron tareas de aprovechamiento de algún recurso específico, como pudo haber sido la caza. Sin duda el lugar se muestra como ampliamente conocido por los grupos que explotaron el ambiente, tanto por la cantidad de materiales recuperados como por la continuidad en la secuencia de ocupación.

Para el final, la evidencia de los últimos 2.200 años AP muestra una explotación más integral del ambiente, incorporando otro tipo de sitios y una tecnología mas variada. En estos momentos todos los micro ambientes del piso altitudinal son explotados incluyendo nuevas localizaciones de mayor tamaño como AMA 1 y AMA 2, con procesamiento intensivo de vegetales. Para el caso de AMA 3 se amplia el rango de actividades dentro del reparo con la incorporación de elementos de molienda y un creciente número de instrumentos. En este lapso temporal las materias primas no locales crecen es su representación. Así, la obsidiana aumenta su porcentaje hasta estar igualmente representada que el basalto. Por su parte el registro arqueofaunístico sigue mostrando una tendencia paulatina a la disminución del porcentaje de camélidos frente al resto de las especies. Al parecer el reparo es utilizado para un rango de actividades más amplio, como la confección de instrumentos, la preparación de recursos vegetales y el consumo de animales. Pese a esta aparente ampliación en el rango de actividades durante estos últimos 2.200 años, se tiene las tasas de depositación de restos culturales más bajas de toda la secuencia. Esto podría estar mostrando un uso ocasional del lugar, con preferencia de emplazamientos a cielo abierto como AMA 1.

Los cambios evidenciados en la secuencia del reparo de AMA podrían estar reflejando diferencias en los patrones de movilidad de los grupos a lo largo del tiempo. Estos cambios parecen mostrar la utilización de este ambiente para realizar actividades específicas durante el Holoceno temprano y una ocupación más efectiva de la región durante el Holoceno medio y tardío, con un rango de tareas más amplias. En la cueva Arroyo Colorado los procesos de cambio parecen ir en la misma dirección que los observados en AMA 3. Se mantiene la tendencia a la incorporación de un mayor número de especies animales y de menor tamaño, en detrimento del guanaco. La aparición de la cerámica y del arco (las puntas son mas pequeñas) parecen ser los principales cambios tecnológicos ocurridos. Este último podría ser el responsable del aumento en la diversidad de animales en la secuencia, que antes eran inaccesibles o de un costo de obtención muy alto.

Uno de los rasgos más sobresalientes de AMA 1 son sus altas tasas de depositación, sobre todo cuando son comparadas con las de los momentos previos de AMA 3. Estas diferencias en las tasas de depositación toman mayor dimensión al comparar las áreas habitables dentro de los reparos, acotadas y pequeñas, con las de los sitios a cielo abierto, amplias y sin límites claros. Por otra parte también se acentúa cuando se observan las diferencias entre los lapsos temporales en los que fueron ocupados, para el caso de AMA 1 un corto lapso temporal (probablemente menos de 600 años) y para los componentes tardíos de los sitios localizados en reparos, no menos de 1.200 años de ocupación. Esto implica el doble de tiempo de depositación materiales culturales y sin embargo muchos menos materiales son recuperados allí.

Al igual que en Cueva Arroyo Colorado, las puntas de proyectil en AMA 1 son en general pequeñas lo que puede estar asociado también con la incorporación del arco (Durán 1997, 2000). Las materias primas más usadas son la obsidiana y el sílice, tendencia que parece evidenciarse también en el conjunto mas tardío de AMA 3. Estas materias primas pueden ser definidas como no locales ya que no han sido registradas en ninguna de las transectas realizadas dentro del área de captación de recursos y no hay referencias de canteras próximas.

El aumento en el consumo de plantas silvestres se hace evidente por la alta frecuencia de elementos de molienda en superficie, algo que también está registrado en estratigrafía tanto en AMA 1 como en AMA 3. Por último AMA 1 muestra la presencia de una gran cantidad de cerámica, a diferencia de lo que ocurre en el resto de los sitios excavados de este nivel altitudinal. Los tipos más representados son Arbolito y en menor proporción Overo. Dos fragmentos rojos pintados y muy pequeños parecen indicar la presencia de este tipo de tecnología procedente de la vertiente occidental de la cordillera.

Por su parte el registro arqueológico superficial ha permitido complementar la información extraída de los diferentes sitios excavados. Las transectas paralelas al arroyo Malo y las realizadas dentro del sitio AMA 1, muestran patrones interesantes cuando se las compara con el registro superficial del piedemonte. Por un lado las densidades a lo largo del arroyo son mucho más bajas que las evidenciadas en niveles altitudinales inferiores, tanto en la transecta paralela al arroyo Ojo de Agua como la del Arroyo La Manga. Sin embargo la concentración intra sitio muestra densidades mas altas que la de los sitios mencionados. Esta diferenciación podría indicar la existencia de un patrón más localizado de ocupación y explotación del ambiente con una recurrencia mayor en el caso de las alturas que rondan los 2.000 metros. Para los sitios del piedemonte, las concentraciones están mas dispersas, con menos densidades de materiales pero éstos aparecen en forma casi continua a lo largo de las transectas. Estas diferencias en el uso del espacio entre los diferentes niveles pueden corresponder a la búsqueda de lugares óptimos a medida que se aciende en cordillera. Este tipo de patrón de asentamiento puede ser producto de la existencia de sistemas de movilidad tales como los descriptos por Aldendelfer (1998) para los cazadores-recolectores de altura en el valle de Ashana, en Perú. Según este autor las localizaciones tienden a ubicarse de acuerdo a los modelos de "lugar central" (Bettinger 1991) donde los sitios estarían emplazados en lugares de asentamiento óptimos que priorizan condiciones tales como: protección de las inclemencias climáticas y fácil acceso a los recursos más importantes, como una forma de reducir los altos costos de movilidad impuestos por los ambientes de altura. Se buscarían así lugares que combinen proximidad a los diferentes recursos utilizados como agua, leña, vegetales y animales.

El área de captación de recursos en las inmediaciones de AMA 1 muestra un ambiente bastante heterogéneo, donde distintas especies vegetales proliferan de acuerdo a la dirección en que uno se mueva. Diferentes parches de recursos están disponibles desde AMA 1 con pocas horas de caminata, tales como la laguna El Sosneado (con una importante cantidad de avifauna), los vegetales de la provincia Altoandina hacia el este (subiendo por los valles de los arroyos) y las morrenas próximas, de las que pueden extraerse diferentes materias primas. Por último, cabe destacar que en ninguna de las transectas pudieron ser identificadas fuentes de materia prima primarias o secundarias, ya sean de obsidiana o de sílice, por lo que, como se mencionó anteriormente, han sido definidas como recursos no locales.

Algunos de los aspectos mencionados en este capítulo (en especial aquellos vinculados al registro faunístico, lítico y cerámico) serán discutidos en mayor profundidad en los capítulos 7 y 8 a la luz de las hipótesis planteadas y los resultados de los trabajos desarrollados en el resto de los ambientes de cordillera. Así se intentará cuantificar algunos de los cambios mencionados comparándolos con las otras regiones prospectadas.

CAPÍTULO 6:
EL REGISTRO ARQUEOLÓGICO A GRANDES ALTURAS (2.500-3.600 m.s.n.m)

Las características topográficas y climáticas por encima de los 2.500 m.s.n.m hacen difícil el acceso a esta región, motivo por el cual, el registro arqueológico permaneció desconocido hasta principios de la década del 70. Los trabajos preliminares de Lagiglia en 1972 han sido el único intento por echar algo de luz en un área que había sido considerada de difícil acceso para los grupos humanos que habitaron el sur de nuestra provincia. Paradójicamente, mas allá de algunas prospecciones aisladas, las primeras excavaciones sistemáticas de todo el valle superior del río Atuel fueron realizadas allí. En este capítulo se describen las características del registro arqueológico más alto del sur de Mendoza, incluyendo información que ha sido obtenida a través de excavaciones en los sitios El Indígeno y Los Peuquenes. Como resultado de estos trabajos se ha incorporado al registro arqueológico regional un tipo de sitio de características particulares que hemos denominado *Aldeas de altura* y que podrá ayudar a entender mejor la utilización del variado espectro ambiental del sur de nuestra provincia.

Las características ecológicas a estas alturas, que ya han sido descriptas en profundidad en el capítulo 3, muestran un ambiente hostil para la vida humana y para el resto de los seres vivos de la región. El predominio de la provincia fitogeográfica Andina que compite con los desiertos de altura, sólo permiten la vida a un número restringido de especies animales, las cuales pueden habitar el lugar por su carácter migratorio o de hibernación. Para los vegetales las condiciones no son mejores y donde lo permite la topografía se desarrollan pequeñas matas en cojín con períodos vegetativos cortos, aprovechando los escasos meses de sol libres de nieve estacional.

La localización de sitios arqueológicos en las últimas tres décadas despertó numerosos interrogantes a arqueólogos argentinos y chilenos, tanto por el lugar en el que se encuentran emplazados como por las características del registro arqueológico. Los trabajos de campo que inició nuestro equipo de investigación fueron llevados a cabo durante los veranos de 1994 y 1998 en los sitios de El Indígeno y Los Peuquenes respectivamente. En ambos casos se practicaron excavaciones y recolecciones superficiales sistemáticas tendientes a complementar la información generada en los pisos altitudinales más bajos.

En primer lugar se hará una descripción de los trabajos en El Indígeno y luego los llevados a cabo en Los Peuquenes, en el final se discutirán las características de estos sitios en el contexto ecológico que se hallan inmersos y las probables vinculaciones entre éstos y los demás sitios descriptos en esta Tesis.

1-Área arqueológica El Indígeno

En 1971 un grupo de andinistas del club andino Pehuenche, guiados por el baqueano René Lima, en camino al cerro Guanaquero, localizó en forma accidental una concentración de pircas circulares con numerosos restos culturales en superficie. Entre éstos se encontraron algunas vasijas intactas que habían desafiado el paso de los años protegidas en oquedades rocosas. A su regreso, los andinistas, dieron aviso al Dr. Lagiglia quien pudo ir al lugar un año más tarde, con el fin de relevarla y obtener la mayor cantidad de información posible. A través de este relevamiento se determinó la existencia de 126 recintos circulares pircados cuyas dimensiones varían entre 1,5 y 12 m de largo y entre unos 0,50 m a 1 m de altura. El conjunto conforma en total una agrupación de alrededor de 10.000 m^2 de superficie (Figura 1).

El asentamiento se localiza en una vega cordillerana sobre el piso de un valle intermontano a una altura de 3.600 m.s.n.m y se encuentra rodeado por cordones montañosos que superan los 4.500 m.s.n.m. El Cerro Guanaquero al norte (4.841 m.s.n.m), el volcán Overo al sur (4.804 m.s.n.m) y el cordón del límite argentino-chileno al oeste y norte, delimitan un

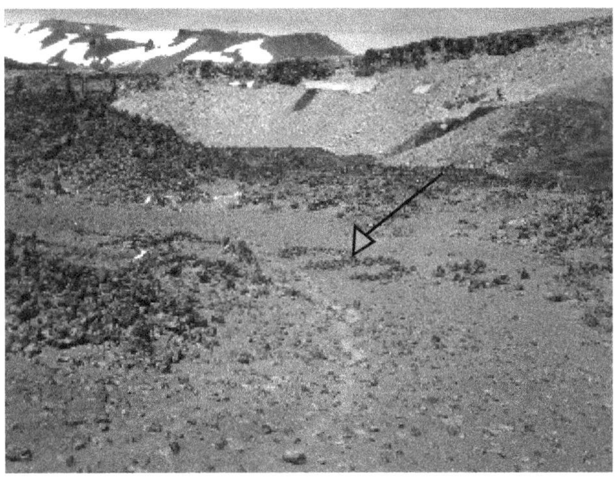

Figura 1: Vista de la colada basáltica meteorizada. En el centro de la foto se ven algunas de las pircas del sector norte del asentamiento (ver flecha). A la derecha puede verse el comienzo de la vega y al fondo a la izquierda el volcán overo. El arroyo El Indígeno pasa entre la vega y la colada basáltica

área de difícil acceso y con limitados recursos. El asentamiento está frente al paso cordillerano de Las Leñas (4.200 m.s.n.m) y no muy lejos de los del Borbollón y Las Lágrimas. En este lugar de la Cordillera Principal las vegas se hallan en los pisos de valles inmersas en medio del desierto de altura. De esta manera se constituyen en los únicos lugares que reúnen las condiciones de habitabilidad mínimas para el asentamiento humano y la recurrencia de animales. Otras vegas se encuentran a pocos km de la de El Indígeno con aguas termales y el mismo tipo de fauna, aunque éstas carecen de leña, un elemento vital para hacer viable este tipo de ambientes. La leña en estos lugares esta constituida por plantas en cojín de raíces leñosas que si bien no son muy abundantes brindan la única posibilidad de encender y mantener un fuego.

El asentamiento se encuentra sobre una colada basáltica muy meteorizada, paralela al arroyo El Indígeno. La presencia de este arroyo que sigue el límite oeste de la colada conforma junto al Barroso una vega de grandes dimensiones. En combinación con las rocas del lugar endica, en diferentes partes, el agua que baja de los cerros formando espejos lagunares donde se reúne una importante cantidad de aves migratorias como patos y peuquenes. Las rocas que conforman la colada fueron utilizadas para la construcción de las pircas, cuyo color oscuro permite la retención del calor durante las horas del día (Lagiglia 1997b). La topografía del terreno define distintos niveles altitudinales dentro de la vega en los cuales se ubican las construcciones. El sitio fue posicionado con GPS en 34º 30‘ 08” LS y 69º 59‘ 14” LO, localizándose a unos 15 kms de las nacientes del río Atuel. Las aguas de los arroyos El Indígeno y Barroso fluyen hacia el río Diamante, por lo que el lugar se encuentra dentro de la cuenca de este río, próximo a la divisoria de aguas.

Durante la campaña dirigida por Lagiglia en 1972, se levantó un mapa con brújula y cinta métrica y se numeraron también las pircas de norte a sur. En esta oportunidad se excavaron cuatro habitaciones que llevan los números 17, ,18 21 y 52. Esta última fue fechada sobre carbón del nivel 2 (15-30 cm) en 980±90 años AP (LP-430) (Lagiglia *et al.* 1994b). Las excavaciones fueron realizadas siguiendo capas artificiales de 15 cm y de ellas se extrajo una importante cantidad de material cerámico (más del 90 % del material corresponde a cerámica), principalmente del tipo Overo (Lagiglia 1997b), elementos de molienda (en superficie y estratigrafía), productos de talla y algunos instrumentos (cuatro raspadores, una raedera, dos percutores, cinco puntas de proyectil, dos tajadores y dos instrumentos indefinidos), restos óseos muy meteorizados, pigmentos y un fragmento de pipa (Lagiglia 1997b). También aparecieron algunos fragmentos de cerámica Aconcagua Salmón y de Overo inciso, que en este último caso parece tratarse en realidad de cerámica Llolleo del actual territorio de Chile central (Sanhuesa y Falabella 2001).

En 1994 se realizó una nueva campaña arqueológica al lugar, enmarcada ya dentro de este trabajo de Tesis. Se intentaba en esta oportunidad ampliar la muestra excavada, realizar muestreos superficiales sistemáticos y relevar con teodolito la totalidad del asentamiento. Para este último punto, se contó con la presencia del Ing. Neme quien estuvo a cargo de las tareas de topografía. Como resultado de las mismas se elaboró un plano que incluye la topografía del terrenol (Figura 2).

Entre los trabajos realizados en febrero de 1994 cabe mencionar la prospección de las inmediaciones del sitio, con el objeto de caracterizar el espectro de recursos que hay en el lugar y localizar otros asentamientos. Así se detectaron dos fuentes potenciales de aprovisionamiento de leña (recurso crítico del área) y numerosos cuerpos lagunares con abundante avifauna. Tres nuevos asentamientos pircados en la misma vega fueron ubicados dentro de una distancia de 1.000 m hacia el norte (aguas abajo). Estos tres agrupamientos son de pequeñas dimensiones y suman un

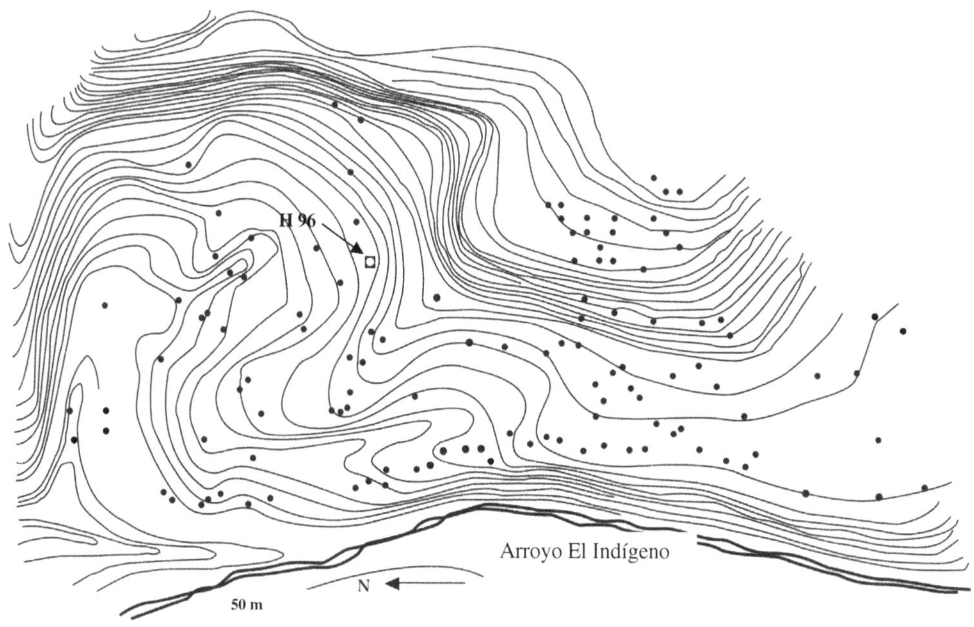

Figura 2: Plano del sitio El Indígeno mostrado la disposición de las estructuras habitacionales, el arroyo y las curvas de nivel. En el centro se destaca la estructura Nº 96.

total de siete pircas más. El más lejano parece haber sido acondicionado por criollos ya que las características constructivas, forma y conservación eran diferentes. Un cuarto grupo de cuatro pircas se localizó en dirección NO casi en frente del sitio principal, la cual había sido relevada por Lagiglia en la campaña de 1972 (Lagiglia 1997b). Las pircas de estos grupos, a excepción del grupo más lejano, tienen las mismas características que las del agrupamiento principal, con formas predominantemente semicirculares, bajas, con mala conservación y con muchas de las estructuras colmatadas.

Dentro del asentamiento principal Lagiglia (1997b) había identificado tres niveles altitudinales distintos con diferencias de entre 3 y 5 m aproximadamente entre uno y otro. En base al registro arqueológico superficial, las dataciones obtenidas y al grado de conservación de las estructuras, se subdividió el sitio en dos sectores, uno sur y el otro norte.

1a-Excavaciones

Gracias al relevamiento realizado por Lagiglia en 1972 se conocía la existencia de dos tipos de formas principales entre las estructuras del asentamiento: circulares o semicirculares y rectangulares. En las primeras excavaciones se habían seleccionado y excavado cuatro pircas circulares ubicadas en el sector central del sitio, que es el que presentaba mayor densidad de materiales superficiales y mejor conservación de los recintos. De esta forma, se consideró que la muestra de recintos circulares era importante, por lo que se decidió excavar alguno de los recintos rectangulares. Otra característica de los recintos rectangulares era su mayor tamaño, por lo cual suponíamos que el registro arqueológico dentro de los mismos sería diferente. Antes de partir al lugar y tomando como base la planimetría levantada por Lagiglia en 1972, se identificaron sólo tres pircas rectangulares la 84 la 94 y la 96, todas ubicadas en el sector norte del asentamiento. Cuando se arribó al sitio se decidió excavar la número 96 ya que entre las rectangulares es la que se veía en mejor estado de conservación, probablemente por hallarse al reparo de una de las lomadas de escoria que se encuentran en el lugar.

La pirca 96 mide 12 m de largo por 3 de ancho y la abertura está orientada hacia el SE. Se cuadriculó el recinto a lo largo quedando definidas 12 unidades de 2 m por 2 m. Las cuadrículas del lado Sur, de Oeste a Este se denominaron A 1, A 2...A 6 y las del lado Norte B 1, B 2...B 6. De todas estas se excavaron la A 1 (de 1m por 1m) y la B 2 (de 2 m por 2 m) (Figura 3). La excavación se realizó siguiendo niveles artificiales de 5 cm alcanzando los 45 cm de profundidad en A 1 y los 65 cm en B 2. Las profundidades máximas alcanzadas corresponden en ambos casos a los niveles hasta los que se recuperó material cultural.

1b-Cronología

Las primeras estimaciones cronológicas se basaron en recolecciones superficiales y datos etnohistóricos que en general sostenían la idea de un poblamiento muy tardío del lugar. Concretamente se asignaban estas ocupaciones a la etapa de contacto o de influencia Incaica (Lagiglia 1975, 1977a, Schobinger 1975). Recién en 1993 se envió la primer muestra del sitio extraída durante las excavaciones del Dr. Lagiglia del año 1972, fechado que dio una antigüedad superior a la esperada (Lagiglia *et al.* 1994b). Otras cuatro muestras de carbón fueron enviadas luego de estos trabajos de excavación, las que incluyeron tres fechados convencionales de ^{14}C sobre carbón y un fragmento de marlo de maíz para ser fechado por AMS (Tabla 1). Todos estos datos confirman la existencia de ocupaciones mucho más

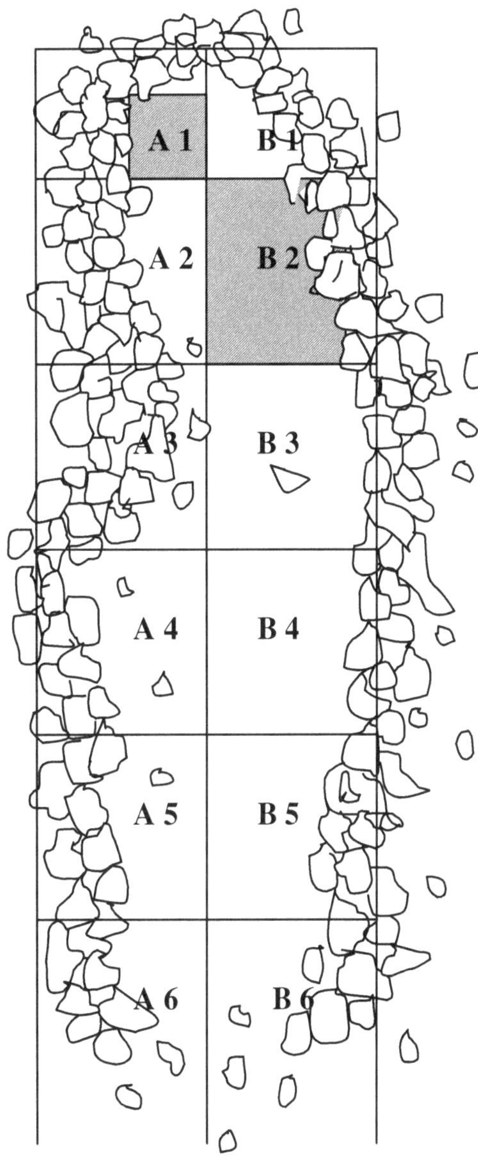

Figura 3: Estructura 96 mostrando la disposición de las cuadrículas y las áreas excavadas (sombreado).

Recinto	Cuad.	Nivel	Cod de Lab	Fecha	Muestra	Referencias
17	-	2	LP-430	980± 90	Carbón	Lagiglia *et al.* 1994b
96	B2	4	LP-611	840± 60	Carbón	
96	B2	6	LP-573	1.170± 60	Carbón	
96	B2	9	AA-26192	1.045± 45	Carbón	
96	B2	11	LP-562	1.470± 60	Carbón	

Tabla 1: Fechados ^{14}C del sitio El Indígeno.

tempranas que las sugeridas en un principio, iniciándose unos 1.400 años antes del presente. Estas fechas se muestran coherentes con los indicadores estilísticos de los tipos cerámicos (del Período Agroalfarero Temprano y Tardío de Chile central) que han sido recuperados en las excavaciones. En general los fechados radiocarbónicos, los indicadores estilísticos y la presencia de elementos hispánicos, muestran además que las ocupaciones se sucedieron con pocas interrupciones hasta momentos históricos.

1c-Estratigrafía

La composición del paquete sedimentario mostró una clara estratigrafía que si bien fue posible seguir sólo parcialmente durante los trabajos de excavación, si se observó claramente en los perfiles. Ocho unidades fueron identificadas (A, B, C, D, E, F, G y H). De estas, D, G y H aparecen sólo en algunos de los perfiles en forma localizada. El sedimento definido como A está compuesto de arena suelta de color pardo sin ningún tipo de estructuras y de variado espesor (corresponde a los primeros 5 cm aproximadamente), con presencia de materiales culturales. El B corresponde al mismo tipo de sedimento pero en este caso muestra una disposición microestratigráfica a manera de «hojaldre». En éste también hay presencia de materiales culturales. El sedimento C es arena friable de coloración gris, y es la que presenta la mayor concentración de materiales culturales, mostrando en su matriz una gran cantidad de carbón disperso, lo que le da un color más oscuro. El sedimento E corresponde a una arena con estratificación oblicua con presencia de grava. Aparentemente esta estructura podría corresponder a un pequeño canal o paleocauce. La matriz F esta conformada por una arcilla compacta de color rojizo a marrón claro. Este sedimento es estéril en materiales culturales y forma un estrato continuo y homogéneo que es cortado sólo por algunas irrupciones de sedimento C. El G es una arena gris con grava, friable y que no presenta materiales culturales. Por último el H es una estructura arcillosa rojiza compacta que ha aparecido sólo en el perfil de la pared sur. La disposición de las unidades litoestratigráficas puede verse en las Figuras 4 y 5.

Durante las excavaciones no se pudieron detectar alteraciones postdepositacionales ya que el sedimento era muy friable y homogéneo. Recién a los 40 cm con la presencia del estrato F más compacto y de diferente color se pudieron localizar algunas galerías. De todas formas la coherencia de los fechados parece asegurar en gran medida la integridad de los depósitos. Este estrato arcilloso F parece constituir el límite de las ocupaciones aunque algunas galerías lo atraviesan, y es posible recuperar material dentro de las mismas. Los sedimentos que provienen de estas galerías presentan algunos problemas para su interpretación ya que de una de estas fue extraída la muestra de carbón que arrojó la fecha más antigua. Si, como se suponía, este material se

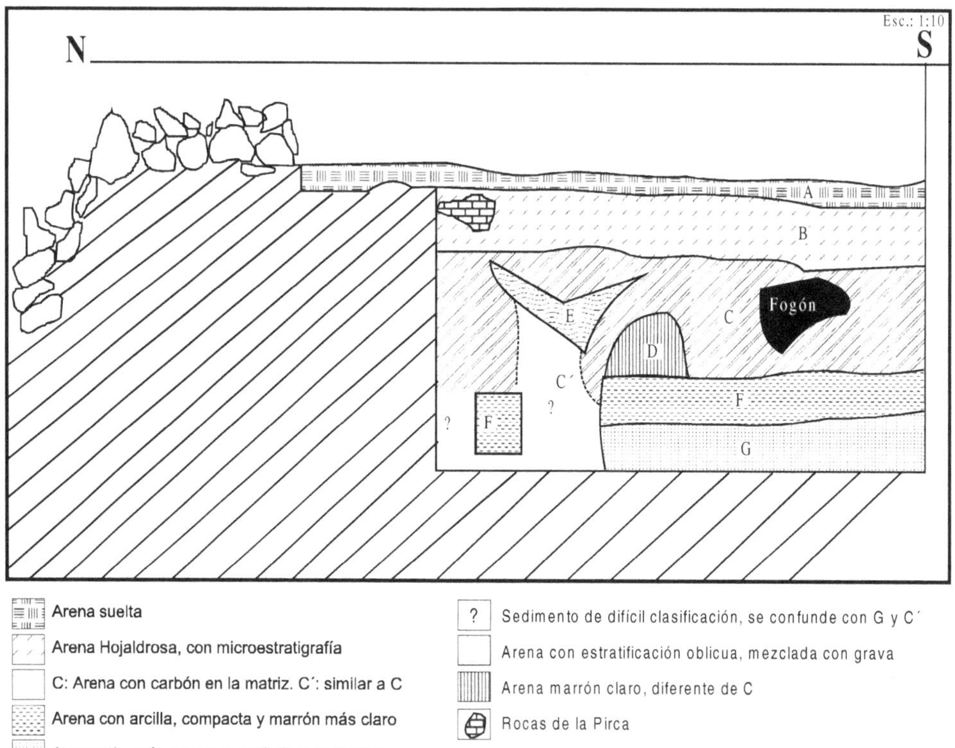

Figura 4: Estratigrafía de El Indígeno, habitación Nº 96, cuadrícula B2 perfil pared Este (21/02/94).

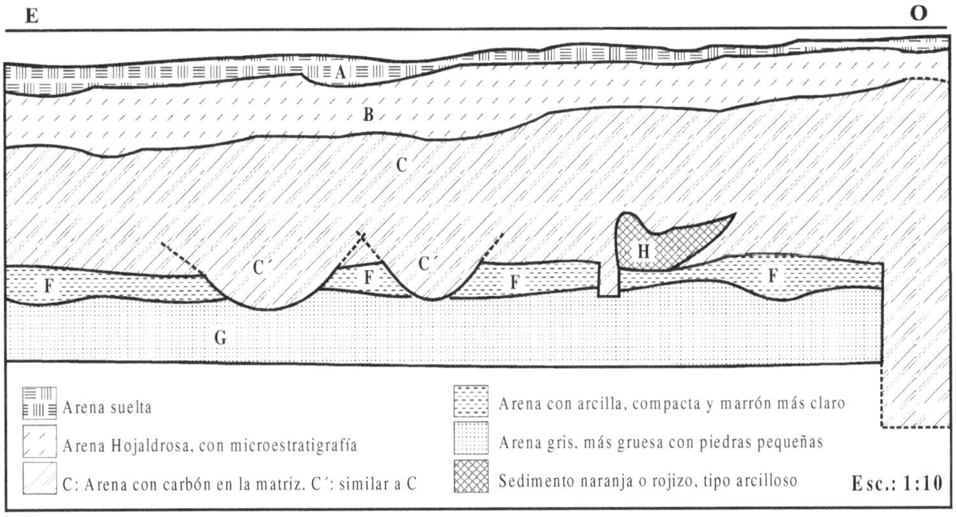

Figura 5: Estratigrafía de El Indígeno, habitación Nº 96, cuadrícula B2 perfil pared Sur (21/02/94).

encontraba en ese lugar por migración producto de la actividad de microvertebrados, entonces las fechas deberían haber tenido una antigüedad similar a la de los niveles anteriores. Se supone que este problema puede deberse al escaso margen de diferencia entre los fechados y los desvíos estándar.

1d-Materiales arqueológicos

Los restos recuperados en las cuadrículas A 1 y B 2 son muy variados, incluyendo elementos vinculados directamente a la subsistencia como instrumentos, maíz, productos de talla y carbón y adornos personales tales como un tembetá y numerosas cuentas de collar (Tablas 2 y 3).

Nivel	1	2	3	4	5	6	7	8	9
Desechos	1	1	1	23	11	0	0	0	4
Cerámica	1	0	0	1	3	0	0	1	0
Adornos	0	0	1	1	1	0	0	0	0
Óseo	0	0	0	0	0	2	0	1	0
Carbón	0	0	0	0	0	0	0	0	0
Vegetal	0	0	0	0	3	0	0	0	0

Tabla 2: Materiales del sitio El Indígeno. Cuadrícula A1. Febrero 1994.

Nivel	0	1	2	3	4	5	6	7	8	9	10	11
Artefactos	0	0	0	0	0	0	1	0	0	0	0	0
Prod. de talla	2	8	3	4	8	15	10	4	10	7	0	1
Cerámica	57	165	96	14	77	52	27	10	16	14	9	8
Óseo	0	2	2	0	0	1	1	0	0	1	0	0
Adornos	0	1	1	3	41	46	7	5	3	2	0	2
Ecofactos	0	0	0	0	6	8	14	4	18	1	0	3
Carbón	0	X	X	X	X	X	X	X	X	X	X	X
Vegetal	0	0	0	1	1	1	3	3	4	2	1	0

Tabla 3: Materiales del sitio El Indígeno. Cuadrícula B 2 (x significa presencia).

Arqueofauna

El material faunístico ha sido muy escaso, y los pocos fragmentos recuperados no pudieron ser determinados taxonómicamente debido al alto grado de meteorización y fragmentación que presentaban. Sin embargo de las excavaciones de Lagiglia en la habitación 21 (en 1972) se recuperó una muestra de material óseo, que fue analizada a los fines de conocer los taxones depositados. Durante estos trabajos el material faunístico no fue recolectado en su totalidad, escogiéndose solo aquellos ejemplares presumiblemente determinables (los más completos), por lo que se considera que el sesgo puede ser importante. El alto estado de meteorización que presentaba la muestra tampoco ayudó en la determinación taxonómica, sin embargo pudo determinarse una cantidad de 203 especímenes óseos, 32 de los cuales pertenecen al género *Lama* (Tabla 4). De éste se han identificado tanto elementos del esqueleto axial como del apendicular.

La lista taxonómica muestra un predominio del género *Lama* y la presencia de aves (probablemente *Cholephaga melanoptera*). Si bien se han encontrado materiales post contacto hispano-indígena no se han determinado elementos pertenecientes a especies euroasíaticas en ninguno de los niveles de la excavación. Más allá de los problemas de toma de muestra antes mencionados, la lista taxonómica muestra una baja diversidad faunística que se corresponde con la que caracteriza a este nivel altitudinal (Roig 1972).

Restos vegetales

La presencia de restos de cultígenos en el lugar constituye uno de los aspectos más interesantes del sitio ya que plan-

Taxas	NISP
Mammalia indeterminada	4
Mammalia grande indet.	6
Artiodactyla indeterminada	9
Lama sp.	9
Lama guanicoe	23
Ave indeterminada	2
Indeterminado	151
Total	203

Tabla 4: El Indígeno; NISP por taxón, habitación 21. Lagiglia 1972.

tea numerosos interrogantes referidos al lugar de procedencia y la importancia que éstos pudieron haber tenido en la dieta. Un marlo completo (Figura 6), un fragmento de marlo y una semilla carbonizada de *Zea mays* fueron recuperados durante las excavaciones de la estructura 96, mientras que fragmentos de *Lagenaria siceraria* fueron encontrados en superficie dentro de una de las ollas completas recuperadas en el sitio (Lagiglia 1997b). Un fechado directo sobre uno de los marlos muestra la presencia de este tipo de vegetales desde hace al menos 1.000 años AP. Por las características del ambiente se descarta la posibilidad que estos vegetales hayan sido cultivados en el lugar[1], generándose interrogantes sobre su procedencia. Las crónicas mencionan la existencia de intercambio de maíz por productos locales con grupos de Chile central (Bibar 1966) lo que abre una puerta acerca del origen de las plantas domésticas en el sitio. Otro lugar potencial de proveniencia es el Atuel medio, área en la que Lagiglia ha encontrado un rico registro de plantas domesticadas definiendo la cultura Atuel II[2] (Semper y Lagiglia 1968; Lagiglia 1977b, 1980, 1981, 1982, 1999). La gran cantidad de molinos y manos de moler en los diferentes recintos del sitio muestran que el procesamiento de vegetales fue una actividad importante, por lo que no hay que descartar que las especies domésticas pudieran haber constituido una parte del espectro de recursos vegetales que se estaban procesando en el lugar.

Cerámica

El Indígeno se muestra dentro de la región como un caso atípico en la cantidad de este tipo de material, presentando las frecuencias de cerámica más alta de toda la región. La importante cantidad de vasijas completas encontradas en diferentes lugares del sitio brindan un panorama bastante amplio y poco usual del tipo de formas que se utilizaban en el lugar. Una minuciosa descripción de cada una de las piezas recuperadas en las diferentes expediciones al sitio fue hecha por Lagiglia (1997b), en la que se destacan las ollas y escudillas como principales formas. Pese al trabajo de este investigador por recuperarlas, algunas de estas piezas continúan en manos de coleccionistas locales.

Tanto en las recolecciones superficiales como en las excavaciones realizadas en el lugar, aparecen numerosos fragmentos claramente asignables a tipos cerámicos no locales, particularmente de Chile central (Lagiglia 1977b, 1997b). La escasez de leña en la vega podría haber dificultado la confección de importantes cantidades de cerámica en el sitio, lo que justifica su transporte hasta el lugar desde áreas vecinas. Recientemente Sanhueza y colaboradores (Sanhueza *et al.* 2004) han estudiado los tipos cerámicos presentes en el sitio comparando su morfología, decoración y pasta con el fin de ayudar en la comprensión del lugar de proveniencia de este material. En el trabajo realizado por las investigadoras se destaca la alta frecuencia de tiestos cerámicos con características similares al tipo Llolleo del Período Agroalfarero Temprano de Chile Central, sugiriendo que la procedencia del mismo es de la vertiente occidental de la cordillera.

En la Tabla 5 se presentan los tipos cerámicos encontrados en el sitio, caracterizados de acuerdo a la tipología de Lagiglia (1997b). La Figura 7 muestra la frecuencia de tipos cerámicos por extracción en las excavaciones de las cuadrículas A1 y B2. Para la misma se tomaron los nueve primeros niveles debido a que la muestra de los niveles subsiguientes es muy pequeña y poco representativa. En él se incluyen sólo las tres categorías mejor y más representadas del sitio que son Overo, Marrón Pulido, Negro pulido y pintada. Las categorías en duda (OV?, MP?, ?) no son tomadas en consideración. En este gráfico puede verse la disminución de los

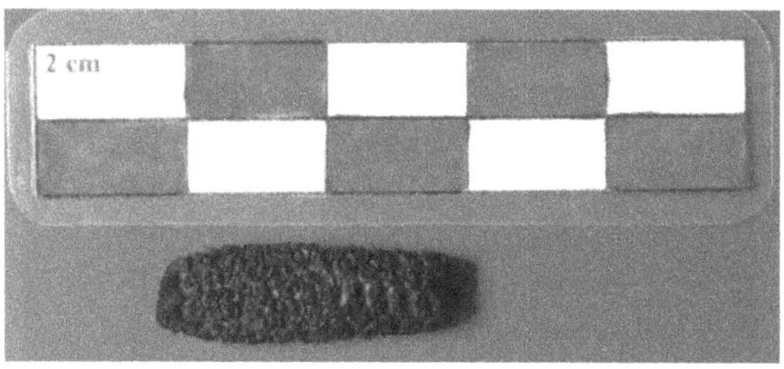

Figura 6: Marlo de maíz carbonizado recuperado durante las excavaciones de la estructura 96. Cuadrícula B 2, nivel 9; sector A (4-8-97).

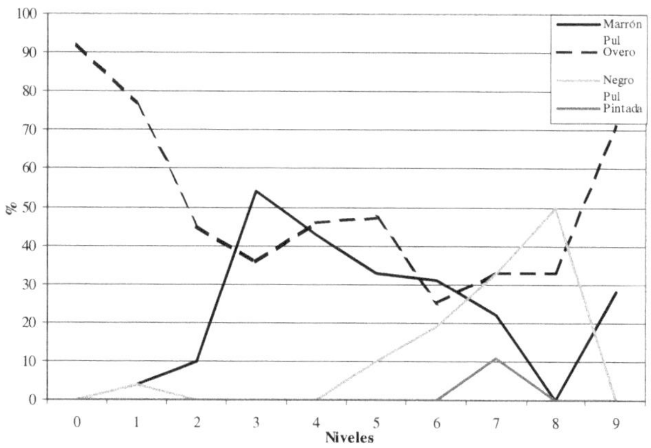

Figura 7: Frecuencia de los diferentes tipos cerámicos por extracción, sitio El Indígeno, habitación 96.

1 El tiempo en que el lugar permanece sin nieve es inferior a los tres meses y las temperaturas nocturnas son siempre bajo cero por lo que las plantas y los cursos de agua amanecen con una delgada capa de hielo. Esto permite solo el desarrollo de plantas en cojín (yaretas) adaptadas a esas condiciones extremas, y no el cultivo de plantas domésticas.

2 Para una discusión de esto ver Gil 1997-1998.

Estilo	Extracciones 0	1	2	3	4	5	6	7	8	9	10	11	12	13	14	Total gral.
Indeterminado	1	1	2		3	2	1	1								7
Gris Pulido							1									1
Marrón Pulido		1	1	6	15	9	5	2		2	1		1			41
Marrón Pulido?		1	1	1	1	1	2		1							8
Negro Pulido		1				3	3	3	3							10
Overo	12	20	5	4	16	14	4	3	2	5				2		84
Overo?		2	2								1	1			1	7
Overo Inciso						1										1
Pintada								1								
Total general	13	26	11	11	35	30	16	10	6	7	2	1	1	2	1	162

Tabla 5: Tipos cerámicos por extracción recuperados en la excavación de la habitación 6. Tipología de Lagiglia (1997b).

porcentajes de Marrón Pulido (Llolleo) hacia los niveles superiores, lo que es coherente con la cronología de este tipo cerámico en Chile central, donde se lo encuentra con mayor frecuencia en contextos anteriores a los 1.000 años AP (Falabella y Stehberg 1989; Sanhueza y Falabella 2001). Sin embargo, la cronología sigue siendo considerablemente mas tardía que la de Chile central. El tipo Negro Pulido probablemente puede ser asignado también a la cerámica del complejo Llolleo.

La cerámica Overo (Lagilgia 1997b) presenta características similares a la definida como Nihuil, con espesores que varían principalmente entre 5 y 7 mm, la superficie es generalmente alisada con color predominantemente gris o beige. Afortunadamente una importante cantidad de vasijas han sido recuperadas enteras por lo que sus formas han podido ser ampliamente descriptas (Lagiglia 1997b). El tipo cerámico Marrón Pulido o Llolleo también ha sido descripto en profundidad tanto en los contextos argentinos (Lagiglia 1977b, 1997b), como en los chilenos (Falabella y Stehberg 1989). Este tipo cerámico se caracteriza por tener un tratamiento superficial preferentemente pulido y de color marrón, con presencia de incisiones (generalmente en el cuello). En la Figura 8 se comparan las modas de los espesores cerámicos

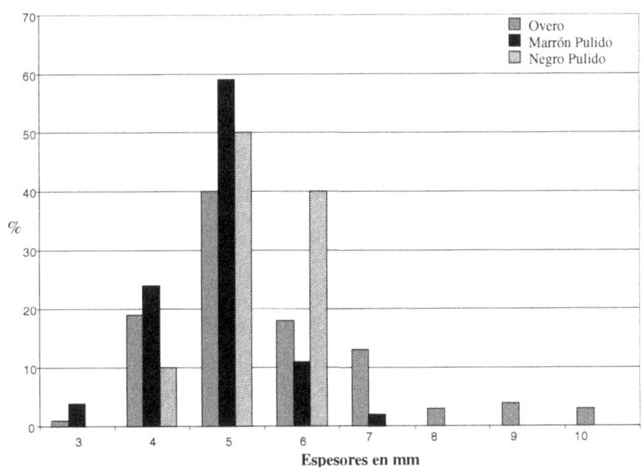

Figura 8: Espesores cerámicos de los tipos principales presentes en la estructura 96. Material lítico.

entre la cerámica Marrón pulida y Overo donde éstas se desagregan claramente. Estudios de pasta recientemente realizados por investigadoras de Chile central resaltan la presencia de características Llolleo tanto en la pasta como en el tratamiento superficial. La cerámica Negro pulido es un tipo utilitario de características similares a la Marrón pulido. Las diferencias son básicamente el color y tratamiento superficial, aspectos que podrían estar relacionados al intenso uso y fuerte exposición al fuego que parecen haber tenido los fragmentos recuperados y al tipo de decoración del Período Agroalfarero Temprano de Chile Central. El fragmento de cerámica rojo pintada también podría ser asignado al complejo Llolleo.

A los fragmentos del Período Agroalfarero Temprano recuperados en superficie por Lagiglia y por nosotros en estratigrafía se le suma la presencia de elementos Aconcagüa salmón y Diaguita chileno encontrados en estratigrafía y superficie (Lagiglia 1997b).

Material lítico

Para el análisis del material lítico se tomó una muestra que corresponde a todos los elementos recuperados en la cuadrícula B2. Se escogió esta unidad por ser la que presenta la mayor cantidad de materiales líticos, en estratigrafía, de todas las excavadas. Del análisis surge que hay un predominio de la categoría de microlascas y ultramicrolascas (54 %) recuperándose un solo instrumento correspondiente a una punta escotada de obsidiana (Tabla 6, Figura 9). Los productos de talla sugieren la presencia en el sitio de todas las etapas del proceso de talla apareciendo desde lascas primarias hasta lascas de reactivación. Por otra parte hay una importante diversidad de materias primas con un predominio de la obsidiana especialmente en los niveles inferiores

Extracción	1	2	3	4	5	6	7	8	9	10	Niv. 3-7	Total gral.
Lasca primaria				2								2
Lasca secundaria					1		1					2
Lasca dorso nat.		1										1
Lasca angular						1	1					2
Microlascas	1	1	1	1	4	2	3	2	1			16
Lascas react. dir.	1					1						2
Ultramicrolascas	5	2	1		2	5	3			2		20
No diferenciada	1	2	1	3	6	1	2	1	1		1	19
Canto rodado									1			1
Frag pigmento												
Núcleo							1					1
Punta						1						1
Total general	8	6	3	6	13	11	11	3	3	2	1	67

Tabla 6: Categorías líticas por extracción. Cuadrícula B2, estructura 96.

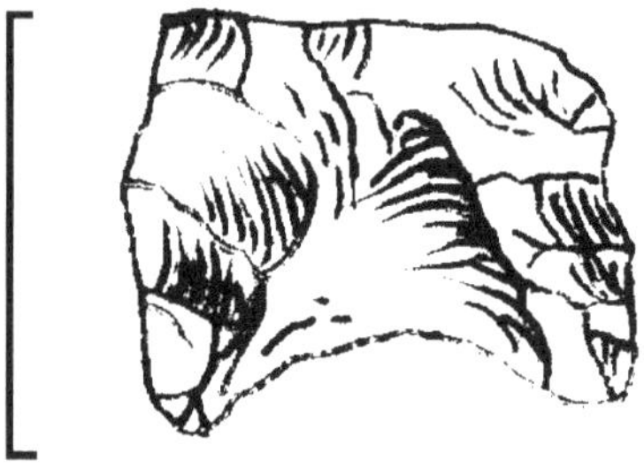

Figura 9: Base de punta de proyectil escotada de obsidiana. Cuadrícula 2, Nivel 6.

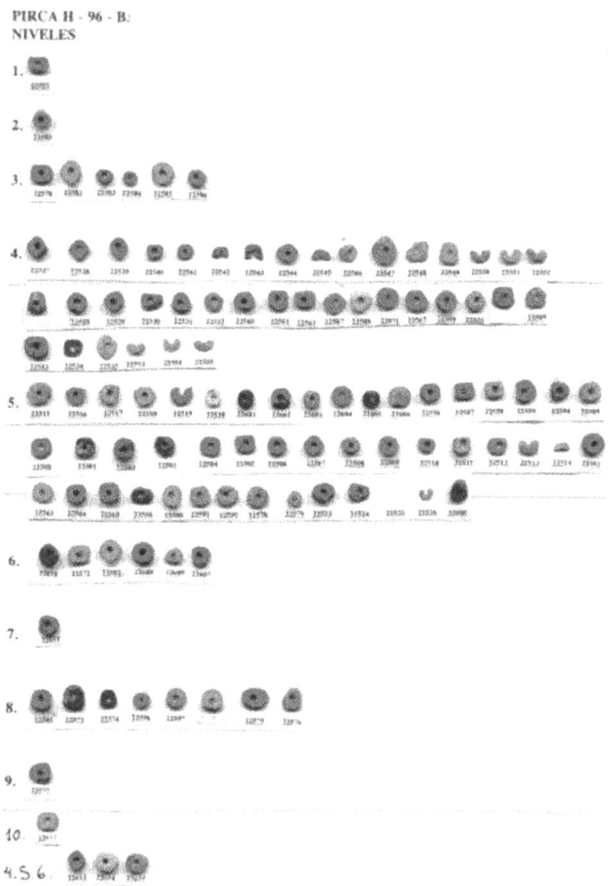

Figura 10: Cuentas de collar recuperadas en los diferentes niveles de la cuadrícula B2 (habitación 96).

(Tablas 7 y 8). La mayor cantidad de microlascas y ultramicrolascas de obsidiana, parece indicar la conservación de los instrumentos confeccionados en esta materia prima, para la cual no tenemos presencia de canteras próximas. Algo similar parece estar ocurriendo con el sílice del cual sólo hay microlascas y ultramicrolascas. El resto de las materias primas podrían ser obtenidas en el cauce del arroyo El Indígeno que corre por un costado del asentamiento, lo que explicaría la presencia de un rodado de basalto en el nivel 9, un núcleo en el nivel 7 y lascas primarias de la misma materia prima (Tabla 8).

Otros

La excavación del recinto 96 muestra un variado registro de elementos que difieren del resto de las estructuras excavadas. Entre estos elementos se pueden destacar un tembetá discoidal de esteatita, más de cien cuentas de collar (Figura 10) y un incisivo humano (diente de leche). Estas diferencias en el tipo de materiales hallados en la estructura 96 con respecto a lo recuperado en la excavación de otras estructuras, se suma a las diferencias en forma y tamaño del recinto. Como se mencionó, a diferencia de las restantes, la estructura 96 presenta una forma rectangular de 12 metros de largo que contrasta claramente con el resto de las estructuras (todas de forma semicircular y de entre 3 y 4 metros de diámetro). Esta diferencia que también se observa en el registro recuperado en el interior de las habitaciones podría estar indicando un uso diferencial particular, como puede ser el de una casa comunal reservada a ciertas actividades. Gil (1997-1998) a defendido la idea de que los cultígenos en el sur de la provincia de Mendoza están asociados (al menos en un primer momento) a contextos rituales, señalando que su presencia en la región está restringida a lugares de entierro y sitios con pinturas, generalmente asociados a contenedores especiales de costosa elaboración y decorados. Los restantes elementos mencionados como las cuentas o el tembetá, corresponden a elementos de prestigio que pueden implicar diferencias de status, género

Extracción	1	2	3	4	5	6	7	8	9	10	3-7	Total gral.
Sílice	7		2		7	1	1				1	12
Riolita		2										2
Cuarcita				1	1	2	2		1			7
Basalto			1	4	2		2		1			10
Obsidiana	1	3			3	8	6	3	1			25
Indeterminada		1		1						2		4
Total general	8	6	3	6	13	11	11	3	3	2	1	67

Tabla 7: Materias primas por extracción. Cuadrícula B2, estructura 96.

	TIPO											
	L. prim	L sec.	L. dorso nat.	L. ang.	Microl.	L. react dir.	Ultramic.	No dif.	Rod.	Nucl.	Punta	Tot. gral.
Mat. Prima												
Sílice					4		8	7				12
Riolita								2				2
Cuarcita				2	1			4				7
Basalto	2	2			1			3	1	1		10
Obsidiana			1		10	2	9	2			1	25
Indet.							3	1				4
Total gral.	2	2	1	2	16	2	20	19	1	1	1	67

Tabla 8: Materias primas por tipo. Cuadrícula B2, estructura 96.

o categorías etáreas. En base a esta evidencia, se cree que la idea de un uso diferencial de la estructura número 96 debe ser tenida en cuenta sobre todo por las implicancias que ésto tendría para los elementos allí recuperados.

1e-Registro superficial

Además de los trabajos de excavación en la habitación 96 se realizó una transecta que cruzó el sitio con una dirección aproximada norte-sur, desde un extremo a otro del mismo. La longitud total fue de 300 m, con un ancho de 5 m. A lo largo de la misma se hicieron seis sondeos de un metro por un metro con una equidistancia de 20 m. Los sondeos fueron realizados para ver el comportamiento en estratigrafía de los materiales, fundamentalmente las diferencias en tasas de entierro y la posibilidad que los diferentes sectores del sitio hayan sido ocupados en diferentes momentos. Sólo en los tres primeros se recuperó material, el cual es presentado en las Tablas 9, 10 y 11.

Los 300 metros de transecta fueron subdivididos en 60 unidades de recolección de 5 m por 5 m cada una. Los resultados del relevamiento superficial muestran a lo largo de la misma las densidades máximas más importantes de toda la región y la densidad promedio total de la transecta es sólo asimilable a la del sitio Ojo de Agua, en el piedemonte, sitio del cual se tomaron los datos de uno de los sectores con mayor densidad (Tabla 12). Sin embargo la distribución no es homogénea y los materiales se encuentran fuertemente concentrados dentro del radio en el cual están distribuidas las pircas. Fuera del área donde se hallan las estructuras no se encontraron materiales ni en superficie ni en estratigrafía y las densidades caen abruptamente. Como se mencionó, los tres primeros sondeos fueron los que aportaron material en estratigrafía. Si se observa su distribución a lo largo de la transecta, se ve que los más profundos son los que se realizaron en el sector norte, implicando un mayor enterramiento, lo que es coherente con la idea que este sector es el más antiguo. En el sector sur del sitio solo un sondeo aportó materiales en estratigrafía, restringiéndose a los dos primeros niveles.

Nivel	**1**	**2**	**3**	**4**
Producto de talla	1		1	8
Instrumento	2			
Ecofacto		1		
Óseo				2
Microvertebrado				25
Carbón				3 gms

Tabla 9: Materiales transecta, sondeo 1.

Nivel	**4**	**5**	**6**	**8**
Producto de talla	1		1	1
Cuenta de collar	1			
Ecofacto		1		

Tabla 10: Materiales transecta, sondeo 2. Los niveles 1 al 3 no tienen materiales.

Nivel	**1**	**2**
Frag cerámico	18	2
Instrumento	1	
Ecofactos	1	

Tabla 11: Materiales transecta, sondeo 3.

Largo (m)	**Cantidad de hallazgos**	**Densidad Máxima (m^2)**	**Densidad promedio**
300	990	3,56 (unidad 19)	0,66

Tabla 12: Resultado general de la transecta

Al igual que los datos provenientes de las excavaciones, más de la mitad de los elementos registrados corresponden a tiestos cerámicos, aspecto que llama la atención por tratarse de grupos de cazadores-recolectores y por que se diferencia claramente en la comparación con el resto de los sitios del alto valle del Atuel.

2-Discusiones en torno a El Indígeno

Las características del registro arqueológico de este sitio, así como el área en la que se halla emplazado, han despertado un profundo interés en la arqueología de la región desde hace ya mucho tiempo (Schobinger 1975; Lagiglia 1975). Sin embargo los trabajos llevados a cabo en el lugar y en áreas aledañas han sido escasos, por lo que aún permanece como uno de los sitios menos comprendidos. Por este motivo se han tejido una innumerable cantidad de hipótesis en torno al significado de las ocupaciones de altura en las nacientes del Atuel y del Diamante (Schobinger 1975; Lagiglia 1977b, 1997b; Falabella y Stehber 1989). A partir de los datos relevados se intentará discutir algunas de las ideas más relevantes que han sido propuestas para caracterizar los aspectos vinculados a la subsistencia y al patrón de asentamiento.

2a-Subsistencia

Después de los trabajos llevados a cabo en 1972 y 1994, un gran número de interrogantes siguen aun sin una respuesta clara. Tal vez uno de los más discutidos tiene que ver con el tipo de subsistencia que practicaban estos grupos. La presencia de restos de cultígenos (*Zea mays* y *Lagenaria siceraria)*, junto con la atípica cantidad de cerámica parece ponernos frente a grupos de economía agrícola que en determinadas épocas el año explotaban estos sitios de altura en busca de determinados recursos tales como animales. Esta parece ser la hipótesis defendida por los arqueólogos chilenos que asignan estos asentamientos a grupos «agroalfareros" del temprano y del tardío (Durán 1979) o por Schobinger (1975) cuando lo vincula a asentamientos incaicos. Sin embargo, las características ambientales del lugar impiden la práctica de agricultura por lo que la presencia de cultígenos desde hace al menos 1.000 años se debería al transporte de los mismos desde regiones aledañas o distantes. El instrumental lítico y el registro faunístico sugieren que la caza debió ser una de las actividades principales; y la gran cantidad de elementos de molienda, indican que la recolección y procesamiento de vegetales fue muy importante en la economía de estos grupos. En este caso es difícil corroborar que tipo de plantas silvestres pueden haber sido recolectadas en cantidad para ser procesadas en el lugar. En este sentido es probable que al menos una parte de los vegetales procesados en el sitio hayan sido traídos hasta el lugar desde pisos ecológicos más bajos y con mayor productividad.

2b-Patrón de asentamiento

Otro de los aspectos que han llamado la atención desde un principio, debido a la baja capacidad de sustentación del área, fue el tamaño del asentamiento y la cantidad de recintos pircados (126), ya que el número de estructuras en un campamento está correlacionado con el número de ocupantes del sitio (Kent 1991). Es evidente que la vega de El Indígeno no puede sostener 400 o 500 individuos en un mismo momento[3]. Los trabajos de excavación y las recolecciones superficiales sugieren un crecimiento paulatino del asentamiento, y a la vez una ocupación diacrónica de los diferentes sectores del mismo. Con las pocas habitaciones excavadas es difícil establecer una secuencia clara y segura del crecimiento y ocupación del sitio. Sin embargo a la luz de los diferentes indicadores que aparecen, pueden diferenciarse al menos dos sectores que fueron ocupados y probablemente construidos en momentos diferentes: a) sector norte, al que la evidencia disponible lo muestra como más temprano y claramente diferente al resto del asentamiento y b) sector sur, el más tardío.

El sector norte es donde se excavó la habitación 96 y en se obtuvieron las dataciones más antiguas con fechados de hasta 1.470±60 años AP, que alcanzan a superar en más de 500 años la datación del sector sur. El estado de conservación que presentan las pircas podrían mostrar también una diferencia cronológica en la utilización de las mismas. En este sentido, las del sector norte muestran una mala conservación (paredes derrumbadas) alcanzando menor altura que las del sur. A su vez se encuentran muy colmatadas de sedimento pese a que algunas de ellas se ubican en lugares mas reparados. Los materiales recuperados en este sector, tanto en excavación como en estratigrafía, se encuentran muy meteorizados, especialmente el óseo, del cual casi no se recuperaron especímenes identificables sino sólo algunas astillas muy meteorizadas. Los tiestos cerámicos recuperados en las excavaciones de la habitación 96 muestran una importante presencia de fragmentos asignables, por motivos y pasta, al estilo Llolleo del Período Agroalfarero Temprano de Chile central (Lagiglia 1997b; Sanhueza *et al.* 2004). La presencia de tiestos pertenecientes a este tipo cerámico es coherente con los fechados obtenidos en las excavaciones (ver capítulo 2). Por último la frecuencia de materiales superficiales es claramente inferior a las del sector sur, lo que podría mostrar un mayor tiempo desde que han sido depositados y por lo tanto muchos de ellos se encuentran enterrados. Los resultados de los sondeos a lo largo del sitio coinciden con esta idea ya que los realizados en el sector sur presentan mayor cantidad de materiales en las capas inferiores, mientras que en los del sector norte del asentamiento se concentran en los primeros niveles.

El material lítico (puntas de proyectil) no presenta diferencias que puedan mostrar la presencia de estilos diferentes, solo están presentes las puntas escotadas pequeñas, típicas del tardío del sur de Mendoza (Lagiglia 1997b). Para la mitad sur del sitio el único fechado obtenido data de 980±90 años AP (Lagiglia *et al.* 1994b), en este sector las pircas presentan una muy buena conservación y sus alturas alcanzar el metro. Más allá de la menor antigüedad de este sector, la altura y conservación diferenciales entre el norte y el sur, puede ser producto que estas últimas fueron construidas con materiales provenientes de las pircas del norte.

En el sector sur la densidad de materiales superficiales es más alta que en el norte y la conservación de éstos y de los que se encuentran en estratigrafía es mejor que la del sector antes descripto. Si bien el material óseo se está meteorizando rápidamente por la fuerte acción solar y los importantes cambios de temperaturas diarios y estacionales, numerosos fueron los especímenes recuperados, muchos de los cuales pudieron ser determinados. Dentro del material cerámico no se detectaron tiestos claramente asignables a los estilos cerámicos del Período Agroalfarero Temprano de Chile central, pero sí ha sido recuperado un fragmento de vasija Aconcagua Salmón correspondiente al Período Agroalfarero Tardío, lo que es coherente con el fechado obtenido. La Tabla 13 muestra las diferencias enumeradas entre ambos sectores.

3 Este número es una estimación mínima que se desprende de los 126 pircados que hay en la agrupación principal y estimando entre tres y cuatro personas por estructura habitacional.

	Sector Norte	Sector sur
Cronología	1.470±60 - 840±60 años AP	980±90años AP
Estado y altura de las pircas	Malo (50 cm)	Buen estado (1 m)
Enterramiento de materiales en sondeos	20-40 cm	10 cm
Cerámica chilena asociada[1]	Llolleo	Aconcagua
Meteorización del material óseo	alta	baja

1 Se utiliza la tipología chilena ya que cuenta con un mejor marco cronológico.

Tabla 13: Diferencias entre los sectores norte y sur de El Indígeno.

Mas allá de todos estos datos que indican una clara diferencia cronológica entre los conjuntos del norte y los del sur, creemos que los dos sectores se pueden haber ido alternando en la ocupación y en ningún caso el grupo más temprano (norte) ha sido abandonado definitivamente una vez que se levantaron las pircas del sector sur. La intercalación de fechados entre ambos sectores apoyarían esta idea.

La presencia de otros agrupamientos de no más de tres pircas dentro de la vega o la presencia de sitios con características similares en otras vegas cordilleranas del sur mendocino (Lagiglia 1997b) parecen indicar que estos asentamientos difícilmente superan las diez estructuras. Por esto se supone que probablemente nunca estuvieron ocupadas más de diez o quince estructuras por vez en El Indígeno, y el amplio número de estructuras sería entonces producto de sucesivas reocupaciones del lugar con construcciones de nuevos pircados y en algunos casos acondicionamiento de los mismos. Siguiendo los criterios de Kent (1991) de movilidad anticipada, la importante inversión en la construcción de las estructuras podría estar mostrando una intención de retornar al lugar y una intencionalidad de permanecer en el sitio. Acciones tendientes a la conservación del material mobiliario dentro del sitio parecen sostener la idea de un retorno estacional y redundante. En diferentes lugares del sitio, preferentemente oquedades, fueron dejadas vasijas en posición invertida para evitar la depositación de hielo o agua en su interior y la posterior fractura cuando ésta se congela. Este comportamiento sugiere que esperaban retornar al sitio estacionalmente.

El tipo de construcción así como la conservación del mobiliario se ajustan a la caracterización de Binford (1991) de semisedentarismo, situación que es definida como un tipo de movilidad en la cual los sitios con casas relativamente permanentes son mantenidos retornando frecuentemente. Los grupos hacen una explotación estacional de estos centros de actividad moviendo sus campamentos residenciales de un lugar a otro. Este mismo autor en un estudio «cross-cultural» sostiene la idea que los grupos seminómades tienden a construir sus casas con un plano circular y sin modificar la superficie del terreno, tal como aparece en El Indígeno. En cuanto a la inversión (tanto en tiempo como en energía) en la construcción de las habitaciones, establece una relación inversa entre movilidad e inversión en la construcción de habitaciones (Binford 1991). Sin embargo la alta inversión en la construcción de habitaciones tiene más relación con el tiempo planeado de estadía de la ocupación (Kent 1991; Binford 1991).

Según Kent (1991) la movilidad anticipada puede dar cuenta de las variaciones que existen entre los sitios de un mismo ambiente y es sustancialmente más predictivo del tamaño del sitio que la cantidad de población. Por otro lado, plantea que la reocupación planeada resulta en un aumento de la inversión y área del sitio. Las características de El Indígeno, que presentan una gran inversión en la construcción de las estructuras habitacionales podría ser un lugar en el cual estiman permanecer varias semanas.

Lagiglia sostiene la idea que más allá del reparo que ofrecen las paredes de las pircas, estas construcciones eran bases de techados de cuero transportables (Lagiglia 1997b), lo que implicaría el traslado hasta estos lugares de elementos como postes. Si bien ésta es una posibilidad hay que tener en cuenta que las estructuras no siempre son confeccionadas para ser techadas, sino que pueden ser usadas como reparos como las utilizan ocasionalmente los pobladores actuales.

2c-Discusión general

Aparentemente una amplia variedad de tareas fueron desarrolladas en el lugar, entre las cuales se puede mencionar el procesamiento de vegetales (domésticos y silvestres), manufactura cerámica, cocción de alimentos, confección y mantenimiento de instrumentos, caza y probablemente trabajo de cuero, entre otros. El sitio podría ser caracterizado como un campamento base (Bender y Wright 1988) en el que se desarrollaban múltiples actividades y donde aparentemente una parte importante del grupo (incluyendo mujeres) vivió estacionalmente. Toda la evidencia presentada se contrapone con la idea que grupos de tareas específicas son los que explotan los ambientes de alta cordillera, al menos para los momentos tardíos.

La cerámica presenta las proporciones más altas de toda la región, posiblemente relacionado a la necesidad de cocción o calentamiento de alimentos por el frío. Para Durán (1997: 234) "la incorporación de la cerámica es una mejora tecnológica que permitió ampliar el espectro de recursos y preparar los alimentos". En este sentido, la adopción de la tecnología cerámica parece ser una innovación importante que pudo haber ayudado a ocupar los espacios más altos de cordillera revelándose como una adopción de alto valor adaptativo.

Con respecto a la recurrencia en la ocupación de esta vega en lugar de utilizar otros espacios de altura, se puede considerar la presencia de dos elementos importantes que posicionan a la vega de El Indígeno por encima del resto de estos parches de recursos intermontanos. El primero es la presencia de leña representada por algunas plantas en cojín (ver capitulo1). Este recurso no es fácil de encontrar por encima de los 3.000 m.s.n.m y si bien hay numerosas vegas (algunas de mayor tamaño) la mayoría no tienen plantas leñosas[4]. El otro aspecto importante es la colada basáltica sobre la que se apoya el asentamiento. Ésta es de un color muy oscuro que se calienta durante las horas del día y la alta descomposición que están sufriendo las rocas la ha convertido en una excelente fuente de materia prima para la construcción de las estructuras pues las pircas fueron construidas exclusivamente con este material.

En cuanto al registro arqueológico superficial, este muestra una distribución acotada de los materiales culturales que se restringe al lugar ocupado por los pircados. Ésto es coherente con la idea de movilidad logística modificada (Aldendelfer 1998), la cual sostiene que a medida que los efectos de la altura (ambientales y humanos) son mayores, los sitios buscados tienden a optimizar el lugar de emplazamiento de acuerdo a los modelos de lugar central (Bettinger 1991; Kaplan y Hill 1992) haciendo que las actividades se restrinjan a las áreas próximas al sitio.

Los especímenes óseos recuperados en el lugar, muestran que se han practicado actividades de caza, fundamentalmente de guanaco y en menor proporción de aves de mediano tamaño, que pueden encontrarse fácilmente en las lagunas próximas al sitio. Por su parte los conjuntos líticos muestran una amplia variedad de materias primas, con un predominio de obsidiana y sílice sobre el resto. Estos dos tipos de materias primas, que no son locales, habrían sido utilizados para confeccionar instrumentos que fueron conservados a través de su acondicionamiento y manutención. El resto de las materias primas, especialmente el basalto, estarían disponibles localmente a través de rodados extraídos del arroyo.

En base a indicadores tipológicos, especialmente cerámicos, Lagiglia (1997b) definió cuatro momentos de ocupación del sitio. Aparentemente estas diferentes etapas de ocupación han aportado a la construcción de estructuras dentro de la vega, aunque no se descarta una reutilización de las mismas en diferentes lapsos temporales. El primero de los momentos está representado por las ocupaciones inferiores de la estructura 96, las cuales están asociadas a elementos cerámicos asignables a la tradición Llolleo de Chile central y a fechados de más de 1.200 años AP. El segundo momento se ve más claramente en las habitaciones excavadas en el sector sur donde se recuperó material cerámico del Período Agroalfarero Tardío de Chile central, el cual fue fechado en 980±90 años AP (Lagiglia *et al.* 1994b; Lagiglia 1997b). En la estructura 96 esta ocupación estaría representada por los últimos 4 niveles que incluyen un fechado de 840 años AP, la presencia mayoritaria de cerámica Overo y la casi desaparición de la cerámica Lloleo. El tercer y cuarto momento corresponden a hallazgos superficiales de materiales post-contacto entre los que se incluyen cuentas de vidrio y monedas del siglo XIX de origen chileno y fragmentos cerámicos Diaguita chileno. Este tipo de evidencia ha sido encontrada principalmente en el sector sur del asentamiento.

Por último, es también significativo remarcar la importante presencia de elementos no locales, lo que da una idea de sistemas de flujo de bienes altamente estructurados, que incluyeron una gran cantidad de elementos provenientes de un radio de 50 entre y 200 km de distancia. Los lugares de origen de estos materiales incluyen no solo pisos altitudinales más bajos, sino también ambientes costeros, valles intermontanos etc. Los restos de plantas domésticas podrían estar incluidos dentro de estos bienes no locales, pero para estar seguros será necesario realizar análisis más detallados que permitan conocer su procedencia. Por el momento no se puede descartar su proveniencia desde el valle medio del Atuel o desde los grupos agroalfareros de Chile central. Esta última vía de acceso puede ser la más probable ya que como se dijo anteriormente es mencionada en las crónicas para tiempos históricos. Sin embargo, la presencia de tres hachas santamarianas (Lagiglia 1979, 1997a, 1997b) encontradas a unos 60 kilómetros al NE del lugar en un sitio con características similares a El Indígeno, muestra que también es posible un aprovisionamiento desde el norte[5].

La pregunta final de ¿por que determinados grupos humanos comenzaron la explotación de ambientes de menor retorno energético y con niveles de riesgo mayor que los ubicados a menor altitud?. La respuesta a esta pregunta habría que buscarla tal vez fuera del sitio, en el análisis de patrones y tendencias regionales a largo plazo, que muestren los tipos de procesos adaptativos que se estaban llevando a cabo en todo el valle del río Atuel. En el capítulo 8 se intentará abordar esta problemática en profundidad, una vez descripta la totalidad de los sitios arqueológicos involucrados.

3-Sitio Los Peuquenes

En febrero de 1998 se decidió ampliar el registro de los asentamientos de altura, para lo cual se eligió un pequeño

4 se ha consultado a los puesteros del área quienes comentaron que éste era el único lugar en muchos kilómetros a la redonda donde se podía encontrar este recurso.

5 La llegada de cultígenos desde el norte, no necesariamente tiene que ser desde el NO argentino de donde provienen las hachas anteriormente mencionadas, sino que estos bienes muestran la factivilidad de la llegada de elementos al menos del norte de Mendoza.

sitio con estructuras habitacionales que se encontraba relativamente próximo a El Indígeno. El lugar se encuentra emplazado en una vega de altura llamada Los Peuquenes, la cual se desarrolla a orillas de un caudaloso arroyo cordillerano. El sitio fue localizado por Guillermo Rodríguez, andinista y colaborador del museo local. Para llegar al lugar fue necesaria la contratación del baqueano Rene Lima como guía y la ayuda del puesto de la familia Solorza, quienes nos proveyeron de caballos, pan y carne.

La vega de Los Peuquenes podría dividirse en dos sectores, el primero correspondiente al lugar donde se encuentran las estructuras pircadas, el cual está cubierto básicamente por tufa meteorizada y algunos mantos de esta misma roca que afloran por sobre la superficie. El segundo sector corresponde a la vega propiamente dicha, la que se caracteriza por la presencia de una extensa área verde (mallines) que se continúa hasta las laderas de los cerros que circundan el lugar. En este área fluye el arroyo Los Peuquenes, presentando algunas zonas anegadas y pequeñas lagunas. Las dos áreas se encuentran separadas entre sí por el arroyo y se encuentran enmarcadas por una serie de cerros que caen abruptamente hacia la vega (Figura 11). En las laderas de estos cerros, ubicados hacia el sur y el este, hay una importante cantidad de leña, lo que hace de este lugar un sitio muy frecuentado por los pastores que explotan la región actualmente.

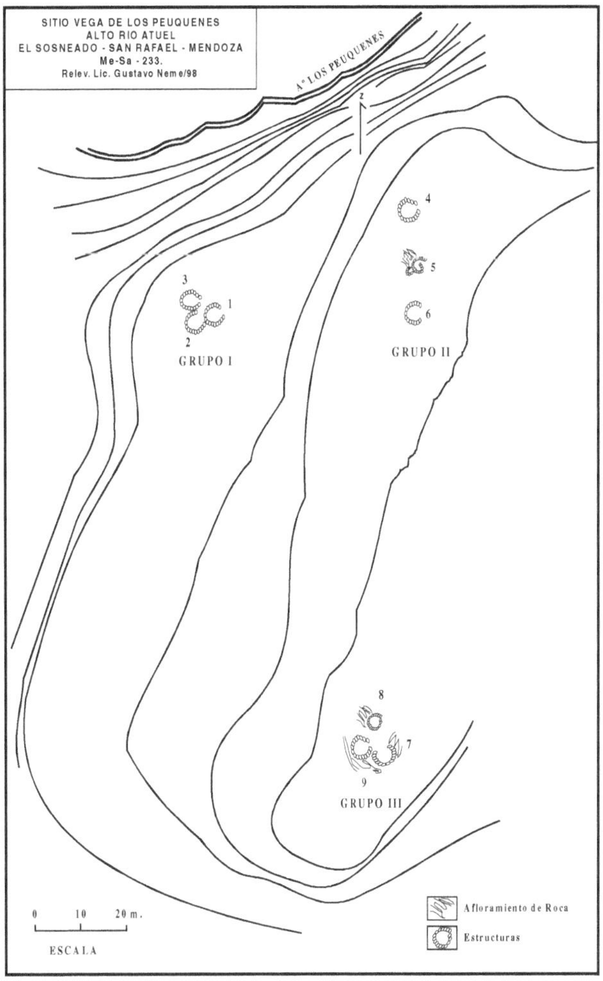

Figura 12: Plano del sitio Los Peuquenes mostrando la disposición de los conjuntos.

3a-Descripción de los conjuntos y estructuras

El sitio está constituido por un total de nueve estructuras divididas en tres grupos (I, II y III) de tres pircas cada una (Figura 12). Las paredes de las pircas están construidas con bloques de tufa meteorizada la cual se encuentra disponible en la vega en grandes cantidades, en forma de afloramientos y desprendimientos. La forma predominante de las estructuras es semicircular, y de unos tres metros de diámetro (Figura 13). Las estructuras de forma y construcción más irregular son las del agrupamiento III, ya que las tres pircas de ese conjunto fueron construidas aprovechando los aflo-

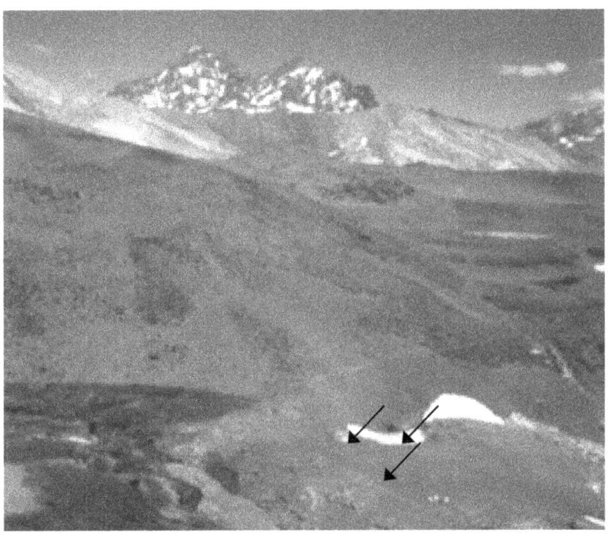
Figura 11: Vega de Los Peuquenes mostrando el sector de vega (área oscura a la izquierda) y del sitio (mas clara a la derecha). En el centro de este último sector se alcanza a ver nuestro campamento. Las flechas señalan el lugar de los tres agrupamientos de estructuras.

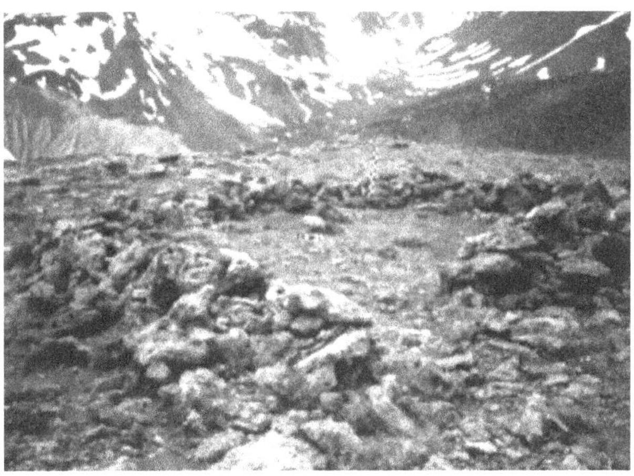
Figura 13: Estructura número 2 del cunjunto I.

ramientos de tufa que se encuentran al sur de la vega. De esta forma las paredes se cerraron tapando huecos entre los bloques o realzándolos mediante la colocación de bloques. En el caso del conjunto II, las pircas 4 y 6 estaban bastante alteradas por el paso del tiempo aunque puede verse en planta su forma semicircular. La estructura número 5 localizada en este conjunto ha sido modificada en tiempos recientes por los pobladores actuales por lo que se muestra como la mejor conservada de todo el sitio. Esa estructura que fue construida aprovechando afloramientos naturales de roca ha sido transformada hoy en tres pequeñas estructuras unidas entre si y por lo tanto su forma original se muestra sumamente alterada. Por último, el conjunto I es el que se encuentra en mejor estado de conservación y sin alteraciones visibles (Figura 14). Las tres pircas del agrupamiento están unidas entre sí compartiendo algunas de sus paredes. El tamaño (de tres a cuatro metros de diámetro aproximadamente), forma y orientación de las aberturas (NE) es muy similar. El relevamiento del sitio se realizó con brújula y cinta métrica, tomándose las coordenadas geográficas de cada conjunto con GPS, éstas son:

Conjunto I: 34º 36' 09 '' LS y 70º 06' 01" LW

Conjunto II: 34º 36' 00" LS y 70º 05' 04" LW

Conjunto III: 34º 36' 29" LS y 70º 06' 50" LW

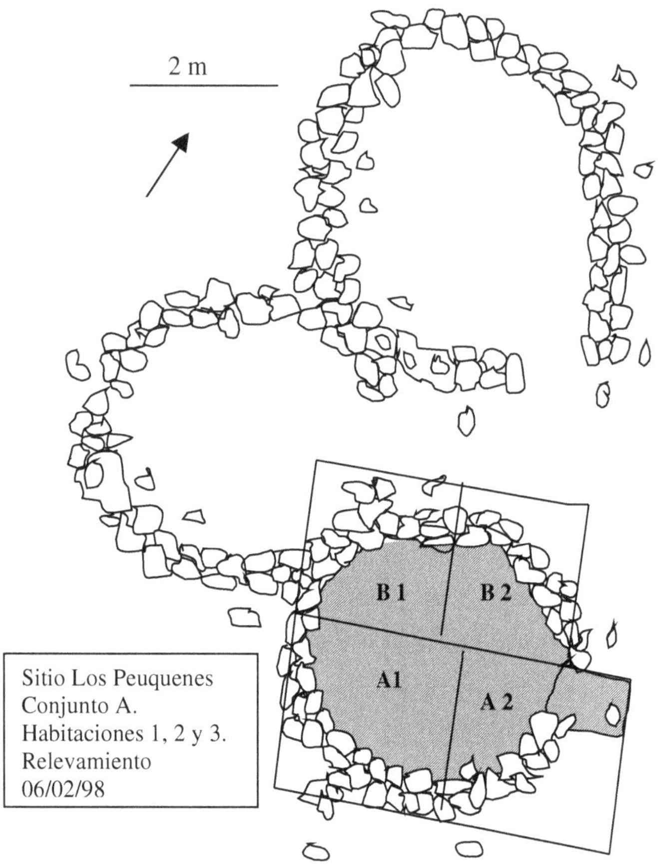

Figura 14: Conjunto de estructuras número I mostrando la disposición de las cuadrículas.

3b-Trabajos de excavación: Estructura Nº 1

Después de un relevamiento superficial se decidió excavar una pirca (la número 1) del conjunto I, donde se abrieron cuatro cuadriculas y otra pirca del conjunto III (la número 6) donde se excavó una sola cuadricula. Para la elección de las estructuras se tuvo en cuenta el grado de conservación y distribución espacial de las mismas. De esta forma el conjunto que se mostraba como mejor preservado era el I, y el III es el que se encontraba en peor estado de preservación, por otro lado los dos conjuntos eran los que se encontraban más distantes entre si. La combinación de estos dos rasgos tal vez podrían mostrar diferentes eventos en la ocupación de la vega, algo similar a lo que se había visto años atrás durante la excavación de El Indígeno. Por último, además del relevamiento y las excavaciones también se realizó un muestreo superficial a través de transectas, lo que será detallado más adelante.

La primera estructura seleccionada para ser excavada fue la número 1. Ésta se excavó en su totalidad incluyéndose además un sector fuera de la pirca, a la altura de la entrada, para ver cómo se comportaban los materiales en el exterior de las estructuras. Las cuatro cuadrículas abarcaron una superficie total de 15 m^2 alcanzando una profundidad máxima de 55 cm. La profundización se hizo siguiendo niveles artificiales de 5 cm. Para plantear las cuadrículas se trazó una línea que dividía a la estructura en dos partes aproximadamente iguales, dividiendo la excavación en un sector norte y otro sur. Los trabajos comenzaron por la mitad sur y recién cuando esta mitad estuvo terminada se siguió con el norte (ver Figura 14). Aprovechando la proximidad del arroyo Los Peuquenes se decidió flotar parte del sedimento extraído, muestreándose un balde por cada extracción de 5 cm.

3c-Estratigrafía

El perfil estratigráfico expuesto muestra un sedimento muy homogéneo, compuesto básicamente por arena color rojizo, coloración dada por la tufa en descomposición que se halla muy próxima a la superficie. Hay clastos de variados tamaños y áreas con roca en descomposición que dificultan el trabajo (Figura 15). En los sectores que más se pudo profundizar la estratigrafía mostró las mismas características sedimentarias que en los niveles superiores con una importante cantidad humedad.

Los niveles dos y tres fueron los mas ricos en materiales arqueológicos destacándose una importante muestra de material óseo que nos permitió completar el registro faunístico en el área de alta cordillera. También se recuperó una importante variedad de fragmentos cerámicos así como productos de talla e instrumentos.

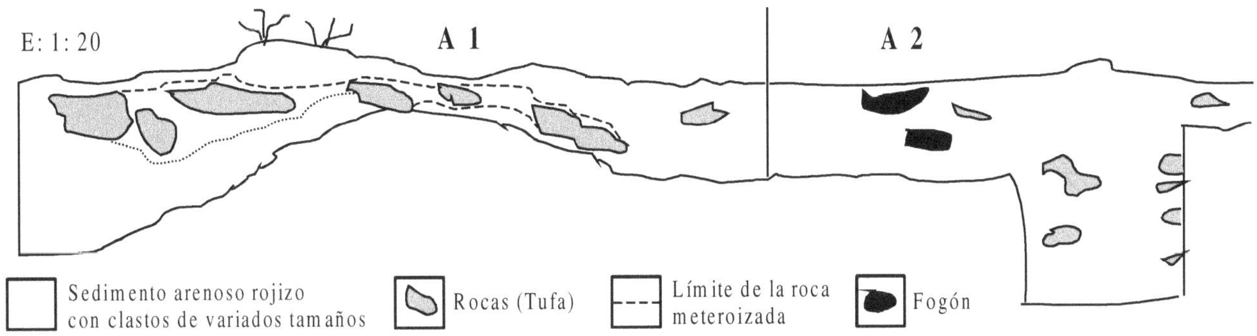

Figura 15: Perfil estratigráfico (pared Noroeste) cuadriculas A 1 y A 2, estructura 1. Los Peuquenes.

Entre los hallazgos se recuperaron, en todas las cuadrículas, restos de valvas de moluscos muy fragmentadas y cuatro cuentas pequeñas de vidrio de los siglos XVI-XVII[6]. En la Tablas 14 a 18 se detallan los hallazgos de la estructura 1 discriminados por nivel y cuadrícula.

Extracción	1	2	3	4	5	6	7	8
Cerámica indet.	2	15	10	4	2		1	
Producto de talla		22	7	3	5			2
Instrumento				1			1	
Carbón		1.4		4.5		0.8	1.7	6
Malacológico				1				
Óseo	7	102	158	161	135	19	50	52

Tabla 16: Materiales del sitio Los Peuquenes; Habitación 1; Cuadrícula A 2; sector Extramuro.

3d-Estructura Nº 6

Esta estructura forma parte del conjunto III, ubicado en la parte sur de la vega. Las paredes estaban fuertemente alteradas por la caída de algunas de las rocas con las que se habían levantado las pircas, probablemente por la gran cantidad de nieve que se acumula año a año en el lugar. Aquí se excavó una cuadrícula de 2 m por 2 m (A 1) en el centro de la habitación hasta alcanzar una profundidad de 45 cm (Figura 16). La densidad de materiales en este conjunto es menor que la del conjunto I tanto en superficie como en estratigrafía, especialmente en el material óseo. El sedimento es arenoso de coloración rojiza con muchos clastos de diferentes tamaños, producto de la descomposición de la tufa que aflora. A partir del nivel 4 en el sector este, comenzaron a aparecer concentraciones de rocas con espacios entre las mismas. Lo que se acentúo en el nivel 5, de tal forma que casi no había sedimento entre

Extracción	0	1	2	3	4	5	6	7
Cerámica decorada			5	2				
Cerámica indet.		28	37	17	8	2	1	1
Prod. de talla		53	128	134	89	34	33	24
Óseo	1	604	1265	1426	1050	509	376	256
Instrumento	1	4	3	3	3	3		
Ecofacto		1	2	9		3	2	2
Carbón		4.7	32.2	42.9	46.7	79.1	40.4	25.4
Vegetal		5	9	1	2	1		1
Malacológico			2		1			
Vidrio		1	1	1				
Otros		1						

Tabla 14: Materiales, Los Peuquenes, Habitación 1, Cuadrícula A1.

Extracción	0	1	2	3	4	5	6	7	8	9	10	11
Cerámica decorada		1		1				1		1		
Cerámica indet.		21	15	11	4	1	2	3			1	
Producto de talla		19	26	42	16	5	3	19	10		2	
Óseo		780	682	927	628	187	108	324	108	81	54	22
Instrumento		1	2							1		
Ecofacto		14		1				4				
Carbón		5	3.4	13.4	14.4	3.8	3.5	75	6.1	29.8		0.8
Vegetal		3					1	1				
Malacológico		3	1									
Otros		1										

Tabla 15: Materiales, Los Peuquenes; Habitación 1, Cuadrícula A 2.

Nivel	1	2	3	4	5	6
Cerámica decorada		2	1	3		
Cerámica indet.	32	17	10	3	2	1
Producto de talla	75	105	62	54	27	11
Instrumento	4	3	3			
Vidrio		1				
Vegetal			2		1	
Malacológico	3	1	1			
Óseo	861	1719	1189	1328	574	305
Ecofacto		17	2	6	3	
Carbón	1.7	27.6	47.3	60.2	50.7	23.2
Otros			1			

Tabla 17: Los Peuquenes; Habitación 1; Cuadrícula B1 (desde el nivel 5 en adelante se incluyen los materiales de la cuadrícula B2. El nivel 6 incluye materiales de los niveles 7 y 8).

6 El estudio detallado de estas piezas fue realizado por Lagiglia para este trabajo siguiendo la clasificación de Smith y Good de 1982. Todas las cuentas correponden a la clase II, serie A, tipo 1, variedad E de dicha clasificación.

Nivel	0	1	2	3	4	5
Cerámica decorada				1		
Cerámica indet.	3	3	20	18	2	
Producto de talla		3	56	63	53	4
Instrumento		1	1	2	1	
Vegetal			1			
Malacológico				2		
Óseo	6	450	1494	2228	946	216
Carbón		2.5	13.3	26.5	23.6	8.7
Ecofacto			2	1		

Tabla 18: Los Peuquenes; Habitación 1; Cuadrícula B 2.

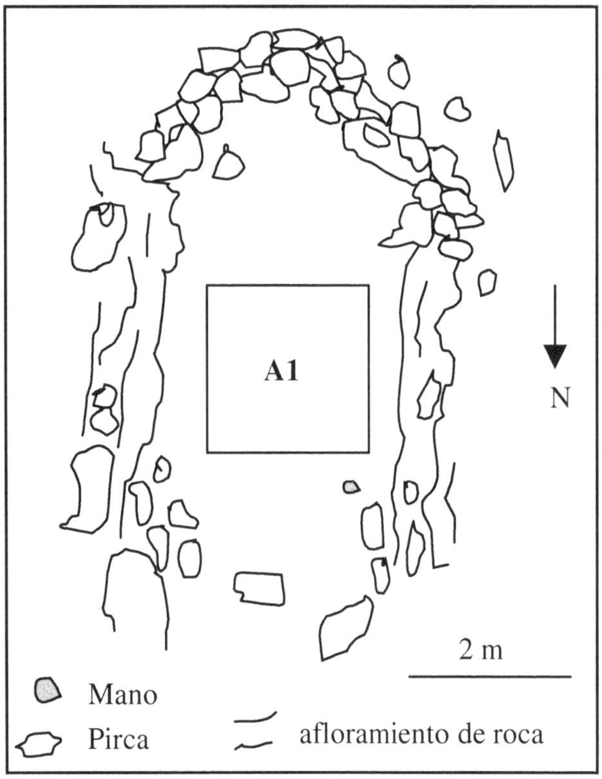

Figura 16: Esquema de la estructura 6 mostrando la disposición de la cuadrícula excavada (A1).

las rocas. Aparentemente el sector Este de la cuadrícula ha sido afectado por alguna bajante aluvional o curso de agua que arrastró parte de las rocas al interior de la estructura. A partir del Nivel 6 se excavó solo el sector oeste de la cuadrícula donde apareció un sedimento arenoso más compacto. En este nivel ya no hay mas signos claros de ocupación y los materiales que allí se encuentran parecen haber sido redepositados ya que los hallazgos aparecen en sectores alterados. En la Tabla 19 se presentan los materiales por nivel hallados en la cuadrícula A1 de la estructura 6.

Comparando las frecuencias de materiales de esta cuadrícula con los de la habitación 1, se ve una mayor proporción de elementos líticos. El material óseo en esta estructura se encuentra muy meteorizado por lo que sólo han podio ser determinados nueve especímenes óseos de los cuatro primeros niveles, seis al nivel taxonómico de especie, determinándose como *Lama guanicoe* y tres al nivel de género, determinándose como *Lama* sp. Las partes representadas corresponden al esqueleto apendicular y al cráneo.

3e-Cronología

En total se enviaron tres muestras de carbón para ser datadas. Dos de la estructura 1 y una de la 6 (Tabla 20). Los fechados coinciden con la cronología de las cuentas de vidrio por lo que la ocupación del lugar parece haber estado restringida a los siglos XVI y XVII.

El conjunto A y el B presentan estructuras que están mejor conservadas que la del conjunto C y los materiales recuperados en este último difieren en varios aspectos con los recuperados en el A. En primer lugar los tipos de cerámica hallados en el conjunto C no incluyen a tipos chilenos como los recuperados en la estructura 1 antes mencionados (ver mas adelante descripción de material cerámico), tampoco hay presencia de elementos hispánicos, pese a que por el fechado obtenido los europeos ya estaban establecidos en el territorio de la actual provincia de Mendoza. Por otra parte, los restos óseos recuperados en la habitación 6 se encuentran en un muy avanzado estado de meteorización. En cuanto a los fechados ^{14}C, si bien las diferencias entre los del conjunto A y los del C no son significativas, el conjunto C es más antiguo en alrededor de 100 años. Todos estos elementos sugieren que este sector de la vega de Los Peuquenes habría sido ocupado antes que los otros dos, por lo que se está dando un caso similar al descripto en El Indígeno, donde el crecimiento del sitio en tamaño y número de estructuras habría sido producto de sucesivas

Extracciones	0	1	2	3	4	5	6	8	9
Cerámica Indet.	1	17	34	15	5	1	1		
Prod. de talla	1	3	19	46	163	73	65	24	20
Óseo		82	133	216	532	288	272	82	47
Instrumento	1	1	2	1	3	2	2		
Ecofacto						1			
Carbón		0.9	5	7		4.3	1.6	2	1.3
Vegetal			5		3				
Malacológico					5				

Tabla 19: Materiales del sitio Los Peuquenes; Habitación 6; Cuadrícula A1.

Estructura	Cuadrícula	Nivel	Fechado	Material	Código de Lab.
1	A-1	7	Moderno	Carbón	LP 1099
1	A-1	5	280±50	Carbón	LP 1018
6	A-1	4	360±50	Carbón	LP 1024

Tabla 20: Lista de fechados radiocarbónicos del sitio Los Peuquenes.

reocupaciones. Este patrón de ocupación en las vegas deja a simple vista conjuntos habitacionales que parecen corresponder a grupos más numerosos que los que seguramente habrían ocupado el lugar.

3d- Cerámica

Después de El Indígeno, Los Peuquenes es el sitio arqueológico con mayor proporción de material cerámico de todos los estudiados en el alto valle del río Atuel. El total de la muestra corresponde a 382 fragmentos de los cuales 308 se encontraron en la habitación 1 y 74 en la 6 (los materiales de recoleccion superficial no fueron incluidos en este trabajo). Además del tipo local Overo fueron identificados dos tipos cerámicos no locales, Aconcagua Salmón y Diaguita chileno, característicos del Periodo Agroalfarero Tardío del centro y norte de Chile. Estos fragmentos son claramente minoritarios dentro de la muestra, por lo que su presencia en el sitio puede ser interpretada como producto de intercambio (Falabella *et al.* 2001). La distribución de la cerámica dentro del conjunto de estructuras se muestra heterogénea, ya que todos los fragmentos no locales (Aconcagua y Diaguita) fueron encontrados en la habitación 1. En la Figura 17 puede verse la proporción mayoritaria de cerámica tipo Overo frente al resto de los tipos recuperados.

El estudio de pastas y tratamiento superficial de los tiestos han permitido ver una importante homogeneidad en los tipos cerámicos presentes. De esta forma se ha determinado una presencia casi exclusiva en todos los niveles del tipo cerámico Overo, patrón similar al registrado en El Indígeno. En la caracterización de la pasta de los fragmentos cerámicos es importante destacar la presencia de yeso en forma de antiplástico. El yeso es un elemento que se encuentra disponible en grandes cantidades en las inmediaciones del sitio, a no más de 200 m de distancia. Este elemento sugiere que la confección de las vasijas pudo haber sido local, pese a la escasez de leña que presentan estas vegas de altura.

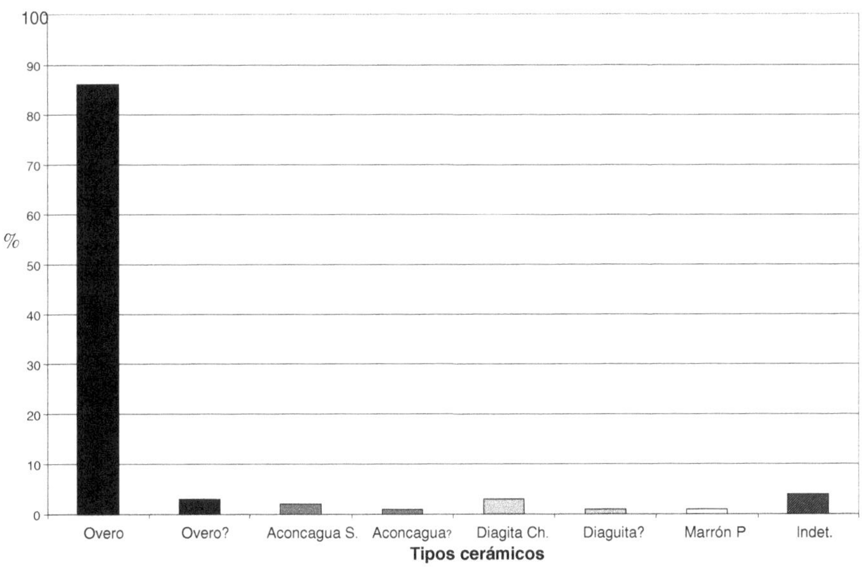

Figura 17: Tipos cerámicos recuperados en la estructura 1 del sitio Los Peuquenes.

3e-Registro faunístico

Más de 20.000 especímenes óseos fueron recuperados en las excavaciones. La muestra presenta un avanzado estado de meteorización (el promedio es de tres grados de meteorización) y por lo tanto una alta tasa de fragmentación. Esto ha dado como resultado que solo 332 fragmentos (1,5 % del total) han podido ser determinados en algún nivel taxonómico. La mayoría de los especímenes óseos recuperados y la totalidad de los determinados provienen de la estructura número 1 (estructura más tardía). En la Tabla 21 se presentan los datos del análisis arqueofaunístico. En la categoría indeterminados se incluye aquellos huesos que si bien no han podido ser asignados a algún nivel taxonómico si han aportado algún otro tipo de información como la presencia de marcas, fracturas, alteración térmica, etc.

Taxón	NISP
Mamífero indet.	72
Mamífero grande indet.	91
Herbívoro indet.	2
Artiodactyla indet.	15
Lama guanicoe	66
Lama sp.	72
Ave indeterminada	14
Mollusca	20
Indeterminado	173

Tabla 21: Taxones registrados en el sitio Los Peuquenes, Habitación 1.

Los datos muestran un fuerte predominio del género *Lama* del cual están presentes tanto partes del esqueleto axial como apendicular. Si se compara la muestra con otros sitios de la región se ve, como elemento diferencial, un dominio casi exclusivo de camélidos (mas del 90 % del total de los especímenes óseos identificados) y, en relación a otros sitios arqueológicos localizados a menor altura, una importante cantidad de restos de aves de variados tamaños. También puede destacarse la presencia de pequeños fragmentos de valvas de moluscos marinos, que a diferencia del resto de los taxones identificados, no se puede defender la idea que estos hayan ingresado al sitio como parte de la dieta, de modo que se debería pensar en usos diferentes como el de elementos de prestigio o materia prima para la confección de cuentas, entre otros. Otro aspecto que llama la atención es que si bien la cronología del asentamiento es tardía e incluye elementos y fechados post-hispánicos, no se recuperaron restos asignables a fauna doméstica. Durán (1997, 2000) sostiene para estos momentos (siglo XVII) la presencia de cazadores ecuestres y un aumento de la movilidad como producto de la incorporación del caballo. El aumento en los niveles de movilidad puede ser defendido desde la presencia de elementos no locales, aunque la utilización del caballo no se ve reflejada en el registro arqueológico de los Peuquenes (ambos puntos serán discutidos más adelante).

3f-Material lítico

Para el análisis del material lítico se tomó una muestra que corresponde al total de lo recuperado en la cuadrícula A2 de la estructura 1. Esta unidad es la que contiene la mayor cantidad de hallazgos, y es además sobre la que se realizaron los fechados radiocarbónicos. El total de elementos líticos recuperados en la misma es de 433. La Tabla 22 muestra los tipos de materias primas identificados por nivel. Como puede observarse la obsidiana es el principal tipo de materia prima representado en el sitio (57,7 %), con una representación creciente hacia los niveles más tardíos. Así mientras en los niveles más profundos (4, 5 y 6) alcanza un 50 %, en los niveles superiores promedia un 64 %.

En cuanto a las categorías representadas por nivel (Tabla 23) estas muestran un predominio de microlascas y ultramicrolascas, representando el 77 % del total. 16 instrumentos entre unifaciales y bifaciales, principalmente puntas de proyectil (Figura 18), corresponden a artefactos formatizados. La obsidiana es la principal materia prima representada entre los instrumentos con un 77 % del total (Tabla 24). El resto de las categorías representadas corresponden a diferentes tipos de lascas entre las que se destacan las de adelgazamiento bifacial y las angulares. En general el tipo de categorías incluidas indican que en el sitio se estuvieron realizando actividades de formatización y reactivación de instrumentos, estando representadas principalmente las últimas etapas de la cadena de producción lítica. Si bien no se hicieron prospecciones sistemáticas en los alrededores del sitio, es poco probable que las materias primas mas importantes dentro de la muestra sean locales, obsidiana y sílice, (juntas conforman el 99 % del total). El resto de las materias primas pueden estar disponibles en forma de rodados en el cauce de algún arroyo próximo o en el mismo cauce del río Atuel. De todas formas tanto el desplazamiento hasta el río, que se encuentra a varios cientos de metros de desnivel, como hacia los cauces más pequeños no es sencillo, por lo que es lógico que en general los elementos líticos recuperados muestren un alto nivel de aprovechamiento de la materia prima.

Cada una de las estructuras habitacionales contaba además con equipamiento para molienda. Manos y molinos asocia-

Materia Prima	0	1	2	3	4	5	6	1-6	Total general
Sílice	1	14	46	36	26	16	14	24	177
Cuarzo			1						1
Cuarcita		1							1
Obsidiana		28	72	78	24	16	19	13	250
Toba								1	1
Cuarzo?				1					1
Obsidiana?				1					1
Indeterminado									
Total general	1	43	119	116	50	33	33	38	433

Tabla 22: Materias primas por extracción en la cuadrícula A 2, estructura 1 del sitio Los Peuquenes.

Extracciones/ Tipo	0	1	2	3	4	5	6	1-6	Total gral.
Lasca secundaria	1		2		2				5
Lasca angular			9	6	7	2	2	7	33
Lasca de arista								1	1
Lasca plana				1	1			2	4
L. adelg. bifacial		3	3	3	1	1	1		12
Microlasca		23	61	59	21	19	15	14	212
React. directa				1	1	1		1	4
React. inversa				1					1
Ultramicrolasca		11	41	32	13	5	11	9	122
No diferenciada		2	1	7	2	1	4		17
Format unifacial		2		1					3
Núcleo		1							1
Format. bifacial			1	4	2	3		3	13
Indeterminado						1		1	2
Adelg. bif./microl			1						1
Reactivación directa?		1		1					2
Total general	1	43	119	116	50	33	33	38	433

Tabla 23: Categoría por extracción. Cuadrícula A2, estructura 1, Los Peuquenes.

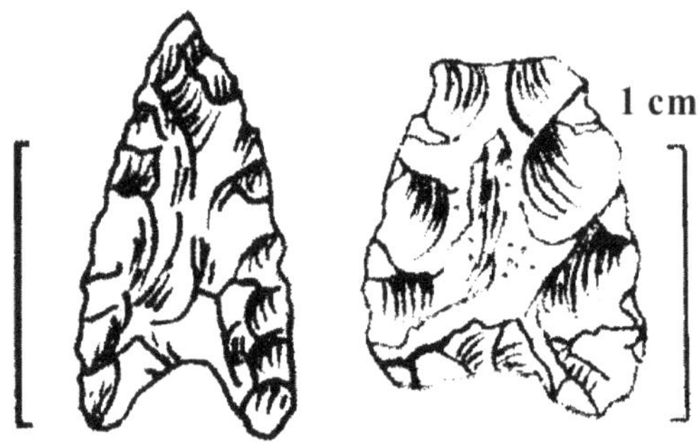

Figura 18: Puntas de proyectil. Los Peuquenes, Estructura 1, cuadrícula A2.

Tipo/Mat. Prima	Sílice	Cuarzo	Cuarcita	Obsidiana	Toba	Indet.	Cuarzo?	Obsidiana?	Total general
Lasc. secundaria	4			1					5
Lasc. angular	23			9	1				33
Lasc. arista	1								1
Lasc. plana	2			2					4
Lasc. Adelg. bif.	6			6					12
Microlasca	91	1	1	119					212
React. dir.	1			3					4
React. inv.	1								1
Ultramicrol.	34			88					122
No diferenc.	6			9			1	1	17
Format. unif.	3								3
Núcleo	1								1
Format. bifac.	1			12					13
Indeterminado	1					1			2
Adelg.bif./micro	1								1
Reactiv. directa?	1			1					2
Total general	177	1	1	250	1	1	1	1	433

Tabla 24: Materias primas por categoría. Cuadrícula A2, estructura 1. Sitio Los Peuquenes.

dos a fogones fueron recuperados tanto en superficie como en estratigrafía. Nuevamente aquí, al igual que en El Indígeno surge la pregunta de que tipo de vegetales fueron procesados en el sitio, dada la escasa cantidad de plantas presentes en la vega y a que en este caso, a diferencia de El Indígeno, no se recuperaron restos de plantas domésticas.

3g-Otros

Veinte fragmentos de valvas de moluscos fueron recuperadas en todas las cuadrículas excavadas dentro del sitio, 5 de ellas provienen de la estructura número 6 en el conjunto III y el resto de la estructura 1. Los fragmentos son muy pequeños por lo que no han podido ser determinados a nivel de especie, aunque sí puede decirse que son de origen marino (probablemente del Pacífico).

Por último otro de los bienes recuperados son los elementos de vidrio que como se mencionó anteriormente corresponden a cuatro cuentas de collar de este material, las que fueron determinadas por Lagiglia como pertenecientes al siglo XVI. La presencia de ambos ítems (vidrio y valvas) muestran una extensa circulación de bienes que en ambos casos provienen de distancias mayores a 150 km.

4-Relevamiento superficial

Apuntando a conocer la distribución y densidad de los materiales superficiales se llevaron a cabo cuatro transectas dentro de los límites del sitio. Tres de ellas se trazaron uniendo los diferentes conjuntos de estructuras y la última pasó por el medio de los agrupamientos con una dirección W-E. Para la transecta 1 se partió del conjunto de estructuras III hasta el II, la 2 desde el II al I y la 3 desde el I al III (ver plano Figura 12). El relevamiento de materiales se hizo a través de unidades de muestreo de 2 m por 2 m, relevándose una de cada tres unidades. Dentro de cada unidad se levantaron todos los materiales. Se tomaron datos de visibilidad y pendiente además de otros rasgos de importancia de acuerdo a lo descripto en el capítulo de metodología. En la Tabla 25 se muestran los resultados del relevamiento superficial, entre los materiales recolectados se incluyen productos de talla, instrumentos, restos cerámicos y óseos.

En el caso de Los Peuquenes, si bien las transectas fueron hechas dentro del área en la cual se encuentran las estructuras, la densidad es mucho menor que la de los sitios Arroyo Malo 1, El Indígeno y Ojo de Agua. La dispersión muestra que los materiales superficiales están fuertemente concentrados en las inmediaciones de las estructuras de tal forma que cuando nos alejamos unos pocos metros la densidad desciende a cero. Esta marcada sectorización de los hallazgos hace que al incluir las unidades más distantes de las estructuras las densidades promedio bajan a niveles inferiores a las de los otros sitios de la región. Otro aspecto que podría estar influyendo en la baja densidad de materiales es la corta ocupación del lugar y lo tardío de su ocupación, por lo que es de esperar que los materiales depositados sean inferiores en cantidad a los de sitios más reocupados.

5-Discusión

El sitio Los Peuquenes presenta características similares a El Indígeno tanto por el lugar en el que se encuentra emplazado (vegas localizadas a más de 3.000 m.s.n.m) como por la presencia de estructuras habitacionales y la evidencia de elementos no locales. La elevada altitud en la que se encuentra la vega de Los Peuquenes hace que este lugar sea habitable solo unos pocos meses al año (de tres a cuatro) ya que la presencia de nieve estacional cubre la totalidad del lugar con un espeso manto. Una importante inversión en la construcción de las estructuras (pircas) parece estar mostrando un tiempo esperado de estadía prolongado en el

Transecta	Largo (en m)	Cantidad de hallazgos	Densidad Máxima (m^2)	Densidad promedio
I (C-B)	96	14	1,25	0,21
II (B-A)	48	12	1,5	0,37
III (C-A)	120	1	0,25	0,01
IV (W-E)	96	9	1,5	0,14
Total	320	36	1,5	0,15

Tabla 25: Resultado de las transectas en Los Peuquenes.

lugar y la necesidad de refugio ante las inclemencias climáticas típicas de estos ambientes.

La caza y el procesamiento de vegetales fueron las principales actividades desarrolladas, al menos así lo muestran la abundante cantidad de restos faunísticos, un importante número de puntas de proyectil y numerosos morteros y manos. Durante la ocupación del sitio, se desarrollaron también tareas relacionadas a la confección, mantenimiento y reformatización de instrumentos, con la obsidiana como principal materia prima y trabajo en madera o cuero. La presencia de leña, vegas con pasturas, cuerpos lagunares y materia prima para la confección de las estructuras, parecen haber sido los factores determinantes en la elección del lugar. Los fechados e indicadores cronológicos sugieren una ocupación muy tardía del sitio que podría ser acotada entre los siglos XVI y XVII.

Así, al igual que El Indígeno, Los Peuquenes se muestra como un campamento de actividades múltiples (Bender y Wright 1988) contraponiéndose con la idea que estos lugares habrían sido explotados solo por grupos extractivos de actividades específicas. Las distribuciones de materiales superficiales están restringidas a las inmediaciones de las estructuras y aparentemente la mayor parte de las actividades se desarrollaron dentro de las mismas. A diferencia de El Indígeno, no se recuperaron en Los Peuquenes restos de plantas domésticas. Por último es importante destacar que hay una significativa presencia de elementos no locales, tales como los tipos cerámicos Aconcagua Salmón y Diaguita Chilena, restos de valvas de moluscos marinos, obsidiana y cuentas de collar de vidrio.

6-El registro arqueológico a más de 2.500 m.s.n.m

Desde su descubrimiento en 1971 los sitios de alta cordillera del sur de Mendoza han generado numerosas preguntas, principalmente entre los arqueólogos de Cuyo y Chile central, que giraron principalmente en torno a la funcionalidad de este tipo de asentamientos. Las explicaciones si bien fueron diversas, han tenido la limitante que su abordaje fue hecho desde una perspectiva de sitio (Lagiglia 1997b). Hoy el registro arqueológico de alta cordillera debe se reinterpretado desde un marco regional que intente abordar en conjunto aspectos temporales, de movilidad y subsistencia.

La baja productividad primaria que presenta este tipo de ambientes permite caracterizarlos como marginales, contrastando fuertemente con los ambientes de los pisos ecológicos de menor altura. La mayor productividad de los ambientes localizados por debajo de los 2.500 m.s.n.m se debe al predominio de especies patagónicas y la penetración de elementos de la provincia del monte. La corta duración de la estación cálida (veranada) en los pisos más altos y la imposibilidad de ser ocupados durante el resto del año son otros de los elementos que dificultan su explotación.

La cronología del área muestra que las ocupaciones son mucho más tardías que en el resto del alto valle del río Atuel, comenzando hace no más de 1.400 años AP. Los estudios paleoclimáticos concuerdan en que si bien los procesos glaciares afectaron fuertemente la región y que la retirada definitiva de los mismos después del último máximo glaciar llevó mucho tiempo, estos ambientes estuvieron disponibles para la explotación humana al menos desde el Holoceno medio (Markgraf 1983, 1999; D'Antoni 1983; Stingl y Garleff 1985).

De todas estas consideraciones se desprende que cualquier abordaje al registro arqueológico de alta cordillera debe dar cuenta de dos preguntas al mismo tiempo. Primero, cuáles fueron las razones que llevaron a los grupos a ocupar ambientes tan poco atractivos para la vida humana y en segundo lugar, por que no fueron ocupados y/o explotados más tempranamente. Las explicaciones que se elaborarán a partir de ahora deben estar respondiendo a estas dos preguntas básicas ya que no alcanza con afirmar que eran lugares de intercambio (Lagiglia 1997b), de extracción de recursos (Lagiglia 1994b), de caza (Lagiglia 1997b), o que eran ocupaciones provenientes de Chile central (Falabella y Stehberg 1989), sino que es necesario entender los motivos que llevaron a la instalación de las aldeas de altura en los últimos 1.500 años AP.

Como se mencionó al principio, la pregunta que más se ha buscado responder está referida al uso que han tenido estos sitios de alta cordillera. Las tres ideas que han cobrado más fuerza han sido planteadas por Lagiglia e incluyen a) lugares de intercambio (Lagiglia, 1977b, 1994b, 1997b). b) sitios de caza (Lagiglia, 1977b, 1997b; Lagiglia *et al.* 1994b) y c) lugares de aprovisionamiento de materias primas (Lagiglia, 1994a, 1997b). Por la evidencia disponible las dos primeras aparecen como las alternativas más probables.

La tercera de las ideas mencionada propuesta por Lagiglia (1994a) se refiere a la explotación del "recurso naranja". Concretamente Lagiglia discute la posibilidad que el sitio El Indígeno haya sido un lugar del cual, las poblaciones locales extraían colorante salmón para intercambiar con las poblaciones del Período Agroalfarero Tardío de Chile central, quienes las utilizaban para la confección de sus vasijas. Según Lagiglia, este recurso está presente en el lugar producto de la actividad hidrotermal. Al respecto creo que esta idea necesita un análisis más profundo que de cuenta de la composición de este elemento tanto en la cerámica Aconcagua como en las canteras potenciales próximas a El Indígeno. Por otra parte, esta idea presenta dos problemas que deben ser discutidos:

- Primero: si este fuera el uso que se le da a estos sitios de altura, estaríamos explicando sólo la presencia en El

Indígeno, y no en la de Los Pequenes, ya que este último no tiene lugares próximos donde se puedan aprovisionar del «recurso naranja».

- Segundo: la explotación del "recurso naranja" sólo podría explicar la utilización del Indígeno con relación a las poblaciones del Período Agroalfarero Tardío, es decir para los últimos 1.000 años, que es el momento en el que las poblaciones de Chile central utilizaron el color salmón en su cerámica. Sin embargo los fechados radiocarbónicos y los tipos cerámicos presentes muestran una ocupación más temprana del lugar que se remite al Período Agroalfarero Temprano, cuando la cerámica aún no estaba siendo decorada con el color salmón. Estos dos puntos debilitan la posibilidad de esta hipótesis, mientras que las otras dos se muestran con mayores posibilidades y serán abordadas mas adelante.

6a-Subsistencia

Tanto el registro arqueológico de El Indígeno como el de Los Peuquenes muestran a la caza y la recolección como las dos actividades principales que se desarrollaban en el lugar, por lo que es de esperar que la ocupación de este tipo de ambientes esté relacionada a la búsqueda de estos recursos. Aparentemente, la utilización de estos ecosistemas altoandinos estaría brindando nuevos lugares de caza anteriormente no explotados o subexplotados. Las colecciones analizadas en ambos sitios muestran al guanaco como la especie más explotada, aunque también hay una más alta proporción de aves (migratorias) que anidan y se alimentan en las lagunas de estos espacios cordilleranos. El tipo de ave más común en el registro arqueofaunístico es el Peuquén (*Cholephaga melanoptera*), del tamaño de un ganso, apareciendo también otras medianas del tamaño de patos. Ambas especies son muy comunes en el área y ninguna de estas ha sido registrada en los conjuntos faunísticos de sitios localizados en ambientes más bajos donde la presencia de aves es casi nula.

Por encima de los 2.500 m.s.n.m los recursos se encuentran esparcidos por los valles cordilleranos en forma de parches muy localizados y rodeados del desierto andino. Esto redunda en una concentración de los animales y plantas en puntos determinados del paisaje lo que facilitaría su apropiación por parte de los cazadores recolectores. Es interesante el patrón de los especímenes óseos presentes tanto en Los Peuquenes como en El Indígeno. Según el modelo de Aldendelfer (1998), en ambientes de altura los cazadores-recolectores realizarían el despostamiento del animal en los lugares de caza debido a los altos costos de transporte que implica la falta de oxígeno y la accidentada topografía. Contrariamente a las predicciones del modelo de «movilidad logística modificada» para los cazadores de altura (Aldendelfer 1998), están representadas casi todas las partes anatómicas del guanaco en ambos sitios. Una explicación a este problema que se ve entre los datos y el modelo, puede deberse a las características ambientales que presenta la estructura de los recursos. Las vegas como las de El Indígeno y Los Peuquenes conforman islas de recursos no sólo para el hombre sino también para los animales que allí tienen sus pasturas, aguadas o en el caso de las aves sus nidos. De esta forma gran parte de las actividades de caza se desarrollarían en las inmediaciones de los sitios (un kilómetro a la redonda) aprovechando el acercamiento de los animales a estos parches y permitiendo el transporte completo del animal hasta el sitio. Es posible también que este patrón de partes esqueletales sea producto que estos lugares sean utilizados para charquear las presas que luego son transportadas hacia las localizaciones más bajas.

Para el caso de las actividades de recolección, la gran cantidad de elementos de molienda indica un fuerte aprovechamiento de los recursos vegetales de las vegas. La presencia de cultígenos en El Indígeno sugiere, como se discutió anteriormente, cierta dependencia de este tipo de recursos. Sin embargo se cree que difícilmente grandes cantidades del mismo podrían ser transportadas hasta lugares de tan difícil acceso. Por otro lado, la presencia de cultígenos no se verifica en Los Peuquenes por lo que se puede pensar que el procesamiento de vegetales que se estaba realizando en estos ambientes tendría más que ver con la explotación de especies locales.

Numerosos autores muestran al almacenamiento como una estrategia indispensable para disminuir el riesgo en ambientes con alta variabilidad espacial y temporal (ver capítulo 1). Por otro lado, la utilización de este tipo de estrategia le permite a los grupos permanecer períodos de tiempo mayores en el lugar disminuyendo el grado de movilidad y reduciendo así los costos ocasionados por la misma. La explotación intensiva de algún tipo de recurso que sea factible de almacenar puede haber sido una de las claves que permitió el poblamiento de las vegas de alta cordillera. Sin embargo hasta el momento no han podido identificarse estructuras de almacenamiento ni tampoco hay estudios botánicos de los ambientes de altura que permitan señalar a alguna especie en particular como potencialmente almacenable dentro de la región.

Por último los conjuntos líticos muestran algunas diferencias entre ambos sitios (Los Peuquenes y El Indígeno), fundamentalmente en lo referido a las materias primas. El Indígeno muestra una más amplia diversidad de materias primas que incluye tanto aquellas locales como no locales, mientras que en el caso de Los Peuquenes prácticamente todo el conjunto está conformado por materias primas no locales (obsidiana y sílice). Esto trae aparejado la presencia en el primero de una mayor cantidad de categorías tipológicas, que incluyen actividades de talla y donde están representadas todas las etapas de la cadena de producción lítica. Por otro lado Los Peuquenes tiene representada las últimas etapas de la cadena de producción. Estas diferencias en las categorías líticas presentes en cada sitio parecen entonces corresponder a la disponibilidad diferencial de materias primas en las proximidades del sitio. Por último cabe destacar que en general los instrumentos están confeccionados en materias primas no locales.

6b-Movilidad

La explotación de los ambientes más altos del valle del río Atuel fue realizada desde sitios emplazados en vegas cuya característica distintiva ha sido la construcción de estructuras habitacionales. Estas pequeñas *Aldeas de altura* han tenido que formar parte de un sistema de movilidad regional que debió incluir pisos ecológicos más bajos ya sean de la vertiente oriental como occidental de la cordillera (Lagiglia 1997b; Durán 2000). De alguna forma, por la evidencia arqueológica, estos grupos tenían acceso a ambas vertientes, lo que seguramente les confirió una ventaja adaptativa importante por la complementariedad de los recursos de ambas regiones (ver capítulo 3). Las formas en que accedían a estas fuentes de recursos seguramente han sido diferentes y deben haber variado a lo largo del tiempo. El intercambio, los territorios compartidos y la movilidad son las tres opciones que pudieron permitir alcanzar la amplia variedad de recursos disponibles a ambos lados de la cordillera. Según el modelo de Aldendelfer (1998) para los cazadores-recolectores de altura la movilidad no sería una estrategia esperada en ambientes muy elevados, lo que es concordante con los indicadores de movilidad locales, como la frecuencia de cerámica o la estructura del sitio. Por esto se supone que las otras dos alternativas son las más probables.

Ambos sitios (Los Peuquenes y El Indígeno) muestran muchas diferencias con los asentamientos ubicados en niveles altitudinales inferiores tanto de la vertiente oriental como la occidental de la cordillera. Las diferencias con sitios de niveles inferiores se refleja no sólo en el patrón de ocupación o la estructura del sitio, sino también en el tipo de materiales recuperados, lo que ha generado algunas dudas en torno al lugar desde el cual se hacia la explotación de estos espacios cordilleranos. Las diferencias ambientales pueden aparecer como responsables de la variabilidad que presentan los sitios de distintas localidades (Kent 1991). Sin embargo los estudios muestran que la estructura del sitio[7] se halla fuertemente relacionada a la movilidad anticipada (tiempo que los miembros del grupo estiman permanecer en el lugar), e incluso es una variable mas importante que el tiempo que realmente dura la ocupación. Así, la alta inversión en la construcción de las pircas, puede estar vinculada a una estadía planificada de tiempo mas prolongado.

6c-Intercambio

Como se mencionó en el capítulo 3, el uso de redes de intercambio es una estrategia que permite la disminución tanto del riesgo como de la movilidad. Los ambientes altamente heterogéneos y con una fuerte complementaridad son más propensos a la utilización de sistemas de intercambio por la distribución de los recursos y los altos costos de movilidad (Guillet 1983; Orlove and Guillet 1985; Aldendelfer 1998). Numerosos elementos no locales están presentes en los sitios, muchos de los cuales han sido descriptos minuciosamente por Lagiglia (1997b) y mas recientemente por investigadoras chilenas (Falabella *et al.* 2001, Sanheza *et al.* 2004). Entre estos se pueden mencionar fragmentos cerámicos Llolleo, Aconcagua Salmón y Diaguita chileno, restos de cultígenos, valvas de moluscos y obsidiana. Si bien la aparición de bienes no locales es considerada a veces como un indicio de aumento en la movilidad, es posible pensar que si los demás indicadores de movilidad muestran una disminución en la misma y la cantidad de bienes no locales aumenta, podemos deducir que la presencia de estos es producto de un aumento en las redes de flujo de bienes.

Por último, la explotación de ambientes compartidos es otra estrategia que puede reflejar situaciones con recurrencia de elementos de diversos lugares. Este tipo de estrategia disminuye el riesgo y es frecuentemente utilizada en los ambientes de altura (Aldendelfer 1998). La posibilidad que diversos grupos compartan territorios y disminuyan de esta forma sus rangos de movilidad no debe ser descartada. Esta posibilidad es particularmente importante dado que algunos aspectos del registro arqueológico sugieren que han estado ingresando al sitio elementos de ambas vertientes cordilleranas (Lagiglia 1997b; Falabella *et al.* 2001; Sanhueza *et al* 2004).

7-El registro arqueológico superficial

En las transectas realizadas dentro de los sitios ha sido posible detectar algunas regularidades que parecen definir un patrón distintivo del uso del espacio en los ambientes más altos. El registro arqueológico superficial muestra tanto en Los Peuquenes como en El Indígeno una tendencia a la concentración de los materiales en las áreas donde se localizan las estructuras. Probablemente las características climáticas imperantes en el lugar obligó a los grupos a desarrollar sus actividades dentro de las estructuras, con actividades ocasionales en el exterior de las mismas y una gran

7 Por estructura del sitio se entiende tamaño, presencia y/o arreglo de áreas de actividad, estructuras y formas incluyendo almacenaje (Binford 1983).

parte de los materiales que se encuentran fuera de los pircados pueden haber sido redepositados como producto de limpiezas ocasionales de las mismas. Por otro lado este patrón de concentración en las distribuciones de materiales es coherente con las ideas de Aldendelfer (1998) quien afirma que los cazadores-recolectores de altura responden en cuanto a la elección y utilización de los sitios a los modelos de lugar central (Bettinger 1991). Así, en el caso de los asentamientos más altos los lugares elegidos serían localizaciones óptimas que implicarían pocos traslados y la realización de la mayoría de las actividades en el lugar. Como se vió en los Capítulos 4 y 5 esta tendencia a la concentración de las distribuciones de materiales es creciente a medida que ascendemos en altitud a través de los diferentes pisos ecológicos, lo que se muestra coherente con la búsqueda de localizaciones óptimas que apuntan a una búsqueda de la reducción de costos de movilidad y transporte.

Como puede verse, muchos problemas han quedado planteados en los capítulos correspondientes al registro arqueológico de la región (capítulos 4, 5 y 6). La mayoría no han sido discutidos en profundidad ya que para lograr un mejor acercamiento a los mismos es necesaria una discusión regional. En el capítulo 7 se intentará ordenar la información del registro arqueológico de alto valle del río Atuel en particular y de los ambientes de altura del sur de Mendoza en general, desde una mirada más amplia, dentro de un marco cronológico, intentando buscar aquellos aspectos integradores que permitan ver puntos en común dentro de la diversidad que muestra el registro arqueológico local.

CAPÍTULO 7:

CRONOLOGÍA Y OCUPACIONES HUMANAS EN LAS REGIONES DE ALTURA DEL SUR DE MENDOZA

Este capítulo integra la información arqueológica disponible de las regiones de altura del sur de Mendoza para discutirla dentro de un marco cronológico, conjuntamente con los datos paleoclimáticos. Para tal fin, la información será presentada por lapsos temporales de acuerdo a la subdivisión realizada por Gil (2000). Así se considerarán tres etapas, Pleistoceno final-Holoceno temprano (12.000-8.000 años AP), Holoceno medio (8.000-4.000 años AP) y Holoceno tardío (4.000-200 años AP). A su vez dentro de cada una de las etapas la información será tratada de acuerdo a los niveles altitudinales o pisos ecológicos ya definidos: Piedemonte (1.400-1.900 m.s.n.m), Valles intermedios de cordillera (1.900-2.500 m.s.n.m) y Alta cordillera (2.500-3.500 m.s.n.m). De esta forma queremos poner en discusión toda la variabilidad temporal y ambiental presente en la región aislando variables que se consideran relevantes para las futuras inferencias que se desprendan de nuestra construcción del pasado regional.

1- Tipos de sitio en el Alto valle del Atuel

Antes de continuar y para ayudar a entender mejor las características del registro arqueológico del alto valle del Atuel se describe una tipología de sitios que intenta dar cuenta de la variabilidad regional. Esta caracterización ha sido realizada teniendo en cuenta la cronología, tecnología, tipo de asentamiento, subsistencia y características topográficas del lugar en el cual se emplazan los asentamientos, aspectos que han sido descriptos en los capítulos 4, 5 y 6. En base a todos estos rasgos del registro local se crearon tres categorías de sitios la cuales hemos denominado como: *Aldeas de altura*, *Campamentos base* y *Sitios de actividades específicas*[1].

Las *Aldeas de altura*

Este tipo de sitio se encuentran por encima de los 3.000 m.s.n.m y presentan características de alta reocupación, circunscriptos espacialmente, con desarrollo de estructuras habitacionales (pircados), gran cantidad de elementos de molienda y alta presencia de bienes no locales. En estos lugares se habría realizado un variado rango de tareas que irían desde la caza de camélidos hasta el procesamiento de recursos vegetales. La presencia de plantas domésticas (Lagiglia 1997b) en algunos de estos campamentos plantea interrogantes en cuanto al rol que éstas podrían haber jugado en la subsistencia de los grupos. Por las características climáticas del lugar se descarta la posibilidad de que estas hayan sido cultivadas en los lugares dentro de los que se encuentran los sitios.

Otro rasgo distintivo es la alta frecuencia de cerámica tanto en superficie como en estratigrafía lo cual los diferencia del resto de los sitios del valle del Atuel. Entre los tiestos recuperados es común la presencia de tipos cerámicos pertenecientes a tradiciones chilenas (Lagiglia 1977[a], 1997b). La cronología de estos asentamientos va desde aproximadamente unos 1.500 años AP hasta momentos inmediatamente posteriores al contacto.

Campamento base

Este tipo de sitio se localiza por debajo de los 3.000 m.s.n.m y se muestra como concentraciones de gran tamaño distribuidas a lo largo del paisaje, muchas veces sin límites claros entre los picos de concentración de materiales. La cronología en el valle del río Atuel es de unos 2.000 años AP continuándose hasta momentos de contacto. Son sitios a cielos abierto localizados en una amplia diversidad de ambientes (vegas, planicies aluviales, terrazas etc.), mostrando en general altas tasas de reocupación. En estos lugares aparecen numerosos elementos de molienda y baja densidad de elementos no locales y de cerámica. Esta categoría puede ser entendida también como una base residencial (Binford 1980) o un campamento base en el sentido de Bender y Wright (1988).

Sitio de actividades específicas

Este tipo de sitio ha sido localizado en todos los ambientes por debajo de los 3.000 m.s.n.m y en diferentes localizaciones topográficas, aunque sólo se han excavado aquellas localizadas en reparos. Algunas de las características de este tipo de sitios son inferidas ya que no contamos con los datos suficientes. La cronología de estas ocupaciones abarcan casi todo el Holoceno, desde unos 9.000 años AP hasta

1 Estas categorías de sitios son similares a las elaboradas por Bettinger (1989, 1991, 1992, 1994) para abordar el registro arqueológico del este de California y Nevada central.

probablemente los momento de contacto. Los restos cerámicos son muy escasos o nulos y en general parecen ser tipos utilitarios locales. No están asociados a estructuras habitacionales ni muestran la presencia de plantas domésticas en ningún momento del Holoceno. Se espera para este tipo de localización que sean ocupaciones efímeras y de baja reocupación. Todos estos aspectos del registro arqueológico regional son presentados en forma comparativa en la Tabla 1.

Algunos puntos que creemos necesario aclarar en la confección del cuadro: con respecto a la topografía, se hace referencia al tipo de lugar físico y ecológico en el que se encuentra el emplazamiento, los cuales son muy variables de acuerdo a las características topográficas y ecológicas de la región. Los niveles de reocupación están medidos en densidad de hallazgos por metro cúbico de excavación y/o metro cuadrado de superficie en el caso de las recolecciones superficiales. La densidad de cerámica corresponde a la proporción de este tipo de tecnología sobre el resto de los hallazgos de la excavación. En el caso de los morteros es similar ya que se toman las proporciones de manos y molinos sobre el total de hallazgos del sitio. El patrón de ocupación hace referencia a la distribución de los materiales en los conjuntos superficiales, si estos se encuentran concentrados en espacios pequeños y bien delimitados o en distribuciones continuas o de gran tamaño dentro del paisaje. Los elementos exóticos o no locales hacen referencia a aquellos bienes que provienen de distancias mayores a los 50 km (Gamble 1993) fuera del alto valle del Atuel. Por último se menciona dentro de la categoría de adornos a las cuentas de collar, tembetá o valvas de molusco utilizadas con este fin.

2- Pleistoceno final-Holoceno temprano (12.000-8.000 años AP)

Los trabajos paleoclimáticos muestran que al menos una parte de los ambientes cordilleranos en estas latitudes han

Tipo de sitio	Aldea de altura	Campamento base	Sitio de act. específicas
Cronología	1.500-280	2.000-550	8.900-280
Altura (en m.s.n.m)	3.000-3500	1.400-2.500	1.400-2.500
Topografía	Vegas	Variable	Variable
Reocupación	Alta	Alta	Baja
Densidad cerámica	Alta	Baja	Ausente
Densidad de hallazgos	Alta	Variable	Baja
Patrón de ocupación	Limitado	Disperso	Limitado
Elem. de molienda	Alta	Alta	Baja
Plantas domésticas	Variable	Ausente	Ausente
Estructuras	Presente	Ausente	Ausente
Elementos exóticos	Presente	Presente	Variable
Adornos	Presente	Variable	Ausente

Tabla 1: Cuadro comparativo mostrando las características de los diferentes tipos de sitios en el alto valle del Atuel.

estado disponibles para la ocupación humana desde finales del Pleistoceno *ca.* 11.000-12.000 años AP. Los datos glaciológicos indican que para estos momentos las masas glaciares ya se habían retirado hasta aproximadamente sus posiciones actuales (Stingl y Garlef 1985; Espizua 1993; Heusser 1983; Markgraf 1983, 1993). Con anterioridad y hasta hace aproximadamente unos 14.000 años atrás, los campos de hielo cubrían al menos la mitad del ambiente de montaña, con lenguas que bajaban hasta los 2.000 m.s.n.m. en las proximidades del Arroyo Malo y la Laguna del Sosneado (Volkheimer 1978; Stingl y Garlef 1985). A partir de este momento, un rápido retroceso glacial debió haber permitido que estas áreas hayan quedado disponibles entre *ca.* 11.000-12.000 años AP. No existen trabajos paleoclimáticos que hablen del tamaño alcanzado por los glaciares en las regiones superiores a los 3.000 m.s.n.m para momentos de la transición Pleistoceno-Holoceno, pero probablemente las condiciones ambientales hayan sido más duras que las actuales incluso hasta los 9.000 años AP, sobre todo teniendo en cuenta las transformaciones que pueden quedar en el paisaje inmediatamente después de la retirada de los hielos (excesos de agua, falta de cobertura vegetal, repoblamiento animal, etc.). La temperatura parece haber aumentado paulatinamente desde 12.000 años AP, sobre todo a partir de los 10.000 años AP hasta llegar a temperaturas superiores a las actuales alrededor de los 8.000 años AP (Markgraf 1983; D'Antoni 1983; Neme *et al.* 1998). Todo esto habría generado una mayor disponibilidad de agua por el rápido derretimiento de los hielos y por ende problemas de inundación, transformación del paisaje y dificultades en el cruce del río Atuel.

En resumen, un ambiente que a fines del Pleistoceno todavía presentaba condiciones climáticas muy duras con las áreas más altas cubiertas por glaciares, a principios del Holoceno se muestra como un lugar apto para la actividad humana con condiciones ambientales más cálidas. De todas formas las áreas pedemontanas con alturas más bajas pudieron haber presentado condiciones óptimas desde el arribo de los primeros americanos al subcontinente a finales del Pleistoceno. Por otra parte la variabilidad típica de los ambientes de altura (ver capítulo 3) debe haber estado incrementada por los grandes cambios producto de la deglaciación, lo que pudo haber jugado en contra de una rápida y efectiva adaptación de los grupos humanos en el área.

El modelo biogeográfico elaborado por Borrero para Patagonia (1989-1990, 1994-1995), es una herramienta útil para intentar entender las causas que llevan al poblamiento de una región (ver capítulo 1). En una primer etapa, y teniendo en cuenta que el criterio de antigüedad es válido para ser utilizado en la caracterización de las etapas de poblamiento (Borrero 1994-1995), es esperable que las ocupaciones iniciales correspondientes al Holoceno temprano induzcan a pensar que se está ante una fase de exploración de la región. Para ésta "*se espera que se depositen pocos materiales y que estos sean funcionalmente poco específicos*" esperándose también discontinuidad temporal, del mismo modo según el autor "*se evitarán las zonas de alta exposición a presiones naturales*" como aquellas expuestas a alta estacionalidad (Borrero 1990; 1994-1995). Por último, es esperable que las poblaciones recién arribadas a una región desconocida no tengan un manejo o conocimiento acabado del área por lo que los materiales se acumularían en localizaciones no óptimas, y probablemente habría una sub explotación de los recursos del área.

La segunda etapa del modelo biogeográfico de Borrero se refiere a la Colonización de una región. Según este autor (1989-1990, 1994-1995, 1999) "*Esta etapa considera un espacio que está siendo utilizado de acuerdo con ciertos principios regulares de interacción entre poblaciones y recursos*" (Borrero 1994-1995: 27). Se espera que "*la localización de los asentamientos cumplan con requisitos que hagan viable la continuidad biológica de la población*" y que se produzca un incremento en la variabilidad de la cultura material con procesos de cambio más rápidos por la adaptación a las condiciones locales. "*Los indicadores básicos son una mayor redundancia en la ocupación y una mayor reiteración en el uso de ciertas estrategias de subsistencia*" (Borrero 1994-1995: 27). De esta forma el registro tendría una alta visibilidad y los sitios se localizarían óptimamente (Borrero 1989-1990). A la luz de estas expectativas arqueológicas se intentarán analizar los componentes más antiguos de las áreas de altura ocurridas durante el Holoceno temprano.

2a-Las primeras ocupaciones de la cordillera surmendocina

El cordón cordillerano del sur de Mendoza se encuentra atravesado por una serie de valles transversales que, en casi todos los casos, poseen investigaciones arqueológicas. De norte a sur estos valles son: Diamante, Atuel, Salado[2] y Grande. Los sitios arqueológicos excavados alcanzan un total de 13, de los cuales, sólo dos presentan datos atribuibles al Pleistoceno final-Holoceno temprano: estos son la Gruta del Manzano y Arroyo Malo 3. El primero está localizado en el piedemonte, en las proximidades del río Grande y en sus niveles inferiores, se recuperaron restos de fauna extinta, dientes y huesos de Megatheridae (Gambier 1980, 1985). No hay fechados directos sobre estos hallazgos (ver capítulo 2) pero de todas formas no se han encontrado materiales culturales asociados a los restos de megafauna y tampoco se menciona la presencia de marcas o fracturas culturales que pudiera indicar actividad humana, por lo que la información proveniente de este lugar sólo proporciona una idea de la disponibilidad de estos ambientes para su ocupación durante la transición Pleistoceno-Holoceno.

El único sitio arqueológico de cordillera que presenta actividad humana para el Holoceno temprano es Arroyo Malo 3 (niveles 34 y 35) en el valle del río Atuel, a unos 2.000 m.s.n.m. Un fechado sobre partículas de carbón disperso en capa muestra ocupaciones correspondientes al Holoceno temprano con una antigüedad de *ca.* 9.000 años AP. Si bien la superficie excavada es pequeña, ya que la roca de caja invadió la mayor parte de los niveles inferiores de la cuadrícula, presenta algunos restos culturales que ponderados por volumen de sedimento muestran una densidad importante de materiales arqueológicos. A través de estos restos provenientes de los niveles inferiores se podría caracterizar al sitio como de actividades específicas, como consumo de animales y confección y reformatización de instrumentos, para los cuales se utilizaron casi exclusivamente materias primas locales. La localización del reparo se muestra como óptima para el control y explotación de los recursos de la región, sobre todo para las tareas de caza, con una muy buena visión de gran parte del alto valle del río Atuel, abundancia de materias primas, leña, agua y recursos vegetales. Esto hace suponer que ya hay un manejo y conocimiento del ambiente que no se condice con las características de una etapa de exploración de la región, sino más con las de colonización (Borrero 1989-1990, 1994-1995, 1999). Sin embargo, en el estado actual de las investigaciones para el Holoceno temprano de la región, se dificulta la defensa tanto de la *etapa de exploración* como la de *colonización* por la ambigüedad de la información disponible y la necesidad de una evaluación regional que permita discutir las implicancias de cada etapa. Otros autores han señalado también las dificultades en identificar las ocupaciones correspondientes a una *etapa de exploración* de la región por lo que prefieren hablar directamente de colonización (Miotti y Saleme 1999; Miotti 2001) o poblamiento (Politis 1999).

Teniendo en cuenta lo temprano de las fechas, sobre todo en un ambiente que pudo tardar más tiempo en estar disponible que el resto de las áreas del sur de la provincia, y considerando que la antigüedad es un criterio válido para ser utilizado en la caracterización de la *etapa de exploración* (Borrero 1994-95) se podría pensar que es ésta la etapa considerada. La escasa cantidad de materiales recuperados en los niveles correspondientes al Holoceno temprano (Niveles 34, 35 y posiblemente el 33) es poco representativa de lo que podía estar ocurriendo, sobre todo considerando que la ponderación de materiales por volumen de sedimento parece indicar que la densidad es igual o tal vez más alta

2 El río Salado tributa sus aguas al Atuel cuando sale del pedemonte por lo que es considerado parte de la misma cuenca.

que en los niveles anteriores, particularmente para el material óseo (ver capítulo 5).

Otro de los aspectos que caracterizan una *etapa de exploración* es el manejo que hagan de los recursos del área (Borrero 1994-95). Entre los pocos restos líticos que han sido recuperados se ve un mayor uso de materias primas locales que están disponibles en gran cantidad, tanto en las morenas frente al reparo como en la planicie aluvial del río Atuel y del Arroyo Malo. Sin embargo también aparecen desechos de materias primas no locales que pueden mostrar un conocimiento profundo de los recursos líticos a un nivel regional. Por otra parte según Borrero y Franco (1997) en una etapa de exploración se esperan registros de materiales efímeros y discontinuos con lo que se dificulta la visibilidad y localización de los asentamientos. Por el contrario como se mencionó anteriormente, se poseen tasas de depositación alta en comparación con el resto de la secuencia y el registro se muestra en forma continua sin presencia de *hiatus*. En resumen, el manejo de materias primas locales, la continuidad temporal en las ocupaciones y la tasa de depositación de materiales arqueológicos parecen indicar que ya existía un manejo de los recursos del área y que para su explotación se estarían eligiendo localizaciones óptimas dentro del paisaje regional, lo que hace pensar que se está ante la presencia de una *etapa de colonización* de la región (Borrero 1989-1990, 1994-1995; Miotti y Saleme 1999). De todas formas y ante la escasa evidencia disponible es necesario dejar abierta la discusión al respecto, ya que si bien la ponderación de restos culturales en los niveles inferiores mostraría abundantes materiales, en términos reales la muestra es muy escasa y de alta antigüedad, con algunas lascas y un solo instrumento, características que han sido utilizadas por Borrero y Franco (1997) para definir una *etapa de exploración*.

De los tres tipos de ambientes definidos sólo el correspondiente a los valles intermedios de cordillera (2.000 m.s.n.m) presenta ocupaciones durante el Holoceno temprano, y si bien la muestra en las regiones de altura es pequeña, es llamativo que no se hayan encontrado sitios de mayor o igual antigüedad en el área pedemontana. De todas formas los restos de megafauna en El Manzano y la presencia de fechados con ocupaciones posteriores pero igualmente tempranas (*ca.* 7.300 años AP) muestran que es probable que estas áreas hayan estado pobladas en forma sincrónica. Sobre todo considerando que el piedemonte es el único ambiente cordillerano que siempre ha estado disponible para ser ocupado y que puede haber constituido un paso obligado en la colonización de las áreas más altas del espectro ambiental local.

Con respecto a la ocupación diferencial del espacio, en el sentido que algunas áreas serán colonizadas mientras que otras permanecerán deshabitadas, Borrero (1994-1995) lo relaciona a la productividad de los mismos. De esta forma el avance humano se hará privilegiando las áreas mejor ranqueadas en recursos, lo que daría origen a un patrón de ocupaciones discontinuas (Borrero 1999). Al respecto el autor sostiene que "*La jerarquía de los espacios debió relacionarse con la productividad de los ambientes y, sobre esa base, puede postularse que entre las zonas habitadas quedaron comprendidos varios sectores vacíos.*" (Borrero 1989-1990: 133).

En el caso del ambiente de alta cordillera (más de 2500 m.s.n.m), no se han detectado sitios pertenecientes a este lapso temporal. Las causas que pueden explicar este hecho son: 1) estas áreas no habrían estado realmente disponibles hasta principios del Holoceno o inicios del Holoceno medio (10.000-9.000 años AP), pudiendo haber necesitado aún más tiempo para recuperarse del último proceso glacial. 2) es esperable que hayan sido pobladas más tardíamente ya que en la jerarquía ambiental de la región este tipo de ambientes (muy altos) es donde se manifiestan con mayor intensidad los problemas característicos de los ambientes de altura, tales como variabilidad extrema, baja predictibilidad y baja productividad primaria (Aldendelfer 1998). Este piso altitudinal por encima de los 3.000 m.s.n.m es el menos productivo de todos los ambientes y también el que presenta fluctuaciones estacionales más marcadas, que impiden su utilización durante más de la mitad del año. Los modelos de ecología evolutiva predicen que en estos casos serán favorecidas para su poblamiento aquellas áreas que presenten mayores tasas de retorno implicando costos de extracción más bajos (Bettinger 1991; Kelly 1995). También es esperable, como menciona Borrero (1994-1995) que en las primeras etapas del poblamiento de una región, las áreas con alta exposición a presiones naturales como las que presentan una marcada estacionalidad sean evitadas, por lo que debería ser el último lugar elegido para su colonización.

Por las características del registro arqueológico y la homogeneidad de la secuencia es difícil separar las ocupaciones de fines del Holoceno temprano de las de principios del Holoceno medio. Aparentemente tanto la intensidad de la ocupación como su funcionalidad no han variado de manera importante por lo que a la hora de observar cambios en las estrategias a lo largo del tiempo, pueden ser tomados como un conjunto. Para este momento podemos estar ante la presencia de grupos altamente móviles más cerca del espectro *forager* (Binford 1980), que debieron estar utilizando estos ambientes como lugares de caza, en forma parecida a lo que ha sido caracterizado en el capítulo 1 como «Modelo de Tareas Específicas» (Bender y Wright 1988). La disponibilidad de grandes herbívoros, guanacos y amplios ambientes libres fuera del espacio cordillerano, podrían haber mantenido a las regiones de altura fuera de las preferencias de estos grupos, al menos para la instalación de sus campamentos base. Estas primeras ocupaciones pueden haber tenido la forma de movimientos trashumantes, (en el sentido de Nuñez 1975), lo cual no implica la persecución de animales sino la explotación de recursos complementarios. Sin embargo preferimos no hablar de trashumancia ya que esta forma de subsistencia implica un control de los recursos (estacional), algo que creemos difícil de defender para grupos de cazadores recolectores como los involucrados durante una *etapa de colonización*. Por otra parte la existencia de movimientos trashumantes en este caso se complica a la hora de su contrastación ya que desde un solo sitio difícilmente puedan ser abordados los indicadores de este tipo de estrategia (Schiapacase y Niemeyer 1975) (ver Capítulo 1). También es difícil evaluar si estos grupos habrían completado su adaptación al medio, en el sentido de los modelos anteriormente propuestos, con desarrollos de tecnologías y/o estrategias adaptadas a este tipo de ambientes, que tiendan a reducir los niveles de riesgo y movilidad (almacenamiento, intercambio, etc).

En resumen, las estrategias desarrolladas por los grupos humanos durante el Holoceno temprano podrían ser caracterizadas como de cazadores recolectores altamente móviles que probablemente, se habrían limitado al desarrollo de tareas específicas como la caza y procuramiento de materias primas. El tipo de estrategia desarrollada podría asemejarse a lo que ha sido caracterizado para la Gran Cuenca (EE.UU.) como viajeros (Bettinger y Baumhof 1982; Bettinger 1991, 1994, 2000).

3- Holoceno medio (8.000-4.000 años AP)

Si bien la información correspondiente al Holoceno medio es sustancialmente mayor que la del período precedente, esta etapa se halla caracterizada por tres problemas principales. En primer lugar todos los datos disponibles provienen de excavaciones en reparos lo que se supone produce un sesgo en el tipo de información a la cual se está accediendo, producto del uso específico que se les pudieron dar a esas localizaciones (Gómez Otero 1993). Sin embargo los datos con los que se cuenta, tanto para el Holoceno temprano como para la primera parte del Holoceno tardío, también provienen del mismo tipo de sitios por lo que consideramos que al menos la información es comparable. En segundo lugar hay un vacío de información que abarca casi todo el período comprendido por lo que se escapa una gran parte de los cambios que pudieron haber tenido lugar. En tercer lugar, y esto se relaciona con el segundo punto, la totalidad de las ocupaciones que tenemos disponible para este lapso temporal corresponden al primer milenio del Holoceno medio (8.000-7.000 años AP), por lo que es difícil diferenciarlas de las ocupaciones precedentes, sobre todo ante la falta de *hiatus* ocupacional o cambios de magnitudes observables en las secuencias analizadas.

El clima durante este período sufrió algunos cambios importantes, aunque de menor envergadura, que los ocurridos durante la transición Pleistoceno-Holoceno. Dos variaciones importantes parecen haber ocurrido en este lapso temporal. En primer lugar un proceso de desertificación creciente con mayores temperaturas (incluso mayores que las actuales) y menores precipitaciones veraniegas (Markgraf 1983, 1999; D'Antoni 1983; Neme *et al.* 1998), ocurridas principalmente en la llanura y que pudo haber afectado también a zonas del piedemonte andino. Por otro lado un proceso de avance glacial en alta cordillera producto del aumento de las precipitaciones invernales (Sting y Garlef 1985; Mercer 1982, 1984). Si bien en primera instancia estos procesos parecen contraponerse (mayor temperatura vs. aumento de las masas glaciarias), Sting y Garlef (1985) sostienen la idea que los avances y retrocesos de las masas glaciarias en los andes de la región cuyana están regulados más por los niveles de precipitacion que por la temperatura (ver capítulo 1). Estas variaciones en el clima regional que tendieron a condiciones contrastantes en temperatura y precipitación pueden haber afectado sensiblemente a las poblaciones que se estaban estableciendo en la región. En este sentido el Holoceno medio muestra un patrón muy particular en la intensidad de ocupación de la región, así mientras en el primer milenio las ocupaciones parecen consolidarse en la explotación de los recursos del área, a través de una importante cantidad de materiales arqueológicos recuperados (Gambier 1985b), en los próximos tres milenios las ocupaciones desaparecen por completo de la región para reaparecer nuevamente recién en el primer milenio del Holoceno tardío (Figura 1 y Tabla 2).

Dos sitios de las áreas de altura presentan ocupaciones humanas con fechados correspondientes al Holoceno medio, estos son: El Manzano, en el piedemonte, y Arroyo

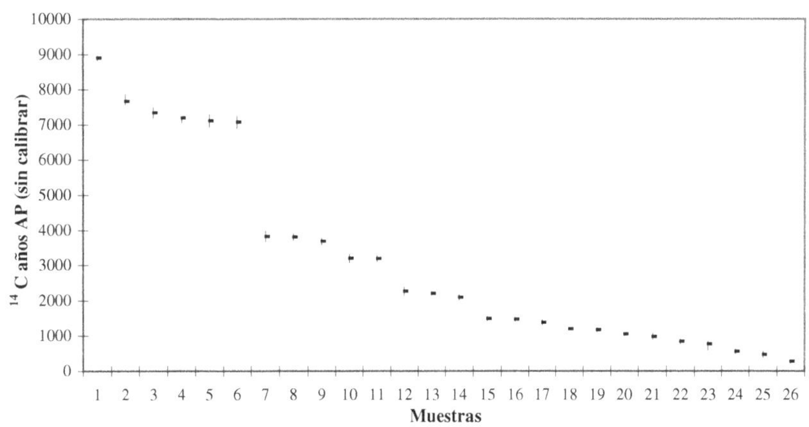

Figura 1: Distribución de los fechados obtenidos en las regiones de altura del sur de Mendoza. En él puede apreciarse un importante vacío temporal durante Holoceno medio.

Sitio	Material	Nivel	Fecha en años AP, sin calibrar	Código	Referencia
Arroyo Malo 3	Carbón	35	8.900±60	AA 26193	
Arroyo Malo 3	Carbón	31-32-33	7.670±100	L.P-783	
El Manzano	Carbón	140-155 cm	7.330±150	Gak 7529	Gambier 1985b
El Manzano	Carbón	175-195 cm	7.190±130	Gak 7531	Gambier 1985b
El Manzano	Carbón	155-175 cm	7.110±180	Gak 7530	Gambier 1985b
El Manzano	Carbón	195-215 cm	7.070±170	Gak 7532	Gambier 1985b
Cueva de Luna	Carbón	Componente 5	3.830±160	L.P-341	Durán 1998
Arroyo Malo 3	Carbón	Nivel 24	3.810±100	L.P-946	
Los Potrerillos	Carbón	90 cm	3.680±100	Gak 6492	Gambier 1985
Cañada de Cachi	Carbón	Componente Ia	3.200±120	L.P-405	Durán 1998
C.A. Colorado	Carbón	Componente III	3.190±80	L.P-472	Lagiglia *et al.* 1994b
Cañada de Cachi	Carbón	Componente IIIb	2.260±120	L.P-410	Durán 1998
Arroyo Malo 3	Carbón	Nivel 12	2.200±50	L.P-958	
Puesto Carrasco	Carbón	Componente 6	2.090±80	I-16638	Durán 1998
Cañada de Cachi	Cerámica	Componente IIIb	1.900	TL-UNCH	Durán 1998
Cueva de Luna	Carbón	Componente 4	1.490±60	L.P-321	Durán 1998
El Indígeno	Carbón	Nivel 11	1.470±60	L.P-562	
C. A. Colorado	Carbón	Componente I	1.380±70	L.P-457	Lagiglia *et al* 1994b
Ojo de agua	Hueso	Entierro A 5	1.200±40	LP-921	Novellino y Neme 1999
El Indígeno	Carbón	Nivel 6	1.170±60	L.P-573	
El Indígeno	Maíz	Nivel 9	1.045±45	AA-26192	
El Indígeno	Carbón	Nivel 2	980±90	L.P-430	Lagiglia *et al* 1994b
El Indígeno	Carbón	Nivel 4	840±60	L.P-611	
C. A. Colorado	Carbón	Componente 1	770±80	L.P-447	Lagiglia *et al* 1994a
Arroyo Malo 1	Carbón	Niveles 5-6-7	560±65	L.P-873	
Puesto Carrasco	Carbón	Componente 3	470±90	L.P-424	Durán 1997
Los Peuquenes	Carbón	Nivel 4	360±50	L.P-1024	
Los Peuquenes	Carbón	Nivel 5	280±50	L.P-1018	
Los Peuquenes	Carbón	Nivel 7	Moderno (-280)	L.P-1099	
Tierras blancas	Hueso	Entierro PA 1	Moderno (-280)	LP-890	Novellino y Neme 1999

Tabla 2: Lista de fechados de las regiones de altura del sur de Mendoza.

Malo 3 en los valles intermedios de cordillera. La aparición de ocupaciones en la Gruta de El Manzano muestra el comienzo de la utilización del piedemonte andino, lo que suma un nuevo piso altitudinal a los ya explotados durante el Holoceno temprano. Estas ocupaciones que aparecen durante el primer milenio del Holoceno medio, muestran las mayores tasas de depositación de materiales en las secuencias de ambos aleros (Gambier 1985b). La alta intensidad en la utilización de los reparos podría estar relacionada a la funcionalidad de estos sitios y a la pertenencia de estos a sistemas de movilidad regionales que incluyeron su reocupación estacional o anual. En el piedemonte las ocupaciones corresponden a grupos de cazadores recolectores sin cerámica que utilizan principalmente materias primas locales y explotan los recursos faunísticos de la región (Gambier 1985b). Para Gambier estas ocupaciones pertenecen a cazadores estacionales tempranos (trashumantes) que cruzan la cordillera desde los 7.000-8.000 años AP.

En los valles intermedios se tiene ocupaciones en el sitio Arroyo Malo 3, que como se mencionó anteriormente, son similares a las del Holoceno temprano, presentándose como una secuencia continua que dificulta su individualización y preferimos tomarlas como un mismo conjunto. Las ocupaciones pertenecen a grupos de cazadores-recolectores que utilizan preferentemente materias primas locales y basan su subsistencia en la explotación de camélidos, complementada con otras especies de la región. El sitio parece corresponder a un lugar de procesamiento primario y consumo de camélidos, donde se realizan además actividades relacionadas a la confección y reparación de instrumentos líticos.

Para el Holoceno medio sólo uno de los tres pisos ecológicos no ha sido colonizado y corresponde al ubicado por encima de los 2.500 m.s.n.m. Si bien desde el punto de vista paleoambiental estas áreas ya se encuentran disponibles para la ocupación humana, las características de alta estacionalidad, las condiciones climáticas más duras, la falta de oxígeno y la menor diversidad y abundancia de recursos, deben haber actuado como un freno para el comienzo de su explotación. La utilización de este tipo de ambientes implica altos costos de movilidad, transporte y manejo de las presas así como escasos recursos vegetales.

Se desconoce por qué desaparecen las ocupaciones del Holoceno medio después de los *ca.* 7.000 años AP en ambos sitios arqueológicos, de lo que se puede estar seguro es que éste no ha sido un fenómeno local, sino que tiene un alcance regional y necesita una discusión más amplia (Durán 1997, 2000; Gil 2000). Las áreas de altura del sur de Mendoza registrarán nuevamente ocupaciones recién a comienzos del Holoceno tardío, unos 3.000 años más tarde. Las ideas que han sido presentadas para explicar este "silencio arqueológico" (Núñez y Grosjean 1994; Núñez *et al.* 2001; Yacobaccio 1998) son diversas e incluyen causas que van desde problemas de muestreo hasta abandono de regiones. Durán (1997) explora la hipótesis de la actividad volcánica fechando diferentes eventos de erupciones volcánicas en la región. El autor menciona la aparición en el registro arqueológico, hacia finales del Holoceno temprano y principios de medio de una serie de tefras volcánicas que habrían impactado fuertemente el ambiente regional, lo que podría haber llevado a las poblaciones a un proceso de despoblamiento de la región. En contraposición a esta hipótesis, el registro de Arroyo Malo 3 no registra la presencia de tefras en ninguno de los niveles de la secuencia, sin embargo ésto puede no ser suficiente para descartar esta hipótesis ya que la cueva pudo no haber entrampado ceniza. Trabajos sobre vulcanología y su impacto en el medio muestran que la caída de ceniza dentro de una región impacta de formas muy variables y el registro de la misma se muestra en forma discontinua, dependiendo de factores tales como la presencia de barreras naturales, la dirección del viento, cursos de agua, etc. (Srruoga 1992). Basado en trabajos paleoambientales, Gil (2000) explica la falta de datos durante el Holoceno medio por un aumento en las condiciones de aridez. Este endurecimiento climático podría haber generado diferentes tipos de respuesta por parte de los grupos humanos. Por un lado es posible que al menos una parte de las poblaciones abandonaran la región en busca de nuevos ambientes más viables. Por otro lado, un aumento en la aridez pudo haber producido un cambio en los sistemas de movilidad (hacia grupos más móviles). El resultado de esta segundo posibilidad pudo haber tenido como consecuencia la presencia de sitios más efímeros y por lo tanto más difíciles de identificar en el registro arqueológico (Gil 2000). Consideramos más probable la hipótesis de un aumento en las condiciones de aridez (por sobre la de la actividad volcánica) dado que su alcance es mayor y daría cuenta no solo de lo que ocurre en cordillera, sino fuera de ella, así como de la ausencia de *tefras* en sitios como Arroyo Malo 3.

En base a los materiales recuperados por Gambier en la gruta de El Manzano, Durán (1997, 2000) caracteriza a las ocupaciones de comienzos del séptimo milenio antes del presente como evidencias de una *etapa de exploración* de la región. Sin embargo, los datos hoy disponibles sobre las regiones de altura del sur de Mendoza muestran que el primer arribo a la región se produjo casi dos mil años antes (Neme *et al.* 1998) y, como se discutió anteriormente, los datos arqueológicos de comienzos del Holoceno medio no se corresponden con las expectativas generadas para una etapa de exploración, según se desprende del modelo biogeográfico de Borrero (1994-95). Considerando la evidencia disponible, es probable que estos conjuntos pertenezcan al mismo tipo de ocupaciones que se vienen produciendo desde los 8.900 años AP. Creo que no sólo la existencia de ocupaciones previas justifica la inclusión dentro de una *etapa de colonización*, sino también la intensidad de las ocupaciones y la visibilidad de las mismas apoyarían esta idea. Los datos parecen ser concordantes con una redundancia en la ocupación y una reiteración en las estrategias de subsistencia. El uso del espacio cordillerano como un lugar de actividades específicas, y la utilización dentro del mismo de lugares bien delimitados (en este caso reparos) y óptimos para el aprovechamiento de determinados recursos (caza de camélidos), pueden explicar una alta reocupación que parece no ocurrir en sitios a cielo abierto.

En resumen, para inicios del Holoceno medio, los grupos humanos parecen estar ya establecidos en los ambientes de altura, ocupando todos los pisos ecológicos hasta los 2.500 m.s.n.m. Las poblaciones parecen mostrar además un amplio conocimiento de los recursos del área a través de la ocupación de localizaciones óptimas dentro del paisaje, con una explotación intensiva de camélidos y la utilización de materias primas locales. No se cuenta con indicios de procesamiento de recursos vegetales por lo que las actividades pueden restringirse a la caza y procesamiento de camélidos y la extracción de materias primas como las esperadas en el "Modelo de actividades específicas" (Bender y Wright 1988). Las ocupaciones pueden haber sido estacionales como lo plantean los modelos de Gambier (1985b), Lagiglia (1997b) y Durán (1997, 2000). Cabe tener en cuenta también, como lo señala este último autor, que la explotación de la región podría estar siendo efectuada durante la estación estival por pequeñas partidas escindidas de grupos mayores durante la "etapa de fisión". De esta forma, el tamaño de los mismos sería sensiblemente inferior al de las bandas originales (Gamble 1990, 1993; Durán 1997, 2000).

Por último, es muy interesante cómo después de un período con ocupaciones claras que muestran un conocimiento importante del ambiente, las evidencias desaparecen por completo por un lapso de más de 3.000 años de todos los ambientes cordilleranos. Creo que las líneas de investigación que han sido propuestas al respecto son muy útiles a la hora de generar expectativas contrastables con el registro arqueológico local, de tal forma que permitan avanzar en el futuro sobre la respuesta a este interrogante. Para contar con ocupaciones dentro de cualquiera de los ambientes de altura después de la desaparición del registro arqueológico hacia principios del Holoceno medio tendremos que esperar a comienzos del Holoceno tardío con un registro arqueológico de características sensiblemente diferentes a las de las ocupaciones previas.

4- Holoceno tardío (4.000-200 años AP)

Los trabajos paleoclimáticos para el Holoceno tardío muestran, en líneas generales, que a comienzos del mismo se habrían establecido las condiciones actuales, con algunas pequeñas variaciones que no habrían afectado mayormente la disponibilidad de espacios y/o recursos en el área (Lagiglia 1970; Markgraf 1983, 1989; D'Antoni 1983; Villalba 1990; Stingl y Garleff 1985; Neme *et al.* 1998). A través del uso de dendrocronología se han establecido secuencias de muy buena resolución que muestran la alternancia de períodos fríos y húmedos con cálidos y secos (Villalba 1990, ver capítulo 3). Sin embargo los trabajos arqueofaunísticos llevados a cabo en el sur de Mendoza muestran que las especies de recursos explotados han sido las mismas (Gil y Neme 1996; Neme *et al.* 1998; Neme *et al* 1995), por lo que se puede suponer que la diversidad faunística y posiblemente la vegetal, no se ha visto afectada en gran medida por estos cambios.

Arqueológicamente, el Holoceno tardío es el momento que presenta mayor cantidad de información, multiplicándose el número de sitios en todas las áreas de la cordillera. Es en este momento en el que se produce el poblamiento del último de los niveles altitudinales con la aparición de los *Poblados de altura*, diversificándose la explotación de los recursos y la tecnología dentro de cada ambiente. Siguiendo a Gil (2000) y a los efectos de ordenar la información de tal forma que permita identificar probables diferencias dentro de este período, ésta será presentada subdividiendo el Holoceno tardío en dos lapsos temporales aproximadamente iguales. El primero abarca desde los 4.000 años AP hasta los 2.000 años AP y el segundo desde los 2.000 años AP hasta los 200 años AP. En la Tabla 3 se correlacionan, en base a criterios cronológicos, las ocupaciones de los diferentes sitios arqueológicos de cordillera del sur de Mendoza durante todo el Holoceno según los diferentes investigadores que trabajaron el la región (Gambier 1985b; Durán y Ferrari 1991; Durán 1997, 2000; Lagiglia 1997a; Lagiglia *et al.* 1994b; Novellino y Neme 1999).

	Piedemonte						Valles intermedios				Alta cordillera	
Cronología	**Puesto Carrasco**	**Cueva de Luna**	**El Manzano**	**Cañada de Cachi**	**Ojo de Agua**	**Tierras Blancas**	**Arroyo Malo 3**	**Arroyo Colorado**	**Arroyo Malo 1**	**Los Potrerillos**	**Los Peuquenes**	**El Indígeno**
200	Comp. 1 y 2	Comp. 1 y 2			Criollos	Entierro	Conjunto 1				Comp. Ùnico Hisp-indígena	Hispánico
500	Comp . 3		Agroalfareros		Entierro 2			Comp 1	Comp. ùnico			Diaguita
1.000	Comp.- 4	Comp. 4		Comp. 5						?		Aconcagua
1.500				Comp. 4								Llolleo
2.000	Comp 5 y 6			Comp. 3				Comp 2				
2.500		Comp. 5		Comp. 2 y 1			Conjunto 2	Comp 3				
3.000												
3.500												
4.000			¿									
4.500												
5.000			¿									
5.500												
6.000												
6.500												
7.000			Etapa Caz-rec.									
7.500							Conjunto 3					
8.000												
8.500												
9.000												
10.000												

Tabla 3: Correlación cronológica de las diferentes ocupaciones en los sitios de altura del sur de Mendoza. El cuadro ha sido confeccionado en base a datos de Gambier 1985b, Durán 2000, Novellino y Neme 1999, para el Piedemonte. Gambier 1985b, Lagiglia *et al.* 1994a, Neme *et al.* 1998, para los Valles intermedios y Lagiglia 1997b para la alta cordillera.

4a-Primera mitad del Holoceno tardío (4.000-2.000 años AP)

Numerosos sitios arqueológicos presentan datos correspondientes a este lapso temporal, sin embargo toda la información proviene, por el momento, de sitios localizados en reparos ya sean cuevas o aleros. Sólo un sitio arqueológico a cielo abierto, localizado en el valle del río Salado (Arroyo El Desecho) podría corresponder a estos momentos con ocupaciones de al menos 4.000 años AP (Lagiglia com pers). De todas formas para considerar la información de arroyo El Desecho y discutirla con la del resto de la región, se deberá esperar a la obtención de fechados radiocarbónicos que sitúen con mayor precisión la cronología del sitio.

Una de las características más importantes en el registro arqueológico de principios del Holoceno temprano es el fuerte aumento en el número de sitios con respecto a las etapas anteriores, presentando ocupaciones en todos los valles de los grandes colectores de la región. Para el valle del río Grande han sido definidos tres componentes pertenecientes a este lapso temporal, en dos sitios arqueológicos de la región. Éstos son el componente 5 de Cueva de Luna (3.830 años AP) y los componentes II y Ib de Cañada de Cachi (3.200-2.200 años AP) (Durán 1997, 2000). En el caso del río Atuel el segundo componente de Arroyo Malo 3 (3.810-2.200 años AP), para el valle del río Salado el tercer componente de la Cueva arroyo Colorado (3.190 años AP) (Lagiglia *et al.* 1994a) y en el Diamante el sitio unicomponente de Los Potrillos (3.830 años AP) (Gambier 1985a). Los sitios mencionados provienen del piedemonte y los valles intermedios de cordillera, y si bien el número de los mismos ha aumentado considerablemente, aun no se registran ocupaciones por encima de los 2.500 m.s.n.m en ningún sector de la cordillera del sur de Mendoza, lo que muestra que las regiones más altas aún continúan fuera de las preferencias de los cazadores-recolectores locales.

Si bien la totalidad de los sitios con fechados correspondientes a la primera mitad del Holoceno tardío están localizados en reparos, comienza a verse una mayor diversidad en la utilización de los mismos. Algunos de ellos se asemejan en funcionalidad a los del Holoceno medio, presentando conjuntos que muestran el desarrollo de actividades específicas y con escasos restos culturales. Estas actividades están ligadas generalmente a la caza y procesamiento primario de las presas y confección o reparación de instrumentos. Los componentes que muestran estas características son el componente 5 de Cueva de Luna (Durán y Ferrari 1991; Durán 1997, 2000), el componente Ib de Cañada de Cachi (Durán 1997, 2000) y probablemente el tercer componente de Cueva Arroyo Colorado (Lagiglia *et al.* 1994a). Por otro lado algunos de los sitios muestran en sus conjuntos la presencia de múltiples actividades que además de las ya mencionadas incluyen el procesamiento de cueros y/o madera, procesamiento de vegetales y la confección y reparación de instrumentos. Los sitios que parecen corresponder a este segundo tipo son Arroyo Malo 3 (segundo componente), el componente II de Cañada de Cachi y probablemente el único componente de Los Potrillos (Gambier 1985b)[3]. Este último es el que muestra el más rico conjunto artefactual que incluye raspadores, raederas, morteros y puntas de proyectil, entre otros.

La falta de fechados durante casi todo el Holoceno medio, hace esperar que para comienzos del Holoceno tardío podría estar desarrollándose un nuevo proceso de colonización de la región. Sin embargo las características del registro arqueológico local parecen corresponderse más con la descripción hecha por Borrero para una etapa de *Ocupación efectiva del espacio*, más específicamente lo que él denomina de *Ocupación estable* (Borrero 1994-95). Entre las características mencionadas por el autor, menciona una continuidad en las ocupaciones de las poblaciones, las cuales se ubican por debajo de la capacidad de sustentación del medio y que es alcanzada cuando todo el espacio deseable está siendo aprovechado. El paisaje regional podría estar utilizándose aún como un área de caza y extracción de materias primas, en el sentido descripto por Bender y Wrigth (1988) como *Modelo de tareas específicas*, que entre otras características implicaría una fuerte movilidad. Sin embargo la presencia de elementos muebles en algunos de los sitios arqueológicos y la mayor redundancia en las ocupaciones podrían apoyar una estrategia adaptativa diferente que pudo implicar una movilidad más restringida.

El hecho que las características del registro arqueológico entre los 2.000 y los 4.000 años AP se corresponda más con los de una ocupación estable que con los de un proceso de exploración o colonización, toma importancia a la hora de discutir los procesos acaecidos durante el Holoceno medio, que llevaron a la ausencia de registro arqueológico correspondiente a esa etapa. En cierta forma elimina la posibilidad que haya ocurrido un proceso de abandono de la región durante más de tres mil años (entre los 7.000 y 3.000 años AP) ya que las primeras ocupaciones del Holoceno tardío deberían reflejar la existencia de procesos de reconocimiento y adaptación al paisaje, cosa que no ocurre. Por el contrario, las poblaciones que se asientan a principios del Holoceno tardío en los valles de cordillera, muestran un conocimiento profundo del área, así como una explotación que incluye todo el espectro de recursos que allí están disponibles. Por lo tanto las opciones más probables serían las que hablan más de un cambio en los patrones de movilidad

3 En este conjunto llama la atención la presencia de semillas de maíz con fechados muy tempranos para el contexto regional.

(Gil 2000) o la existencia de procesos de destrucción del registro arqueológico a nivel regional[4].

En resumen, para la primera mitad del Holoceno tardío todos los ambientes están siendo aprovechados a excepción de aquellos altamente variables, con niveles de riesgo mayores para la actividad humana y que además cuentan con un bajo retorno energético en comparación con el resto de los ecosistemas locales. Por lo general todos los sitios están ubicados en localizaciones óptimas que aseguran un buen lugar para el avistaje de animales o emboscadas, con fuentes de agua próximas, aunque no necesariamente inmediatas al sitio. La presencia y predominio del guanaco en todos los sitios puede dar otro indicio de la utilización de estos lugares y de la fuerte dependencia en la caza. En general predomina la utilización de materias primas locales aunque en algunos casos como el de Cañada de Cachi la relación se invierte en favor de las materias primas no locales (obsidiana) o al menos disminuyen su participación (Durán 1997). Otros dos aspectos vinculados a la tecnología son importantes para destacar, por un lado la ausencia de tecnología cerámica en todos los sitios y por el otro la aparición en el registro de elementos de molienda que si bien en general son pocos, pueden estar mostrando un uso más intensivo de los recursos vegetales (Los Potrillos y Arroyo Malo 3 son dos de los sitios que muestran la presencia de morteros y/o manos de moler en sus contextos entre los 4.000 y 2.000 años AP). Al respecto y si bien se puede suponer cuáles son las especies potencialmente utilizables, debido a la falta de trabajos en el tema, se desconoce cuáles fueron las realmente explotadas.

Por último, las ocupaciones de las dos áreas con evidencias culturales (Piedemonte y Valles intermedios), muestran un registro arqueológico con características similares en términos de la funcionalidad de los sitios, alternando localidades de actividades específicas con otras de actividades múltiples.

4b-Segunda mitad del Holoceno tardío (2.000-200 años AP)

Durante la segunda mitad del Holoceno tardío se producen importantes cambios que van a transformar el uso de los ambientes de altura en la región. Estos cambios se ven reflejados en un fuerte aumento en la cantidad y diversidad de los sitios arqueológicos en todos los valles cordilleranos, así como en la utilización de un espectro ambiental mayor. La totalidad de los sitios muestran ocupaciones pertenecientes a este lapso temporal y los mismos se muestran presentes en todo tipo de rasgos topográficos (reparos, morenas, planicies aluviales, terrazas, vegas, etc.). Por otro lado se ve una gran diversidad en la funcionalidad de los asentamientos con un aumento en el número y tamaño de los campamentos base. Las localizaciones varían, probablemente por que no están buscando siempre el mismo tipo de recurso, y el espectro de actividades se amplia. La aparición de la cerámica es un rasgo distintivo y tanto la cantidad como variedad aumentan a medida que se acerca a los últimos 1.000 años AP. Pero tal vez la característica más importante para este momento es la aparición de las *Aldeas de altura* y a través de ellas del comienzo de la explotación estacional de los ambientes ubicados por encima de los 2.500 m.s.n.m. Con el poblamiento de estas áreas de difícil acceso y duras condiciones climáticas, dominadas por el Desierto Andino (Roig 1972), se comienza la explotación del escalón más alto en los ambientes de altura del sur de Mendoza. A continuación se presenta a modo de síntesis las características del registro arqueológico de los últimos 2.000 años AP, de acuerdo a su localización por nivel altitudinal.

4b1. El piedemonte

En las últimas dos décadas se ha generado un importante cúmulo de información en un área que hasta principios de los '80 era prácticamente desconocida. Cinco sitios arqueológicos han sido excavados en el piedemonte, los cuales incluyen: el sitio Ojo de Agua, en el valle del río Atuel, y Cueva de Luna, Cueva de Los Indios, Cañada de Cachi, El Manzano y Puesto Carrasco, en el río Grande (Figura 2). A esta información se le suman los relevamientos sistemáticos de materiales superficiales realizados en el área del río Atuel (ya mencionados en los capítulos 4, 5 y 6), que brindan los datos de las distribuciones a una escala mayor que la obtenida a través de las excavaciones.

La totalidad de los sitios excavados en el área pedemontana tanto en reparos como a cielo abierto se muestran como sitios de actividades múltiples conteniendo una gran variedad de ítems culturales. La presencia de elementos de molienda así como de tecnología cerámica es una constante que parece estar también asociada a la incorporación del arco y la flecha (Durán 1997, 2000). Otra particularidad es que muchos de los elementos hallados en las excavaciones provienen de lugares distantes. De los sitios excavados el que presenta menor densidad de hallazgos es Ojo de Agua aunque a través de las prospecciones superficiales se han localizado concentraciones mayores, las cuales muestran el desarrollo de múltiples actividades. Las diferencias que presenta el sitio entre materiales superficiales y los procedentes de excavaciones, podrían deberse a los procesos de formación que actuaron en el lugar (ver capítulo 4).

4 Un proceso de este tipo podría ser un evento de desertificación que impidió el sepultamiento de los materiales y por consiguiente la pérdida de la materia orgánica asociada a los contextos arqueológicos. Algo como ésto podría identificarse arqueológicamente a través de una muy alta tasa de depositación en los momentos inmediatamente posteriores a este proceso (comienzos del Holoceno tardío).

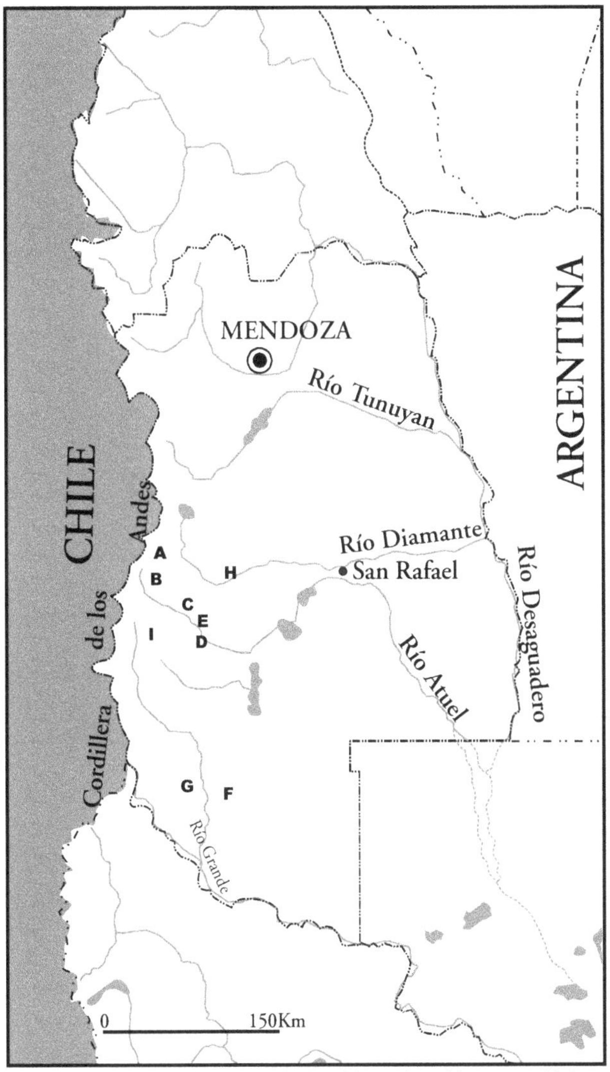

Figura 2: Mapa mostrando la distribución de los sitios arqueológicos de cordillera con fechados o cronologías inferidas correspondientes a los últimos 2.000 años AP. A: El Indígeno, B: Los Peuquenes, C: Arroyo Malo 1 y 3, D: Ojo de Agua, E: Puesto Rivero y El Sauce, F: Puesto Carrasco, G: Cañada de Cachi y Cueva de Luna, H: Los Potrillos, Alero Montiel y El Carrizalito, I: Cueva Arroyo Colorado.

Las prospecciones superficiales en Laguna Blanca, Ojo de Agua y el Arroyo La Manga muestran, por un lado una continuidad de las distribuciones de material arqueológico en las proximidades de los cursos de agua, con niveles variables de densidad, que reflejarían la superposición de ocupaciones y un uso intenso de estas áreas. Por otra parte también se observa un uso diferencial de los distintos elementos del paisaje regional fuera de los cursos de agua como sucede en el sitio Ojo de Agua (ver capítulo 4).

Los componentes IV de Cueva de Luna, 3-4-5 y 6 de Puesto Carrasco, IIIb y IV y V de Cañada de Cachi (Durán y Ferrari 1991; Durán 2000) y los materiales correspondientes a la «etapa agroalfarera» de El Manzano (Gambier 1985b), muestran la presencia de elementos muy variados y de procedencia diversa. Entre éstos se puede mencionar las valvas de moluscos, caña coligue, agujas, cuentas de collar, adornos labiales, textilería e instrumentos de variados usos como cuchillos, raederas, raspadores, puntas de proyectil, molinos y retocadores. La presencia de arreglos dentro de los reparos tales como camadas, en los sitios Cañada de Cachi y Puesto Carrasco, puede indicar períodos de estadía más prolongados en el lugar así como la realización de múltiples actividades. Un aspecto para destacar, es que el registro arqueológico de los reparos parece reproducir lo que se ve en los campamentos base localizados a cielo abierto, lo que podría estar indicando un uso similar de estas localizaciones.

4b2. Valles intermedios

En el área de los valles intermedios de cordillera también se han excavado numerosos sitios en reparos o a cielo abierto pertenecientes a este lapso cronológico, a los que pueden sumarse las distribuciones de materiales superficiales que han sido relevadas. Los componentes asignables a este momento provienen de la excavación de tres sitios arqueológicos y son el primer componente de Arroyo Malo 3 y el sitio unicomponente de Arroyo Malo 1 en el valle del Atuel, los componentes 1 y 2 de Cueva Arroyo Colorado en el río Salado, el sitio de Los Potrerillos en el Diamante, los sondeos de laguna el Sosneado y las distribuciones superficiales en torno al Arroyo Malo (Figura 2). En este nivel altitudinal se observa una importante variabilidad en el uso de las diferentes localizaciones, donde pueden ser identificados sitios de actividades específicas (Arroyo Malo 3, Alero Montiel, gruta El Carrizalito, Cueva tres de la laguna El Sosneado) y campamentos de actividades múltiples (Arroyo Malo 1 y probablemente Los Potrillos). Es importante destacar que en este momento y no sólo para este nivel altitudinal, los sitios localizados en reparos muestran una diferenciación en el uso de los mismos con respecto a los campamentos excavados a cielo abierto. Al parecer los sitios ubicados en cuevas o reparos presentan características similares a las implicancias que fueron descriptas para los aleros de la Patagonia austral por Gómez Otero (1995), por lo que el tipo de utilidad y las características de las ocupaciones podrían ser similares a las planteadas por la autora. La proximidad de los reparos a campamentos base localizados a cielo abierto podría restringir la ocupación de los mismos a aquellos momentos en que las condiciones climáticas lo requirieron. De esta forma se estarían diferenciando de la utilización mas intensiva que se les dio con anterioridad a los 2.000 años AP cuando fueron empleados como sitios de actividades específicas.

Los reparos muestran una intensidad de ocupación mucho menor durante los últimos 2.000 años, que contrasta con las ocupaciones de los sitios a cielo abierto del mismo lapso temporal y con las ocupaciones previas de los aleros. Por otro lado entre las ocupaciones pueden aparecer *hiatus* cortos que muestran un uso más efímero de los reparos. La Figura 3 muestra la depositación de materiales arqueológicos a lo largo de la secuencia de AMA 3. En ella puede observarse la menor cantidad de materiales culturales depositados para el Holoceno tardío, en relación a la primer parte del Holoceno tardío y al Holoceno medio y temprano, lo que estaría sugiriendo un menor uso de los reparos y que las actividades que han dejado de registrarse en los reparos pudieron haberse trasladado a los campamentos a cielo abierto. En general los campamentos base parecen localizarse próximos a los cursos de agua, priorizando a este recurso sobre los demás en la elección del emplazamiento. Como ya se mencionó, el agua no es un recurso escaso en cordillera, sobre todo a la altura de los valles intermedios, donde escurren numerosos arroyos permanentes y vertientes en forma continua. Esto hace pensar que las poblaciones que ocuparon estos lugares durante el Holoceno tardío hayan necesitado en forma casi permanente abundantes cantidades de este recurso. Este cambio en el patrón de asentamiento puede estar relacionado al procesamiento de nuevos recursos que antes no se estaban explotando o se sub-explotaban y que necesitaban del uso del agua.

En cuanto al cambio de uso que se evidencia en los sitios localizados en reparos, es muy elocuente el caso de Arroyo Malo 3. Las tasa de depositación de materiales sugieren un uso más esporádico del reparo que en las ocupaciones anteriores. Los materiales recuperados muestran que se han llevado a cabo diversas actividades aunque es poco probable que pueda defenderse la idea que este reparo haya funcionado durante los últimos 2.000 años AP como un sitio de actividades múltiples y mucho menos como un campamento base. Lo más probable es que haya sido utilizado ocasionalmente frente a fenómenos meteorológicos tales como lluvias o nevadas, llevándose a cabo en esos momentos las tareas pendientes de los sitios próximos como Arroyo Malo 1. Esto explicaría la presencia de escasos elementos de molienda, así como restos de talla y fragmentos óseos, etc. La falta de raspadores, raederas o cuchillos indican que una parte de las tareas están ausentes, fundamentalmente las vinculadas al procesamiento de cueros y/o madera.

Otra diferencia entre los sitios en reparo y a cielo abierto, es la mayor densidad cerámica promedio observada en estos últimos (19,14 tiestos cerámicos por m^2 de superficie) con respecto a los localizados en reparos (7,14 tiestos cerámicos por m^2). La densidad fue calculada tomando en cuenta la cantidad total de tiestos cerámicos dividida por la superficie excavada de todos aquellos sitios con cerámica. De esta forma se incluyeron los sitios Arroyo Malo 1, Los Peuquenes, El Indígeno (sitios a cielo abierto) y Cañada de Cachi, Cueva de Luna y Alero Puesto Carrasco (en reparos). Las explicaciones que se pueden ensayar para dar cuenta de esta diferencia son:

1- si la cerámica se esta usando como instrumento para procesar ciertos alimentos, tarea para la cual se requiere agua, entonces es de esperar que el empleo de vasijas de este material se localice próximo a los cursos de agua y no en los reparos que por lo general se hayan retirados de donde se encuentra este recurso. Por otra parte la confección de las vasijas necesita del mismo recurso y las fuentes de arcillas en general se encuentra en las márgenes de los cauces, por lo que también es lógico esperar mayores concentraciones en estas localizaciones.

2- Una segunda alternativa puede estar relacionada a la funcionalidad de los reparos. Si éstos se utilizaban sólo como localizaciones para avistaje o emboscada de animales y/o procesamiento primario de los mismos, no es necesario la presencia de este tipo de tecnología.

3- Los reparos se encuentran en su mayoría en lugares con fuertes pendientes y de acceso relativamente más difícil, donde el transporte de vasijas cerámicas se hace difícil y/o menos esperable que en los fondos de valle.

De esta forma, la primera de las alternativas hace incapíe en la disponibilidad de recursos, la segunda en la función del sitio y la tercera en la localización inapropiada de los reparos. Es probable que las tres posibilidades hayan actuado en forma conjunta para explicar esta distribución diferencial. Particularmente creo que las dos primeras son las que pueden haber tenido mayor influencia sobre todo porque es de esperar una alta correlación entre la presencia de esta tecnología con la funcionalidad de las localizaciones.

Volviendo nuevamente a la síntesis del registro arqueológico regional, los componentes uno y dos de la Cueva Arroyo Colorado muestran un rango mas variado de activida-

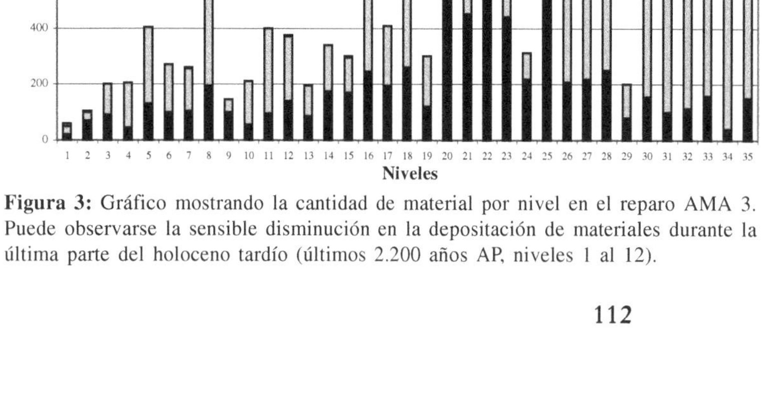

Figura 3: Gráfico mostrando la cantidad de material por nivel en el reparo AMA 3. Puede observarse la sensible disminución en la depositación de materiales durante la última parte del holoceno tardío (últimos 2.200 años AP, niveles 1 al 12).

des que las evidenciadas en Arroyo Malo 3, con puntas de proyectil y algunos raspadores pertenecientes a ocupaciones de cazadores recolectores (Lagiglia *et al.* 1994a). Lo más destacable de Cueva Arroyo Colorado es la presencia de un rico conjunto faunístico que sugiere que las actividades relacionadas a este sitio tienen que ver más con la caza y procesamiento primario de animales, especialmente camélidos, aunque éstos aparecen en menor proporción con respecto a los niveles precedentes. La cueva se comporta como "sitio habitacional de ocupación temporaria, con presencia de actividades múltiples pero restringidas" (Lagiglia com. pers). La aparición de la cerámica parece ser la incorporación tecnológica mas destacada aunque el número de tiestos es muy reducido. Al igual que lo discutido para los reparos anteriores aparenta ser un lugar de ocupación esporádica, probablemente relacionado a actividades de caza. De todas formas es necesario completar el análisis de los materiales tanto líticos como cerámicos, tarea que esta siendo llevada a cabo por Lagiglia.

Los reparos excavados por Gambier en el valle del Diamante, Alero Montiel, Gruta el Carrizalito y Gruta el Mallín pueden haber funcionado como sitios de actividades específicas o como lugares de refugio. Algo similar ocurre con los reparos próximos a la Laguna El Sosneado que muestran bajas tasas de depositación y ausencia de cerámica. Los Potrillos también responde a las características descriptas para el resto de los aleros aunque en este caso aparecen restos de cultivos de los cuales se desconoce su procedencia e implicancia en la subsistencia.

El sitio a cielo abierto Arroyo Malo 1 corresponde a un campamento base en el cual se desarrollaron múltiples actividades, y donde además hay una alta reocupación que dio origen a una importante extensión de materiales. Numerosos restos de molienda en superficie y en estratigrafía muestran que el procesamiento de vegetales puede haber sido una de las actividades más importante desarrolladas en el lugar. Una gran cantidad de fragmentos cerámicos han sido hallados, correspondiendo alguno de ellos a tipos procedentes de lugares distantes, probablemente de Chile central.

En resumen, los valles intermedios muestran para los últimos 2.000 años AP una diferenciación en la utilización de los sitios en reparo con respecto a los ubicados a cielo abierto. Estos últimos presentan una mayor recurrencia en las ocupaciones y rangos de tareas más amplios. Por el contrario para el caso de los reparos, se muestran como lugares de actividades específicas y las tasas de depositación son sensiblemente inferiores a las observadas en tiempos precedentes para las mismas localizaciones. La cerámica hace su aparición en los últimos 1.400 años AP (Cueva arroyo Colorado), con escasa o nula representación en los reparos, lo que contrasta con las elevadas tasas de depositación que muestran los sitios a cielo abierto. Por último los elementos de molienda aumentan su frecuencia y están presentes en casi todos los sitios. La utilización de materias primas no locales para la confección de instrumentos se generaliza y aparecen algunas evidencias de elementos provenientes de regiones distantes tales como cerámica transcordillerana y valvas de moluscos del pacífico.

4b3. Alta cordillera

Con la aparición de las *Aldeas de altura* hace alrededor de 1.400 años AP comienza la explotación de los ambientes de alta cordillera. Esta nueva modalidad en el patrón de asentamiento de los grupos que poblaron la región, muestra agrupamientos de estructuras habitacionales en sitios muy restringidos con una inusual intensidad de uso de la cerámica y un fuerte énfasis en el procesamiento de recursos vegetales. Las áreas escogidas para las localizaciones son vegas cordilleranas en los valles de pequeños arroyos a más de 3.000 m.s.n.m, en el límite entre la nieve estacional o climática y los mantos glaciares permanentes de alta cordillera. Si bien hasta el momento al menos cuatro sitios de estas características han sido localizados, sólo dos de estos agrupamientos cuentan con excavaciones, uno en la divisoria de aguas entre los ríos Atuel y Diamante (El Indígeno) y el otro en el valle del río Atuel (Los Peuquenes). Otros asentamientos de características similares han sido localizados en áreas cercanas y muestran materiales que corresponderían al mismo lapso cronológico (Lagiglia 1997b).

Las Aldeas de altura parecen corresponder a sitios de actividades múltiples, que a través de sucesivas reocupaciones crecieron en tamaño a través de la incorporación de nuevas pircas (ver capítulo 6). Un rasgo distintivo es la alta frecuencia de elementos de molienda y cerámica, combinación que pudo haber estado relacionada a un mayor procesamiento en los alimentos. Los restos faunísticos muestran una marcada dependencia del guanaco ($\cong$ 90% del NISP total) y el inicio del consumo de aves migratorias. La presencia de numerosas puntas de proyectil aparecidas durante las excavaciones y las recolecciones superficiales muestran que la caza pudo haber sido una de las actividades principales llevadas a cabo en estos lugares. Actualmente estas áreas constituyen el último lugar de refugio de los camélidos en las áreas de cordillera, producto del avance de la ganadería caprina. De esta forma, es posible ver entonces los rangos de movilidad que poseen las poblaciones de guanacos en el interior de la cordillera. Contrariamente a lo que se ha dado por supuesto, y según información de los pobladores de la zona, estos animales no necesitan bajar mucho para alimentarse durante el invierno (tal vez hasta los 2.000 m.s.n.m). Esto implica que los ecosistemas más altos pueden haber funcionado como reservorios naturales para los camélidos y por lo tanto ante determinadas situaciones de estrés de recursos en pisos ecológicos más bajos estas áreas de alto riesgo y bajos niveles de retorno pueden haberse convertido en lugares elegidos para su explotación.

En base a los fechados radiocarbónicos, tipos cerámicos y la presencia de material hispano-indígena, la ocupación de las regiones de alta cordillera fueron ordenadas por Lagiglia (1997b) en una secuencia subdividida en cuatro momentos:

a) Llolleo/Bato (300-900 años d.C.)

b) Aconcagua (900-1.470 años d.C.)

c) Inca-Diaguita Chileno (1.470-1.550 d.C.)

d) Hispano tempranos (entre 1.551-1.600 años d.C.)

Para la primera de estas ocupaciones fue fechada la habitación 96 del sitio El Indígeno en *ca.* 1.500 años AP (en el sector norte del agrupamiento de estructuras), llegando hasta unos *ca.* 800 años AP. Esta ocupación inicial presenta algunas dificultades en su caracterización referidas a la subsistencia y a los sistemas de movilidad implicados. En primer lugar en cuanto a la subsistencia por el contexto arqueológico y la localización del sitio es considerado como campamento de cazadores-recolectores con cerámica. La presencia de maíz fechado en 1.040 años AP parece corresponder a un elemento intrusivo producto de la circulación de ciertos bienes entre grupos de ambas vertientes de la cordillera. Además de la cronología, uno de los indicadores más importantes para caracterizar esta ocupación es la presencia de cerámica Llolleo del Período Agroalfarero Temprano de Chile Central, que aparece en número importante en las excavaciones del sector norte, alcanzando en algunos momentos hasta un 50% del total de los fragmentos cerámicos recuperados. La inusualmente alta presencia de este tipo cerámico en un asentamiento de la vertiente oriental de la cordillera, sugiere la posibilidad que no sólo puedan haber existido intercambios con los grupos de la vertiente occidental, sino también la posibilidad que estos territorios hallan sido compartidos en su explotación entre grupos de ambas vertientes y/o que hallan sido directamente explotados desde el actual territorio de Chile. Estas situaciones son comunes entre poblaciones que habitan regiones de altura ya que ayudan a disminuir los rangos de movilidad y el riesgo entre los grupos implicados (Guillet 1983; Orlove y Guillet 1985; Aldendelfer 1998). La explotación de territorios compartidos ocurre entre poblaciones vecinas y normalmente una de las poblaciones (la que ocupa territorios de otros grupos) ofrece bienes a cambio del uso de esos territorios (Aldendelfer 1998). La localización de El Indígeno próximo a uno de los pasos de la región puede explicarse también como una ruta de bajo riesgo o fácil acceso a los recursos de ambas márgenes, lo que explicaría su utilización por parte de más de un grupo durante determinados momentos de fines del Holoceno. Esto también puede explicar la afluencia de elementos Llolleo hacia otros sitios del actual territorio argentino como los recuperados en Malargüe y posiblemente en el Nihuil (Lagiglia 1997b). De todas formas los elementos del sur de Mendoza asignables a esta etapa son escasos fuera del sitio El Indígeno, por lo que el intercambio puede haber existido en forma ocasional.

El segundo momento de ocupación fue fechado en las excavaciones del sector sur de El Indígeno en *ca.* 900 años AP y aparentemente no estaría representada en Los Peuquenes. El rasgo más característico es su asociación con cerámica del complejo cultural Aconcagua de Chile central, además del tipo local denominado Overo (Lagiglia 1997b). Las ocupaciones muestran altas tasas de depositación de materiales y los elementos no locales como la cerámica Aconcagua Salmón es ya claramente obtenida a través de intercambio, lo que se evidencia en la baja proporción de estos elementos y en la amplia distribución por gran parte del sur de Mendoza (Falabella *et al.* 2001). La dispersión de cerámica Acancagua podrían estar indicando la presencia de redes de flujos de bienes muy amplias y altamente estructuradas. A diferencia de los tiestos pertenecientes a los momentos mas tempranos que estaban presentes en no más de tres sitios arqueológicos en todo el sur de la provincia, en este caso los restos se recuperaron en más de diez sitios arqueológicos del sur de Mendoza (Lagiglia 1997b) e incluyeron tanto áreas de altura como del llano.

El tercer momento de ocupación de este piso altitudinal corresponde a la presencia de materiales culturales asociados a cerámica Diaguita de Chile central. Estas ocupaciones comienzan hace unos 400 años AP y son claramente visibles en el registro arqueológico en estratigrafía de Los Peuquenes y en las recolecciones superficiales de El Indígeno. Al igual que en la etapa de ocupación anterior, el flujo de bienes a través de estas localidades parece ser importante. La cerámica Diaguita y las valvas de moluscos son dos de los principales elementos que circulan entre las regiones, y probablemente hayan estado acompañados por plantas domésticas como los restos de *Lagenaria* sp. recuperados en el interior de una de las ollas de El Indígeno (Lagiglia *et al.* 1994b; Lagiglia 1997b). El caso de la cerámica Diaguita chilena ha sido encontrada en una decena de sitios arqueológicos del sur mendocino aunque en muy baja proporción. Esto hace pensar que al igual que en la etapa precedente se está frente a procesos de intercambio de bienes que habrían permitido disminuir los niveles de riesgo y la movilidad de las poblaciones, abriendo además el acceso a ambientes o recursos anteriormente vedados. Los sitios arqueológicos siguen funcionando como campamentos base donde se realizan múltiples actividades y donde la caza y el procesamiento de recursos vegetales parecen ser las principales actividades.

Por último el cuarto momento de ocupación definido por Lagiglia (1997b) correspondería a la aparición de elementos hispano-indígenas tales como monedas y cuentas de vidrio. Según la exhaustiva revisión etnohistórica llevada a cabo por Víctor Durán (1997, 2000) las regiones dentro de las cuales se encuentran emplazados estos campamentos pertenecerían a la parcialidad Chiquillame de los Puelches.

De acuerdo a los fechados radiocarbónicos del sitio Los Peuquenes y a la asociación con cuentas de vidrio hispánicos en ese mismo sitio y en El Indígeno, estas ocupaciones podrán ser ubicadas cronológicamente en el siglo XVII (Lagiglia com. pers). Para Durán (2000) estos grupos habrían incorporado el caballo y por lo tanto modificado sus rangos de movilidad y el acceso a los recursos. Ésta es una alternativa bastante probable pero en el registro arqueológico de Los Peuquenes no han sido recuperados restos de fauna euro-asiática lo que debilita esta hipótesis.

La práctica del intercambio es señalada como una de las adaptaciones más importantes entre los grupos que habitan las regiones de altura. Esta estrategia les permite reducir tanto los niveles de riesgo como la movilidad (Guillet 1983; Aldendelfer 1998). Este último punto es muy importante ya que el "efecto rozamiento" (Aldendelfer 1998) es alto en lugares con topografía muy marcada y por lo tanto el traslado debería ser poco deseable, sobre todo cuando hablamos de objetos que provienen de lugares a los cuales es difícil acceder. La obtención de bienes provenientes de la vertiente oriental implica altos costos, sobre todo considerando que la territorialidad (en el sentido de Dyson-Hudson y Smith 1978) puede ser importante en estos momentos entre las poblaciones de Chile central (Rees *et al.* 1993).

4b4. Estrategias, desarrollos tecnológicos y la ocupación del ambiente altoandino

Las ocupaciones más altas de cordillera reunen una serie de características que en gran medida se corresponden con las expectativas generadas a partir de los modelos de forrageamiento óptimo y de las observaciones etnográficas de áreas de altura. Así, en términos generales los sitios se hallan emplazados en lugares óptimos de acuerdo a los modelos de lugar central (Bettinger 1991) y a los de las poblaciones de cazadores-recolectores de montaña (Aldendelfer 1998), donde las características ambientales y topográficas se conjugan en medio del Desierto Andino y permiten la concentración de recursos tales como leña, agua, aves y camélidos. De este modo se puede explicar la constante reocupación y reutilización durante mucho tiempo de sitios como Los Peuquenes y El Indígeno. A diferencia de las concentraciones localizadas en ambientes más bajos, aquí las distribuciones de materiales se muestran en forma discreta y no contínua, probablemente respondiendo a las expectativas de los modelos antes mencionados.

La colonización de estos espacios cordilleranos debe haber estado necesariamente ligada a la adopción de nuevas tecnologías que permitieran permanecer a los grupos humanos por lapsos temporales más prolongados en el lugar, e incrementar la tasa de retorno relativo de los recursos de estos ambientes. Es difícil individualizar cuáles han sido estos desarrollos tecnológicos debido a que el número de cambios ocurridos en los últimos 1.500-2.000 años AP parecen ser muy importante. Entre estos se podría mencionar la aparición del arco y la tecnología cerámica (Durán 1997) y probablemente la incorporación de plantas domésticas, aunque en este último caso este cambio en la subsistencia debió ocurrir fuera del espacio cordillerano (Semper y Lagiglia 1968; Lagiglia 1982, 1997a, 1999). A éstos se puede agregar la construcción de estructuras habitacionales o reparos (bases para toldos según Lagiglia 1997b) para resguardarse de las bajas temperaturas. La práctica de almacenamiento puede haber formado parte también de este conjunto de incorporaciones tecnológicas, permitiendo aumentar el tiempo de permanencia de los grupos en las Aldeas de altura. La incorporación de estos desarrollos tecnológicos pudo haber favorecido el comienzo de la explotación de nuevos recursos muy costosos o inaccesibles para las poblaciones del Holoceno temprano y medio.

Los desarrollos tecnológicos incorporados que permitieron la ocupación o explotación de los ambientes más altos y los recursos que allí se encuentran ocurrieron en forma conjunta, donde la cerámica parece haber jugado un papel esencial. La alta frecuencia de la misma en relación al resto de los sitios de la región (todos ellos localizados en lugares más bajos) sugieren que su uso en los ambientes de altura ha sido muy intensivo.

En la Figura 4 se comparan los valores logarítmicos porcentuales de la frecuencia relativa de cerámica con respecto a los porcentajes de otros tipos de hallazgos. Para realizar esta gráfica se tomaron sólo los componentes cerámicos de aquellos sitios excavados con presencia de cerámica y se dividió la cantidad total de elementos líticos más la cantidad de especímenes óseos determinables por el número total de tiestos cerámicos presentes en cada sitio arqueológico.

$$X = \sum_{1}^{n} \text{Log N} \left(\frac{\text{n L} + \text{NISP}}{\text{n C}} \right)$$

Donde:

n L= Total de elementos líticos
n C= total de tiestos cerámicos
n = total de conjuntos incluidos

Como puede observarse los valores más altos se encuentran en los sitios localizados a mayor altura (valores logarítmicos ubicados entre 10 y 100 %). El único sitio de los valles intermedios se ubica en la gráfica en el medio de las distribuciones, dentro de los valores que van de 10% a 1% y por último los sitios del piedemonte muestran los valores más bajos, todos por debajo del 1%. Las diferencias que se observan entre los valores de las diferentes regiones tienen una alta correlación con la altura. A más altura mayor proporción de tiestos cerámicos dentro de los contextos.

Esta diferencia en la proporción de tiestos cerámicos recuperados por sitio en cada nivel altitudinal podría estar rela-

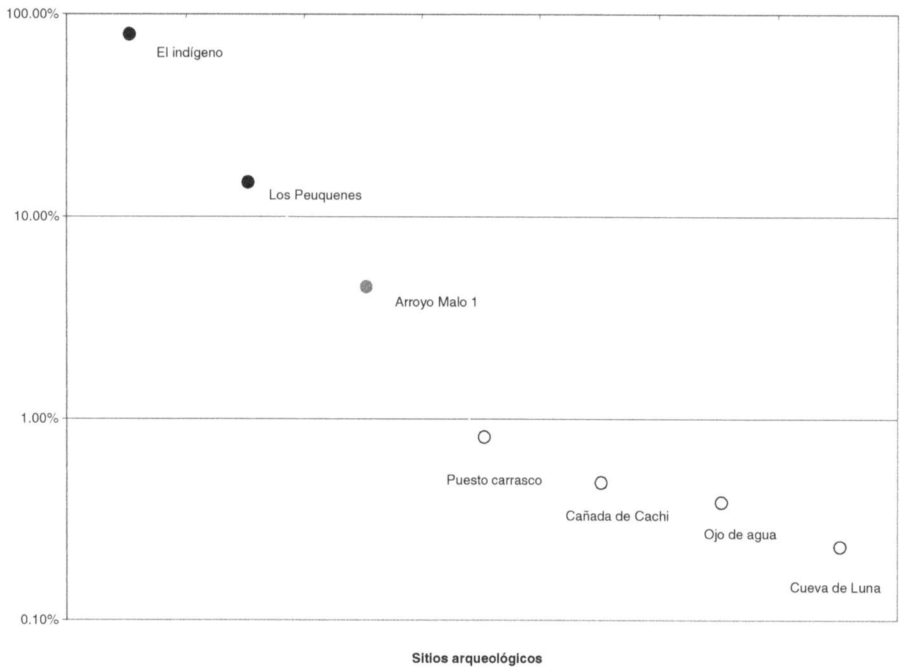

Figura 4: Frecuencia relativa de tiestos cerámicos por sitio arqueológico en diferentes niveles altitudinales. En blanco los sitios del piedemonte (1.400-1.800 m.s.n.m), en gris los sitios de los valles intermedios (1.900-2.500 m.s.n.m) y en negro las Aldeas de altura en alta cordillera (2.500-4.500 ms.n.m).

cionada a que en los emplazamientos más altos esta tecnología haya sido de mayor utilidad, probablemente vinculada a tareas como almacenamiento, transporte y/o cocción de alimentos. La alta correlación entre cantidad de cerámica y nivel altitudinal muestra que esta tecnología estaría muy relacionada a la ocupación efectiva de las áreas de altura, mostrándose como una innovación tecnológica que les permitió a las poblaciones adaptarse efectivamente a las condiciones de este tipo de ambientes. Los tipos cerámicos de los diferentes sitios arqueológicos de las áreas de cordillera así como de áreas extra cordilleranas muestran diferencias a nivel regional con implicancias en la movilidad pero que necesitan ser explorados en mayor profundidad.

Los tiestos y vasijas completas recuperadas muestran el empleo de cerámica para múltiples actividades como almacenamiento[5], transporte y cocción de los alimentos, permitiendo el procesamiento de nuevas especies vegetales (esto último sobre todo teniendo en cuenta la gran cantidad de elementos de molienda). Cualquiera de estas actividades son fundamentales en la colonización de ambientes marginales, especialmente aquellos localizados a grandes alturas que presentan temperaturas muy bajas y bajos niveles de producción primaria. La ventaja que puede haber tenido este tipo de tecnología se muestra más aún cuando se considera el costo de transporte que implicó llevarla hasta las localizaciones de los asentamientos. Si bien parte de las vasijas se pueden haber confeccionado en el sitio, muchas de ellas han sido claramente introducidas desde regiones vecinas (Falabella *et al* 2001). Borrero (1994-1995) muestra el caso contrario de mal adaptación o adaptación nula de la cerámica para Patagonia en base a la baja frecuencia de este tipo de tecnología en esa región y donde pese a ser conocida por las poblaciones locales nunca jugó un rol importante. En contraposición la abundancia y su rápida dispersión pueden entonces estar mostrando que representó una ventaja adaptativa importante para las poblaciones que la incorporaron. El significado adaptativo de la cerámica en este tipo de asentamientos es una línea de investigación que debe ser explorada y que puede brindar interesantes respuestas a las preguntas que surgen a la luz de la ocupación de los ambientes de altura.

En cuanto al consumo de vegetales es importante recordar que no es sólo en este piso altitudinal donde comienza a apreciarse con claridad, sino, que es un proceso que se está dando a nivel regional y tal vez macroregional (Gil 2000). Sin embargo la baja densidad de este tipo de recurso en las vegas de altura da la idea que este no ha sido el objetivo central de estos grupos. La hipótesis que se muestra como más probable es la utilización de estas vegas como un nuevo lugar de caza, en ecosistemas no habían sido explotados anteriormente, permitiéndoles a los pobladores acceder a los requerimientos protéicos que de alguna forma pudieron empezar a disminuir en los valles más bajos.

En general la segunda mitad del Holoceno tardío muestra un proceso de «saturación del espacio» cordillerano tal como fue definido por Borrero (1994-1995). Para este autor «implica la aparición masiva de mecanismos dependientes de la densidad humana...» encontrando a las poblaciones muy cerca de la capacidad de sustento. Por otra parte se espera una "proliferación de materiales arqueológicos tanto agrupados en sitios como aislados» y la aparición de intercambio de "productos escenciales" dentro de una escala supraregional. Las poblaciones están más nucleadas pero se pueden ver procesos de diferenciación.

5 Restos de *Lagenaria* sp. han sido extraídos del interior de una de las vasijas completas encontradas entre las habitaciones (Lagiglia 1997b).

Algunos de estos indicadores pueden ser vistos de forma más o menos clara en los distintos espacios cordilleranos, aunque las diferencias ecológicas le imprimen particularidades a las adaptaciones humanas dentro de cada microambiente.

Como se mencionó al principio la segunda mitad del Holoceno tardío va a estar caracterizada por el comienzo de la explotación de los pisos ecológicos más altos de la cordillera. Es en estos últimos 2.000 años cuando aparece la tecnología cerámica en la región, la cual se extiende rápidamente. La distribución de la misma parece ser dispar en relación a los diferentes pisos altitudinales y tal vez a las diferentes localizaciones. Así, mientras por un lado las frecuencias más altas parecen encontrarse a partir de los valles intermedios hasta la alta cordillera, por otro lado, la utilización masiva ha estado restringida a los campamentos base ubicados en localizaciones a cielo abierto. Su uso parece estar más bien vinculado fundamentalmente a la cocción y/o procesamiento de recursos aunque también pudo haber jugado un rol importante en las tareas de almacenamiento y transporte.

La movilidad de ciertos bienes se generaliza no sólo en ítems básicos para la subsistencia como pueden ser las materias primas líticas, sino también en los relacionados al prestigio y/o rituales. Los sitios arqueológicos aumentan su tamaño mostrando una mayor reocupación de los mismos. Este aumento en el tamaño, en el caso de las áreas mas bajas y próximas a los cursos de agua, se muestra como distribuciones discretas a lo largo del paisaje, lo que parece estar relacionado a una mayor reocupación de los espacios, probablemente como efecto de la disminución en la movilidad y a una mayor redundancia en las ocupaciones, lo que será discutido en el capítulo 8.

5-Discusiones en torno al registro arqueológico de altura del sur de Mendoza

Los resultados de las excavaciones en Arroyo Malo 3 han demostrado que el poblamiento de los ambientes de altura en el sur de Mendoza es mucho más antiguo de lo que se creía hasta hace unos años (Lagiglia 1977b; Gambier 1985b; Durán 2000). Si bien todavía no se pueden conocer en profundidad las características de estas primeras ocupaciones, en el sentido de saber si estaban explorando o colonizando el ambiente, sí podemos afirmar con seguridad que la explotación de los ambientes de altura del sur de Mendoza se encontraba avanzada hacia principios del séptimo milenio antes del presente. Por las características ambientales de la región es de esperar que este área no haya sido realmente colonizada durante un largo tiempo, ya que existe la posibilidad que al menos durante los momentos iniciales estos territorios o parte de ellos, hallan sido explotados desde tierras bajas próximas sin ser realmente colonizados[6].

Los casi 9.000 años representados en el registro arqueológico regional reflejan cambios en las estrategias y tecnología empleadas por los grupos humanos que poblaron la región, algunos de los cuales aparentan ser de magnitud y se ven reflejados a lo largo de todo el territorio entre los 34° y 37° de Latitud Sur. Aparentemente durante el Holoceno temprano y la primera parte del Holoceno medio el uso de las tierras altas estuvo ligado a la explotación de un limitado grupo de recursos, cuyo principal componente fue sin duda los camélidos. Esto se evidencia tanto en el registro arqueofaunístico como en la localización de los asentamientos y en la falta de indicadores de otro tipo de actividades como elementos de molienda, restos vegetales, estructuras e instrumentos. En general, los sitios más antiguos, se muestran como lugares de actividades específicas que incluyen el procesamiento primario de animales y la confección/reparación de instrumentos.

Si bien la explotación de los ambientes de altura exige una serie de adaptaciones que ayuden a disminuir los niveles de riesgo de las poblaciones, es probable que la abundancia de recursos en un área nueva haya sido lo suficientemente atractiva y segura para que las poblaciones hagan uso de las mismas. Los niveles de riesgo y los altos costos de movilidad pueden haberse reducido a través de un tipo de explotación estacional de este ambiente como el de la Trashumancia planteado por numerosos autores (Gambier 1976, 1985; Schobinger 1975; Durán 1997, 2000; Lagiglia 1997b; Schiapacasse y Niemeyer 1975; Lynch 1975; Núñez 1975, entre otros). En este sentido es poco probable que, entre los cazadores-recolectores, la estrategia de explotación a través de la trashumancia refleje un adaptación a ambientes de altura, con todo lo que ello implica, sino solo una forma de obtener recursos de un área más o menos accesible y con la cual no necesitan estar del todo familiarizados. La trashumancia es una adaptación a ambientes de altura de grupos pastores que puede alcanzar altos niveles de eficiencia en la explotación de un área determinada. De esta forma los pastores se aseguran su subsistencia a través del control de las manadas de animales manejando a su vez diferentes áreas de pasturas a lo largo de los diferentes pisos altitudinales. Pero en el caso de los cazadores recolectores de altura, el movimiento puede no ser considerado como un rasgo adaptativo aunque puede sí ser viable.

6 En su modelo de poblamiento, Borrero (1994-95) plantea la posibilidad que ambientes muy variables puedan se explotados sin ser nunca realmente colonizados.

Para entender esta idea tal vez es necesario retomar algunos conceptos expresados en los modelos anteriores sobre el tipo de problemas que implica vivir en un ambiente de altura, y los tipos de estrategias utilizados por los diferentes grupos en distintas regiones del mundo para solucionar esos problemas. Los limitantes más severos a los que se exponen las poblaciones que viven o explotan este tipo de ambiente son los referidos a la movilidad y el menor rendimiento relativo de estos ecosistemas (Pianka 1982; Aldendelfer 1998; Lagiglia 1997b; Morán 1982; Baker 1968). A estos problemas se le adicionan los ocasionados por las bajas temperaturas, la fragilidad y la inestabilidad producto de las variaciones interanuales. Entre las estrategias empleadas como mecanismos adaptativos en las regiones de altura se han mencionado: el intercambio, el almacenamiento y la ampliación de la base de recursos explotados (Guillet 1983; Aldendelfer 1998). El desarrollo de este tipo de estrategias fue reemplazado al parecer durante una gran parte de la prehistoria local por el empleo de amplios rangos de movilidad, probablemente similares a los modelos de trashumancia ya descriptos. Es importante aclarar, que el hecho que no hayan desarrollado estrategias adaptadas a la utilización de los ambientes de altura no quiere decir que no estén adaptados ni que sean menos eficientes que las utilizadas en etapas posteriores (Borrero 1994-95). Sino que las condiciones imperantes en distintos momentos pueden haber sido diferentes (ejem. aumento demográfico, depleción de recursos, cambios en condiciones ambientales) y por lo tanto necesitaron nuevas estrategias que optimicen aún más la toma de recursos de este tipo de ambientes.

Un vacío de información envuelve a casi todo el Holoceno medio, desde los 7.000 hasta los 4.000 años AP, lo cual genera un gran número de preguntas de difícil respuesta en el estado actual de las investigaciones. Lo concreto es que recién a comienzos del Holoceno tardío reaparecen las ocupaciones multiplicando por tres el número de sitios asignable a este lapso temporal respecto a las ocupaciones previas, tanto en el piedemonte como en los valles intermedios. Los grupos humanos parecen conservar todavía altos niveles de movilidad y al parecer los reparos continúan siendo los lugares preferidos para el desarrollo de sus actividades. Sin embargo algunas diferencias con respecto al Holoceno medio son visibles, entre las que se pueden mencionar la aparición de elementos de molienda y la mayor utilización de materias primas no locales. El registro arqueofaunístico sigue mostrando al guanaco como excepcional fuente de recursos protéicos, aunque en el caso de Arroyo Malo 3 puede verse un aumento en la explotación de especies menores. Por último, los sitios arqueológicos muestran tasas de depositación más altas y con una mayor variedad de instrumentos que en ocupaciones previas.

La mayor diversidad en el consumo de especies animales y la aparición de algunos morteros en la secuencia puede estar indicando un mayor conocimiento de los recursos del área y una explotación más integral de los mismos. Algunos de los reparos muestran una fuerte ocupación, como en el caso de Arroyo Malo 3, lo que puede indicar una mayor redundancia ocupacional y/o permanencia dentro del mismo. Si parte de la secuencia del sitio Arroyo el Desecho, en el valle del Salado, correspondería a estos momentos esto podría estar indicando el comienzo de ocupaciones permanentes en los valles intermedios de cordillera (2.000 m.s.n.m.).

Durante los últimos 2.000 años aparecen los cambios de mayor envergadura dentro de la región. A través de éstos los grupos habrían completado su adaptación al medio, en el sentido de los modelos anteriormente propuestos (Aldendelfer 1998; Guillet 1983; Bender y Wrigth 1988). La intensidad de las ocupaciones parece mostrar un mayor uso de las áreas de altura a través de la ocupación permanente de la región y una mayor recurrencia en la localización de los sitios. En general, los espacios más utilizados corresponderían a sitios a cielo abierto que por la intensidad de sus ocupaciones son hoy altamente visibles. Los reparos, en la mayoría de los casos, dejan de cumplir la función que tenían como campamentos base y esas actividades son trasladadas a los sitios a cielo abierto. De esta forma, en general los reparos son utilizados más esporádicamente y sólo a través de grupos de tareas especificas, aunque algunos (aparentemente los de mayores dimensiones) pudieron continuar como campamentos base o al menos con el desarrollo de múltiples actividades (Durán 1997; 2000). Los campamentos base localizados a cielo abierto se ubican muy próximos a los cursos de agua, lo que podría estar relacionado a algún cambio en los recursos, en el tipo de explotación o a una combinación de ambos. El comienzo de la explotación estacional en alta cordillera extiende el área utilizada y se amplía la base de recursos. La instalación de los poblados de altura van a caracterizar la ocupación tardía de las tierras altas, mostrando la realización de múltiples tareas y altos niveles de reocupación.

El uso de la cerámica se generaliza muy rápidamente, por lo que parece haber constituido una ventaja adaptativa importante para las poblaciones locales. Su distribución muestra diferencias entre las regiones más altas y el piedemonte con tasas de depositación que aumentan a medida que ascendemos hacia la alta cordillera.

Los diferentes indicadores de los últimos 2.000 años AP parecen mostrar que una gran parte de las regiones de altura están siendo ocupadas en forma permanente. Esta nueva modalidad de la ocupación en los espacios cordilleranos podría estar indicando que los grupos humanos han alcanzado una adaptación completa a estos ambientes, con un manejo integral de los recursos. Tanto las características de los sitios en estratigrafía como las densidades de materiales superficiales parecen no defender la presencia de asentamientos más grandes en el área pedemontana. Esta idea fue sugerida por Durán (1997), como parte del proceso de fisión invernal de las bandas de cazadores-recolectores, por lo que probablemente los campamentos base no hayan estado localizados solo en las áreas bajas del piedemonte.

Si bien los modelos de «tareas específicas» y el de «amplio espectro» descriptos por Bender y Wright (1988) son presentados como opuestos, los cambios que se observan en el registro arqueológico de la región podrían mostrar el paso de una estrategia a la otra, donde el primero correspondería al tipo de ocupación que se ocurren en los momentos más tempranos y el segundo a los momentos más tardíos. En definitiva, las estrategias que han sido definidas como características de los ambientes de altura, almacenamiento, intercambio, territorialidad u otras, tendientes a reducir la movilidad parecen corresponder a las últimas etapas de ocupación de las tierras altas y concuerdan con lo esperado por los modelos de intensificación (Broughton 1994; Hayden 1981; Bettinger y Baumhof 1982; Bettinger 2000). Estos procesos de intensificación, en general conducen a los grupos al desarrollo de estrategias adaptativas que les permiten extraer la mayor cantidad de recursos del ambiente en el que viven. El desarrollo de un modelo similar para la región será abordado en el capítulo siguiente a través de la observación de diferentes indicadores.

Los datos disponibles para todo el Holoceno en el área de cordillera del sur de Mendoza muestran evidencias de cambios en la subsistencia, patrón de asentamiento y tecnología. De todos los observados, los ocurridos hace aproximadamente 2.000 años AP parecen ser los de mayor envergadura, permitiéndoles a las poblaciones completar su adaptación a las condiciones ambientales locales. La pregunta que surge ahora es ¿cúales han sido las causas que motivaron esta última serie de cambios?. La respuesta a este interrogante será abordada a través del empleo de modelos derivados de la Ecología Evolutiva y se discutirán en el capítulo 8 mediante el análisis del registro arqueofaunístico y aspectos de la tecnología lítica.

CAPÍTULO 8: PROCESOS DE ADAPTACIÓN HUMANA EN LOS AMBIENTES DE ALTURA DEL SUR DE MENDOZA

Una perspectiva evolutiva que estudie los procesos a largo plazo es tal vez el camino más confiable para poder entender las causas de los cambios tecnológicos o de las estrategias de subsistencia ocurridas en comunidades humanas. En este sentido las ideas de Jochim (1991) de considerar a la arqueología como una etnografía de largo plazo es una perspectiva útil no sólo para definir, sino también para entender los cambios ocurridos en un grupo determinado.

Las poblaciones de cazadores recolectores que habitan las regiones de altura han tenido que adaptarse a condiciones locales variables que afectaron la disponibilidad de recursos, y a problemas que actuaron directamente sobre la biología de quienes vivieron en este tipo de ambientes. Los niveles de productividad primaria y de riesgo han sido dos de los aspectos que más habrían condicionado las estrategias empleadas. Los modelos de Ecología Evolutiva a través del uso de las teorías de forrageamiento óptimo predicen el desarrollo de mecanismos que tienden a limitar los niveles de riesgo y a maximizar la toma de energía de estos ambientes (Winterhalder 1986; Winterhalder y Smith 1992; Bettinger 1991). Dentro de estas estrategias la utilización de información compartida, intercambio, almacenamiento y reducción de los niveles de movilidad aparecen como las más empleadas en diferentes regiones de altura del mundo (Guillet 1983; Orlove y Guillet 1983; Aldendelfer 1998).

En la primera parte de este capítulo se han seleccionado dos aspectos del registro arqueológico regional sobre los que se hará especial énfasis para contrastar las hipótesis derivadas de los modelos de adaptación de las poblaciones humanas a ambientes de altura. Los dos aspectos incluidos son el registro arqueofaunístico y el lítico, los cuales han sido analizados desde una perspectiva temporal que permite observar los cambios ocurridos a lo largo del tiempo. Esta selección obedece a que son los únicos tipos de materiales que están representados en todo el Holoceno, en diferentes sitios de la región y que serían sensibles a los cambios ocurridos en las estrategias adaptativas de los grupos humanos. El resto del registro será discutido e integrado hacia el final del capítulo, donde se intenta darle forma a un modelo de desarrollo cultural para la región. En la segunda parte del capítulo se discutirán los resultados de los estudios regionales en una escala macrorregional buscando darle una mayor claridad a los resultados obtenidos a través de las investigaciones llevadas a cabo en cordillera.

1-El registro arqueofaunístico de cordillera

El registro arqueofaunístico es uno de los más importantes componentes en la caracterización de la dieta de un grupo. A través de él se reflejan las diferentes estrategias de aprovechamiento de la biomasa animal a lo largo del tiempo (Binford 1981; Hesse y Wapnish 1985). De esta forma tomaremos a este aspecto del registro arqueológico como medida de los cambios ocurridos en la subsistencia de los grupos humanos.

Las especies animales más frecuentes de la región han sido ordenadas de acuerdo a su tamaño, en las tablas 1 y 2 del capítulo 1, siguiendo el supuesto que las variaciones del mismo reflejan en cierto grado la cantidad de carne-energía relativa que es posible obtener de cada una de ellas (Lyman 1994). Esta suposición esta basada en los principios de alometría, que si bien en general han sido utilizados para comparar individuos de una misma especie (Lyman 1994), también podrían ser utilizados entre diferentes taxones de vertebrados al menos en forma exploratoria para comparar los rendimientos relativos entre diferentes especies. De esta forma el guanaco es la especie de mayor tamaño en la región y por lo tanto considerada la de mayor rendimiento económico, el puma es la segunda y así sucesivamente. Por falta de datos para construir modelos más precisos, no son considerados los tiempos de búsqueda y/o tasas de encuentro estimadas de cada especie, así como tampoco los costos de procesamiento. De esta forma se asume que las especies tienen una distribución homogénea dentro de la región. Este último punto es un aspecto importante a tener en cuenta a la hora de construir un ranking de recursos dentro de una región, pero ante la falta de estudios de etología, capacidad de sustentación, entre otros, no podrán ser considerados.

Los datos utilizados provienen de un sitio arqueológico del valle del río Atuel, uno del valle del río Salado y dos del río Grande. Estos sitios corresponden a la totalidad de los que contienen material arqueofaunístico analizado en cordillera, con datos cuantificables y cuyas muestras han sido extraídas con técnicas que permitieron una buena recuperación de los especímenes óseos, incluyendo los más pequeños. También se tomó en cuenta que el tamaño de las muestras sea lo suficientemente grande como para ser considerada representativa. De esta forma se tomaron en cuenta los conjuntos arqueofaunísticos de los sitios Los Peuquenes, Arroyo Malo 3, Cueva Arroyo Colorado, Alero Puesto Carrasco y Cueva de Luna y se dejaron de lado las muestras de los sitios El Indígeno (presenta problemas con las técnicas de recuperación de la muestra durante las excavaciones de 1972, ver Lagiglia 1997b), Arroyo Malo 1 (muestra muy fragmentaria e insuficiente; ver capítulo5) y Ojo de Agua (el sector que contiene un número importante de especimenes óseos corresponde a un solo componente que pertenecería a los últimos 200 años, con predominio de fauna europea).

El registro faunístico regional muestra en términos generales la presencia de especies locales, que aún hoy están presentes. La única excepción está representada por dos vértebras distales de *Ozotocerus bezoarticus* (venado de las pampas) en el registro arqueológico del sitio Alero Puesto Carrasco, en los límites del piedemonte andino (Neme *et al.* 1998). Esta especie, si bien no es local, es característica de la región pampeana y los límites de su dispersión pueden haber variado sustancialmente a lo largo del tiempo. Por otra parte, las crónicas señalan la presencia de un tipo de venado hasta momentos históricos en áreas próximas a las del emplazamiento del sitio (Durán 1997). En cuanto al estado de las muestras, las mismas presentan un alto grado de fractura y de meteorización (Gil y Neme 1995, 1996; Neme *et al.* 1995, 1998). Los trabajos arqueofaunísticos realizados muestran que los procesos culturales y tafonómicos han actuado seleccionando gran parte de las muestras de acuerdo a los índices de densidad global ósea (Elkin 1995), por lo que se dificulta su interpretación en términos culturales (Gil y Neme 1996). *Lama guanicoe* es siempre la especie más frecuente en todos los sitios y en todos los componentes culturales de la región, aunque como se verá más adelante su frecuencia varía en diferentes momentos del Holoceno. El NISP total de todos los conjunto considerados es de unos 5.000 especímenes óseos determinados en algún nivel taxonómico.

1a-El aprovechamiento de camélidos y la diversidad de especies a través del tiempo

Para detectar la presencia de cambios en el registro arqueofaunístico a lo largo del tiempo se determinó la frecuencia relativa de camélidos en la secuencia de cada uno de los sitios, evaluándose también la diversidad de especies presente en los mismos. La elección de los camélidos como categoría se justifica en que es la mejor representada, por lo que se supone constituyó el principal recurso de subsistencia entre los grupos de la región. Para esto se tomaron los valores de NISP por taxa, discriminándose los especimenes óseos de categorías excluyentes. Así se tomaron en consideración niveles taxonómicos diferentes pero excluyentes. Para citar como ejemplo, en el caso de tener las categorías taxonómicas *Lama guanicoe*, Carnívoro y Ave grande fueron considerados como una diversidad de tres. Por el contrario, si se tiene Mamífero grande, Mamífero y *Lama guanicoe* se consideró la presencia de una categoría. Los conjuntos de los diferentes sitios fueron divididos en base a los fechados radiocarbónicos existentes y/o a la presencia de indicadores como la cerámica. De esta forma se agruparon muestras óseas importantes y de lapsos temporales lo suficientemente amplios como para poder visualizar la existencia o no de cambios en las estrategias de aprovechamiento de los vertebrados dentro de las secuencias de cada sitio. Por otra parte se prefirió subdividir las secuencias en la menor cantidad de componentes posibles, ya que de esta forma se pueden promediar los sesgos producidos por los cambios en la funcionalidad de los sitios y obtener así, muestras lo suficientemente grandes como para que las inferencias derivadas de éstas sean estadísticamente significativas. Por último es necesario aclarar que para los cálculos de NISP no se consideró en ninguno de los casos a las muestras de microvertebrados. En primer lugar por que no se hicieron las determinaciones en todos los sitios, en segundo lugar por que la mayoría de los especímenes óseos de microvertebrados presentes en los distintos sitios se deben a la actividad de aves rapaces nocturnas o carnívoros (Neme *et al.* 2002). En tercer lugar por que no todas las muestras de este tipo de vertebrados han sido extraídas sistemáticamente. Por último, es muy difícil defender su presencia por consumo humano sin una discusión previa (Andrews 1990; Stahl 1996; Neme *et al.* 2002).

Para la cuenca del río Atuel se utilizaron los datos de análisis arqueofaunístico del sitio AMA 3, para el cual se dividió la secuencia en tres conjuntos que ya fueron explicitados en el capítulo 5 (8.900-3.800 años AP, niveles 25 a 35; 3.800-2.200 años AP niveles 13 al 24 y -2.200 años AP, niveles 1-12) (Neme *et al* 2002). En el caso de la Cueva Arroyo Colorado la secuencia fue dividida en dos componentes, uno menos que el número de componentes tomados para el material cultural (Lagiglia *et al.* 1994a). El componente más tardío con cerámica (- de 1.700 años AP) y el más temprano sin cerámica (1.700-3.300 años AP) (Gil y Neme 1995). Para el sitio Los Peuquenes la muestra fue tomada como una sola unidad, la cual representa un lapso comprendido entre los 360 y ≅150 años AP. En la Figura 1 se presenta un gráfico con las tendencias en la frecuencia relativa de NISP de camélidos en relación al resto de los taxa por lapso temporal en el alto valle del Atuel. Los agrupamientos temporales en el gráfico se hicieron de acuerdo a los componentes previamente descriptos para la cronología de Arroyo Malo 3, y en la misma se ubicaron las frecuencias de los componentes pertenecientes al resto de los sitios, para poder observarlos gráficamente en forma más clara.

Como puede apreciarse en la figura 1, donde se comparan los conjuntos arqueofaunísticos del alto valle del río Atuel, la frecuencia relativa de los camélidos con respecto a las demás especies presentes decrece a través del tiempo en favor de taxa más pequeños. Esta disminución si bien puede no ser muy importante es constante en los sitios analiza-

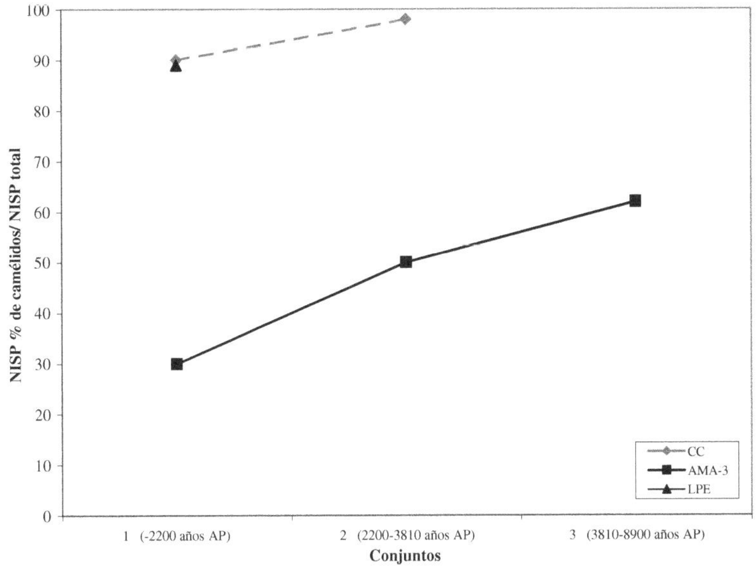

Figura 1: Frecuencia relativa de camélidos a traves del tiempo en los conjuntos arqueofaunísticos del alto valle del río Atuel.

dos principalmente para los últimos 2.000 años AP. En el caso de Los Peuquenes, al no contar con muestras más antiguas no se puede testear esta tendencia.

Por otro lado cuando se compara el aprovechamiento relativo del guanaco por lapso temporal entre los distintos sitios, se observa un comportamiento muy dispar, mostrando NISP porcentuales muy diferentes entre componentes que tienen antigüedades semejantes (Ejem Conjunto 2 de Arroyo Malo 3 50% y Conjunto 2 de Cueva Arroyo Colorado 98%). Estas amplias diferencias reflejadas en el aprovechamiento de camélidos entre sitios arqueológicos de un mismo lapso temporal, generan interrogantes ya que algunos de estos sitios parecen haber cumplido funciones similares dentro de los sistemas de asentamiento de los grupos humanos.

Este patrón dispar en los valores de NISP relativo puede estar reflejando la diversidad faunística dentro de las micro áreas en las que se encuentran cada uno de los sitios. Como ya ha sido descripto en el capítulo 1, la diversidad faunística al igual que la diversidad florística representada en los diferentes pisos ecológicos de la cordillera diminuye a medida que aumenta la altura. De esta forma, Arroyo Malo 3 que es el sitio con análisis arqueofaunístico que se encuentra a menor altura en el alto valle del río Atuel (2.000 m.s.n.m), es justamente el que presenta una mayor explotación relativa de especies de menor tamaño. Por otro lado Los Peuquenes que es el que se encuentra a mayor altura (3.000 m.s.n.m) es junto al primer componente de Cueva arroyo Colorado (2.200 m.s.n.m), el que presenta menor diversidad faunística. En vegas altas como la de Los Peuquenes, sólo el guanaco y algunas aves migratorias están presentes. Estas tendencias muestran diferencias cuantitativas entre los taxa representados en los diferentes componentes y no cualitativas como esperábamos en un comienzo.

En la cuenca del río Grande, la secuencia del sitio Cueva de Luna fue dividida en tres componentes, dos menos de los 5 en que originalmente fue subdividida (Durán y Ferrari 1991; Durán 1997, 2000; Neme *et al.* 1995). El más antiguo fechado en 3.830 años AP, el segundo en 1.490 años AP y el más tardío corresponde a los últimos 500 años AP (este incluye a los tres primeros componentes). Por último, la secuencia de Alero Puesto Carrasco fue subdividida en dos componentes, el primero incluye los últimos 500 años AP (Componentes 1 y 2 de Durán 1997, 2000) y el otro entre los 2.000 y 500 años AP (incluye los componentes 3 y 4). En este caso el agrupamiento de los componentes originalmente propuestos (Durán 1997, 2000) se realizó, debido a que la muestra es muy pequeña y no hay asignación segura del componente tres, aunque sí puede decirse que es pre-hispánico y probablemente tenga más de 1.000 años AP (Durán 1997, 2000). En el Figura 2 se muestra la frecuencia relativa de NISP de camélidos por lapso temporal en el área del río Grande. Los bloques temporales se armaron en base a los fechados disponibles de los dos sitios incluidos. Los especímenes óseos de dasipodidos son incluidos en el cálculo de NISP relativo, a razón de uno por especie y/o género presente por sitio y por conjunto (siempre que las categorías no sean inclusivas). De esta forma se espera que el alto número de

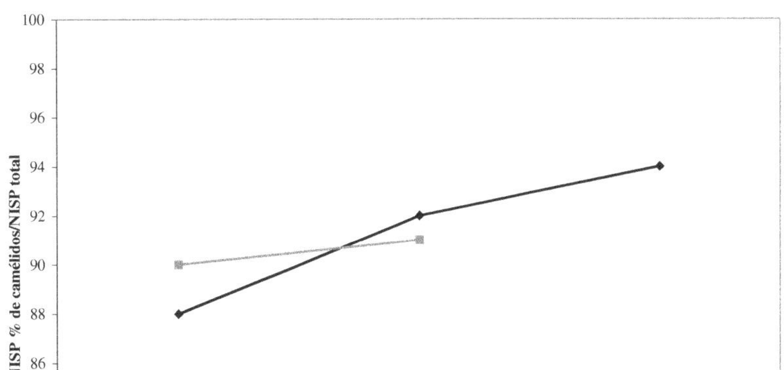

Figura 2: Frecuencias relativas de camélidos a través del tiempo en los distintos conjuntos del valle del río Grande (sitios Cueva de Luna y Alero Puesto Carrasco).

placas dérmicas que posee cada individuo (algunos llegan a alcanzar más de 1.000 placas dérmicas por individuo) no introduzcan «ruido» en el cálculo y/o comparación de las frecuencias relativas de los taxa por componentes.

Como puede verse en la Figura 2, para el caso de los conjuntos faunísticos del área del río Grande, al hacer la misma comparación de los valores de NISP relativo de los camélidos, se obtienen resultados similares a los del alto valle del río Atuel con valores que decrecen hacia los conjuntos más tardíos. La tendencia declinante es muy clara para los conjuntos de Cueva de Luna con valores que descienden desde un 94 % a un 87 % y es casi imperceptible en la comparación de los conjuntos de Alero Puesto Carrasco, con valores de 91 % en el temprano y 90 % en el tardío. En este último caso no puede ser considerada como una diferencia significativa pero tampoco contradice lo que se esta observando en el resto de los sitios de altura del sur de Mendoza.

Si bien las tendencias decrecientes en los valores de camélido es menos marcada en los sitios del área del río Grande que la observada en el río Atuel, los sitios localizados en el río Grande muestran un aumento en la diversidad de especies explotadas durante el tardío con respecto a los momentos más tempranos de las secuencias. De esta forma las diferencias entre los distintos conjuntos a través del tiempo no es sólo cuantitativa como se observa en el Atuel, sino también cualitativa (para una discusión mas profunda sobre este tipo de diferencias ver Grayson 1991 y Bettinger 1994). Esta mayor diversidad en el número de especies fue interpretada como un problema de tamaño de muestra que sólo refleja un aumento en la cantidad de especímenes óseos identificados en los conjuntos más tardíos, más que un aumento en el número de especies explotadas (Gil *et al.* 1996; Neme *et al.* 1995). Tal vez a la luz de estos nuevos datos, que muestran un mayor énfasis en el consumo de especies más pequeñas dentro de conjuntos con una diversidad faunística constante a través del tiempo, estas hipótesis deberían ser reconsideradas.

La disminución en el consumo de guanaco y el aumento de la participación de especies más pequeñas en la dieta de los grupos humanos implica tanto mayores costos de explotación, ya sea procesamiento y/o captura, con menores niveles de retorno energético. Los modelos de amplitud de dieta (Kaplan y Hill 1992; Bettinger 1991) predicen que siempre serán elegidas aquellas presas que tengan un mayor retorno, por lo que la disminución relativa en los valores de camélidos capturados, así como el aumento en la diversidad de especies (especialmente aquellas de menor tamaño) implicaría una pérdida en la eficiencia *forager* (Brogthon 1994) de los grupos que habitaron la región.

En definitiva, si bien el tamaño y conservación de algunas muestras no es el óptimo y la cantidad de sitios analizados puede no ser suficiente, las tendencias a nivel exploratorio son claras. Hay un constante incremento hacia la explotación de especies de menor tamaño a través del Holoceno, lo que implica menores niveles de rendimiento económico. Este no sería el caso si las especies pequeñas implicadas hubieran podido ser capturadas en masa aumentando la tasa de retorno por encuentro, pero las especies consideradas no muestran comportamientos gregarios y en el caso que esto ocurre, como para las aves, los cuerpos de agua donde éstas se agregan dentro de la región no permiten comunidades muy numerosas. Para entender procesos como el de una pérdida en la eficiencia *forage*r dentro de la región es necesario tener en cuenta que las preferencias hacia una especie determinada pueden cambiar cuando el ranking de recursos de un área se modifica. Este tipo de modificación puede ocurrir, entre otras causas, como un cambio tecnológico cuando disminuye la tasa de encuentro de una especie que está rankeada muy alto y las tasas de encuentro del resto de las especies se mantienen constantes o aumentan. De esta forma especies que antes no eran elegidas lo serán frente a este nuevo escenario ecológico de la región (Kelly 1995; Brougthon 1994; Bettinger 1991). Este proceso que tiende a aumentar la participación de especies de menor tamaño en la dieta de los grupos es un proceso inverso al que ha sido observado por Miotti y Saleme (1999) para Patagonia, quienes ven en esta región el paso de una etapa generalista (durante el Holoceno temprano) a una especialiasta (Holoceno medio). Ejemplos como este último pueden estar mostrando que las modificaciones en la dieta y probablemente en el ranking de recursos pueden darse en ambas direcciones.

1b-Algunos problemas en la evaluación del registro arqueofaunístico de la región

Una explicación alternativa a la disminución relativa del guanaco frente al resto de las especies en los conjuntos arqueofaunísticos, puede ser entendida como parte de un problema de conservación diferencial de los huesos de diferentes taxa. Considerando que los huesos de guanaco puedan ser los más densos y por ende los mas resistentes al paso del tiempo, es probable que el resto de los conjuntos compuestos por especies pequeñas se hayan visto más afectados por los agentes tafonómicos que actúan antes u después de que el material haya quedado enterrado. De esta forma los conjuntos más antiguos podrían contener menos huesos identificables de especies pequeñas que los que fueron depositados originalmente, mientras que los restos de camélidos se habrían mantenido de forma más o menos constante. En un trabajo previo (Gil y Neme 1996, 2002) se determinó una significativa correlación entre densidad global ósea y partes anatómicas presentes dentro de los conjuntos arqueofaunísticos de la región, por lo que esta posibilidad debe ser tomada en cuenta. Por otro lado los especimenes óseos de *Lama guanicoe* son mas fáciles de identificar que los del resto de las especies de la región, por lo cual es posible que ante los mismos estados de alteración o meteorización los especímenes de esta especie hayan podido ser identificados mientras que los del resto de las especies no. Se considera que en el futuro estas alternativas deben ser abordadas en profundidad a través de estudios tafonómicos regionales o a través de la evaluación de implicancias contrastadoras derivadas de modelos de aprovechamiento regionale.

Otro problema es el referido a la diferencia que se observa entre los conjuntos arqueofaunísticos del río Grande con respecto a los del río Atuel. En el caso de los conjuntos del río Grande el porcentaje de restos de camélidos es alto, con valores que varían entre 88% y el 94 % en todos los conjuntos. Esto contradice la idea que las diferencias sincrónicas en los porcentajes de camélidos evidenciadas entre los conjuntos de los diferentes sitios del río Atuel se deban a que las muestras representan en cierta forma la fauna de los alrededores de los sitios. Ambos sitios del valle del Río Grande están localizados en el piedemonte andino en lugares de transición con la llanura. Este tipo de ambiente tiene una mayor diversidad faunística que los más altos, sin embargo, esto no se ve reflejado en los conjuntos analizados. Una explicación de lo que está ocurriendo puede estar relacionada a la funcionalidad que han tenido estas localizaciones. Así mientras Cueva de Luna y Alero Puesto Carrasco en el valle del río Grande se han comportado como campamentos base o sitios de actividades múltiples (Durán 1997), Cueva arroyo Colorado y Arroyo Malo 3 parecen haber sido sitios de actividades específicas particularmente relacionadas a la caza y procesamiento de animales. Otra evidencia que apoya esta idea es que el registro arqueofaunístico de Los Peuquenes, que también es un campamento base, presenta una frecuencia relativa de camélidos muy alta. También en este caso, la respuesta a esta pregunta deberá ser contestada a través de un análisis más profundo que incluya diferentes tipos de sitios en otros tipos de ambientes, que permitan definir patrones de comportamiento (incluyendo procesamiento y transporte) con referencia al tratamiento de las presas.

2-Las materias primas en el área andina del sur de Mendoza

Como se mencionó al comienzo de este capítulo, el registro lítico fue el otro aspecto utilizado en la evaluación de los procesos adaptativos acontecidos en los ambientes de altura del sur de Mendoza. Los conjuntos líticos permiten monitorear cambios en las estrategias tecnológicas, además de brindar información sobre movilidad, intercambio y funcionalidad de los sitios entre otros (Bamforth 1986; Parry y Kelly 1987; Nelson 1991; Hayden *et al.* 1996).

Como una forma de evaluar aspectos del conocimiento y utilización de los recursos que presenta el paisaje regional, se consideró en primer lugar la utilización de materias primas a lo largo del tiempo. Para ésto, primero se ordenó la información en conjuntos discriminados temporalmente, tomándose todos los sitios arqueológicos que presentaban conjuntos líticos de las regiones de altura. Así se compararon las muestras obtenidas de los sitios Puesto Carrasco, Cañada de Cachi y Cueva de Luna en el área del río Grande (Durán y Ferrari 1991; Durán 1997, 2000; Durán *et al.* 1999) y Arroyo Malo 3, Arroyo Malo 1, Ojo de Agua, Los Peuquenes y El Indígeno del alto valle del río Atuel. Las secuencias de materiales líticos fueron subdivididas en los mismos bloques temporales que la de los conjuntos arqueofaunísticos.

La Figura 3 muestra los porcentajes relativos de obsidiana por bloque temporal en el sitio Arroyo Malo 3. La curva abarca un lapso temporal de *ca.* 9.000 años en el que se observa un fuerte aumento de la presencia de esta materia, especialmente para los últimos 2.000 años AP.

En la Figura 4 se muestran los porcentajes de obsidiana de todos los conjuntos líticos del alto valle del río Atuel. Como puede verse todos los conjuntos tardíos muestran valores superiores a los más tempranos. En general se observa un gradiente de aumento en la participación de obsidiana en las muestras, que se correlaciona negativamente con la antigüedad de las mismas. Así por ejemplo para el caso de Los

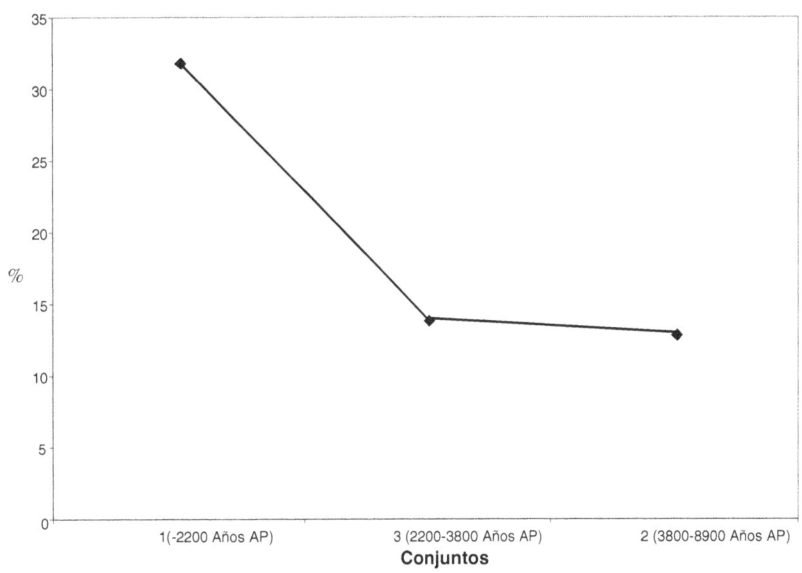

Figura 3: Porcentajes de obsidiana por conjunto en el sitio Arroyo Malo 3.

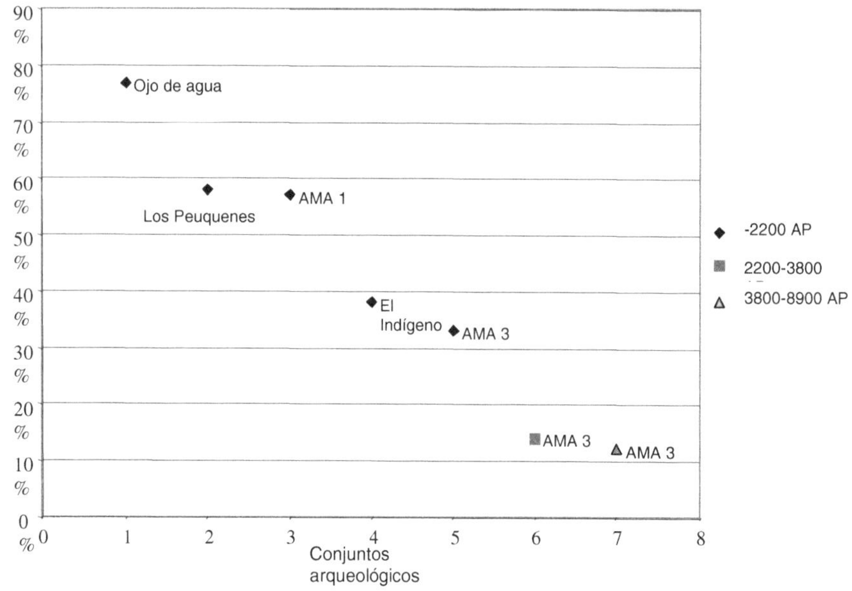

Figura 4: Porcentaje de obsidiana por conjunto en el Alto valle del río Atuel.

Peuquenes (280 años AP) y AMA 1 (560 años AP) son los que presentan valores porcentuales de obsidiana más altos. A estos les siguen las muestras de El Indígeno (*ca.* 1000 años AP) y el conjunto más tardío de AMA 3 (-2200 años AP). Por último, como se mencionó anteriormente, los valores más bajos están representados por los conjuntos más tempranos de AMA 3 (3.800-8.900 años AP). La única excepción es la muestra del sitio Ojo de Agua, para el cual no se cuenta con dataciones directas aunque para estas interpretaciones hemos utilizado el fechado de un entierro próximo de 1.200 años AP.

En la Figura 5, correspondiente a los sitios del valle del río Grande, puede verse que las tendencias son similares a las observadas en el río Atuel con un importante aumento en la frecuencia relativa de la obsidiana frente al resto de las materias primas. Al igual que lo que ocurre en Arroyo Malo 3, los cambios más importantes se ven reflejados en aquellos sitios con mayor profundidad temporal, especialmente de más de 2.000 años AP. En casi todos los componentes de más de 2.000 años AP los porcentajes relativos de obsidiana están muy por debajo del 50% del total de las materias primas empleadas. Cañada de Cachi es el único sitio que presenta valores superiores a este porcentaje en el componente más antiguo, sin embargo ésto se debe a la forma en que han sido agrupados los bloques temporales (se tomó un solo conjunto que va de 2.500 a 4.000 años AP) y de esta forma no se reflejan los valores reales del comienzo de la ocupación del alero (3.200 años AP), en el que el porcentaje de obsidiana apenas alcanza el 38 % del total de las materias primas (ver Durán 1997).

Otro dato interesante que surge de la comparación entre los sitios del río Grande y los del río Atuel, es que la proporción de materia prima no local es más baja en estos últimos. Así, mientras que para el caso del río Grande las proporciones de obsidiana, alcanzan porcentajes en el tardío de más del 60 % del total de las materias primas utilizadas, superando en todos los casos el 40 % del total, en el río Atuel la mayoría de los conjuntos no superan el 40 % y sólo uno (Ojo de Agua) supera el 60 %. Estas diferencias en los porcentajes pueden estar mostrando que los campamentos del río Grande estarían más próximos a las canteras de esta materia prima que los localizados en el valle del río Atuel. Esto es concordante con la geología regional, mientras que por un lado se desconoce la existencia de canteras en las proximidades del río Atuel y sus tributarios, los sitios del río Grande se encuentran a distancias de menos de 100 km de las fuentes de aprovisionamiento de este tipo de materia prima (Seelenfraund *et al.* 1996; Durán 1997).

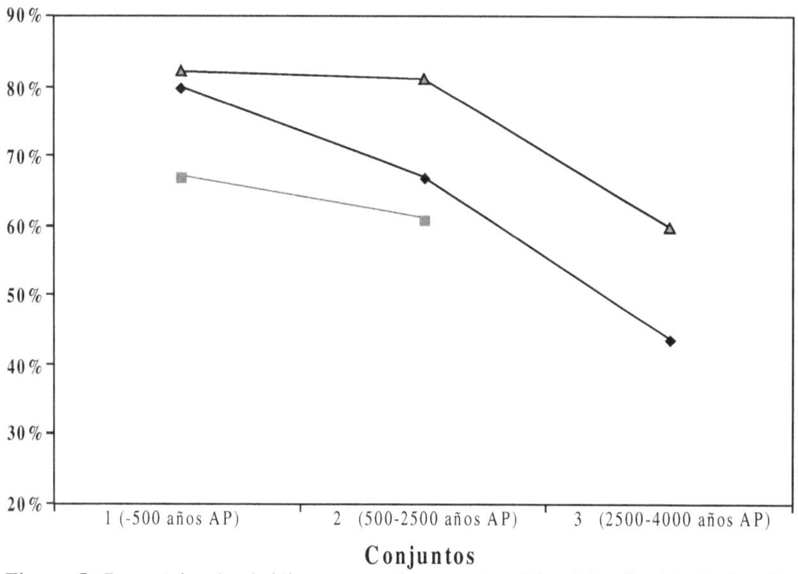

Figura 5: Porcentajes de obsidiana por conjunto en los sitios del valle del río Grande: ◆ Cueva de Luna (CL), ■ Alero Puesto Carrasco (PC) y △ Cañada de Cachi(CC).

El aumento en las proporciones de obsidiana hacia momentos tardíos muestra una mayor disponibilidad de esta materia prima principalmente con posterioridad a los 2.000 años AP. El incremento en la frecuencia de esta materia prima, ha sido interpretado de diversas formas, que en general han estado vinculadas a un aumento de la movilidad (Lagiglia 1997b; Durán 1997). A continuación se enumeran las diferentes hipótesis que podrían dar cuenta de lo que está ocurriendo con las materias primas de los sitios de cordillera:

1- El aumento en los porcentajes de obsidiana se debería a un aumento en los rangos de movilidad de los grupos humanos de la región, que se expresa a través de un mayor acceso a las canteras de obsidiana en las diferentes regiones. Esta ha sido la hipótesis defendida por Lagiglia (1997b) y Durán (1997). Para el caso de este último investigador, el aumento en las distancias que se mueven los grupos puede deberse a los efectos producidos por la introducción del caballo.
2- Una segunda hipótesis es que los grupos de cordillera hayan adquirido a lo largo del tiempo un mayor conocimiento del paisaje y por ende de las canteras de esta materia prima. Lo que llevaría a un mayor acceso de la misma a través de nuevas localidades de aprovisionamiento.
3- La mayor disponibilidad de obsidiana se debería a un aumento en las redes de intercambio o flujo de bienes de los grupos humanos, otorgándoles acceso a nuevas y más lejanas fuentes de aprovisionamiento sin necesidad, de aumentar la distancia de sus desplazamientos.

Si bien no han sido localizadas canteras de obsidiana, esta materia prima fue caracterizada en ambas regiones (río Atuel y río Grande) como no local. Para el caso del río Grande en un trabajo reciente sobre análisis de elementos traza de los sitios Cueva de Luna y Puesto Carrasco (Seelenfreund *et al.* 1996), se determinó que gran parte de los materiales hallados en estos sitios provenían de una cantera próxima a la Laguna del Maule en territorio trasandino, muy cerca del límite internacional, a unos 70 km de distancia del sitio. Para el caso del Atuel, en los alrededores del Arroyo Malo, se realizaron transectas con el objetivo de localizar recursos potenciales, entre ellos obsidiana, pero sin resultados positivos (ver capítulo 5), por lo que se puede inferir que tampoco en este área constituye un recurso local.

El aumento de la movilidad como plantean Durán (1997) y Lagiglia (1997b) es la que ha sido definida como hipótesis 1, no es una estrategia o respuesta adaptativa esperada en ambientes de montaña. Durán refiriéndose al *componente 1* b del sitio Cañada de Cachi expresa que:

> "Como en los componentes anteriores, la presencia de obsidiana y, en este caso de una única cuenta de collar confeccionada sobre valva de molusco, es una prueba de la movilidad de bienes o de grupos dentro del sistema. De un sistema que pudo incluir también ambientes cordilleranos y extra-cordilleranos de la otra vertiente de los Andes." (Durán 1997: 334).

Por el contrario los grupos humanos en ambientes de altura buscan estrategias que reduzcan los niveles de movilidad ya que éstos implican mayores costos en ambientes con menos cantidades de oxígeno y menor retorno energético (Orlovc y Guillet 1985; Guillet 1983; Aldendelfer 1998; Morán 1982). Durán también defiende la idea que este aumento puede originarse por la incorporación del caballo

> "También se da aquí un notable incremento en el porcentaje de los productos de talla realizados a partir de esa materia prima (obsidiana). Esto podría estar relacionado con un mejor aprovechamiento de este recurso, que suponemos vinculado con el uso del caballo como medio de transporte. Un uso que, obviamente, facilitará el acceso a las fuentes de obsidiana y el transporte de la misma." (Durán 1997: 407).

Si bien ésto puede haber ocurrido, no se cree que haya sido la causa del aumento de las frecuencias de obsidiana ya que este proceso se evidencia desde mucho tiempo antes que las poblaciones locales hayan incorporado al caballo como medio de transporte. En realidad se muestra como un proceso paulatino con un fuerte salto a partir de los 2.000 años AP. Si se observan las curvas de obsidiana en el río Grande (Figura 5) se ve además que en los últimos 500 años, el lapso en que tendría que notarse la incorporación del caballo, no está el cambio principal, sino que por el contrario hay un aumento pero es mucho menor al registrado hace alrededor de 2.000 años AP, cuando este medio de movilidad no existía dentro de la región.

En el caso de la segunda hipótesis, es una línea interesante para abordar a través del estudio de elementos traza. A través de este tipo de estudios se podría conocer si durante los últimos 2.000 años se incorporaron nuevas fuentes de aprovisionamiento a las que ya venían siendo explotadas o si continuaron siendo las mismas. Los estudios de elementos traza ya realizados muestran que en los últimos 2.000 años AP se utilizó, en el caso del río Grande, la misma cantera de aprovisionamiento (Seelenfreund *et al.* 1996) por lo que no se puede defender la idea que hayan incorporado nuevas fuentes de recursos. De todas formas los análisis son preliminares e incluyen solo tres muestras de la región y todas ellas de los últimos 2.000 años, por lo que estos resultados podrían variar en forma significativa. La escasa cantidad de canteras de obsidiana registradas hoy en la región tampoco apoyaría la idea que se puedan haber incorporado nuevos lugares de aprovisionamiento.

La hipótesis 3 implica menores niveles de movilidad que serían reemplazados por aumento en las redes de intercambio. Este cambio en los patrones de comportamiento de los grupos corresponde al tipo de estrategias esperadas para sociedades que habitan ambientes de altura (Guillet 1983; Aldendelfer 1998). La defensa de esta hipótesis debería ir acompañada de indicadores que muestren una disminución de la movilidad como son la estructura e intensidad en la ocupación de los campamentos, las estrategias líticas empleadas, una regionalización de la explotación, incorporación de nuevos recursos o explotación más intensiva de los ya existentes, regionalización de los estilos y una mayor dependencia en el almacenamiento. Estas líneas serán discutidas mas adelante pero en general apoyan la idea de una disminución de la movilidad dentro de la región más que un aumento de la misma, por lo que el aumento de las frecuencias de obsidiana como producto de la ampliación en las redes de circulación cobra más fuerza.

3-Estrategias tecnológicas en el alto valle del río Atuel

Algunos investigadores han asegurado que no existen estrategias puras y que además ni las conservadas ni las expeditivas pueden ser explicadas de una forma monocausal (Nelson 1991). Sin embargo diferentes interpretaciones han sido hechas en relación a las causas que llevan a la adopción de un tipo de estrategia u otra. Dentro de estas interpretaciones se puede mencionar la disponibilidad de materia prima (Bamforth 1986), el tipo de estrategia de subsistencia (Binford 1979), predicibilidad de las condiciones de obtención, manufactura y uso de los recursos líticos y cuestiones de diseño (Hayden *et al.* 1996) y el grado de movilidad (Parry y Kelly 1987). En este último caso, Parry y Kelly sostienen que las tecnologías conservadas ocurren entre grupos altamente móviles que anticipan las necesidades a las que van a hacer frente. Por otro lado, las tecnologías expeditivas ocurren bajo condiciones de menor movilidad ya que los grupos humanos en este caso permanecen cerca de las localidades donde son manufacturados los instrumentos.

Para poder caracterizar los cambios en el tipo de tecnología utilizada, se tomó la secuencia de Arroyo Malo 3. La elección de este sitio corresponde a que es el único dentro del alto valle del río Atuel que brinda una profundidad temporal importante como para poder evidenciar dichos cambios. Para este análisis y al igual que en los anteriores, se tomaron los tres conjuntos ya descriptos y se los comparó entre sí. La alta proporción de obsidiana en el componente más tardío, sumado a la ausencia de instrumentos del mismo material pareciera indicar que se está ante un tipo de estrategia conservada, donde materia prima de alta calidad estaba siendo utilizada a través de la refuncionalización o reparación de los instrumentos que llegaron al sitio. De esta forma, los instrumentos confeccionados, reactivados y/o refuncionalizados, debieron ser transportados hacia otras localizaciones, donde pueden haber sido finalmente descartados. Sin embargo cuando observamos la relación entre productos de talla sobre el total de instrumentos líticos vemos que ésta decrece a través del tiempo (Figura 6). Como se puede ver, la cantidad de instrumentos descartados comparados al tiempo de depositación y a la totalidad de los restos líticos es mucho mayor. Esta mayor cantidad de instrumentos descartados en relación al tiempo y a los productos de talla podría estar relacionado al desarrollo de una estrategia expeditiva.

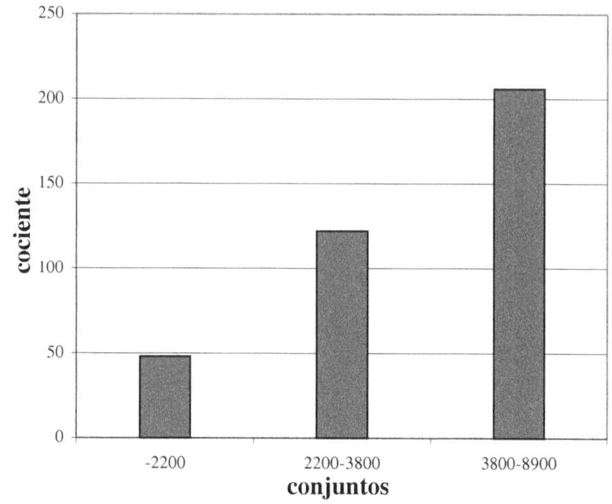

Figura 6: Relación producto de talla sobre instrumento en los diferentes conjuntos del sitio Arroyo Malo 3.

Un proceso similar es observado por Borrero y Franco (1997), quienes ven un lento desarrollo de una estrategia más expeditiva hacia el tardío en contraste con una estrategia más conservada durante los momentos de exploración de la región patagónica. Ellos atribuyen este cambio a un mayor conocimiento del paisaje y de las condiciones a las que se van a enfrentar los grupos humanos en su traslado de una región a otra (Borrero y Franco 1997).

En la Figura 7 se incluyen el resto de los sitios del alto valle del río Atuel y en ella se ve que en todos los conjuntos tardíos (últimos 2.000 años) es mayor la proporción de instrumentos descartados en relación a los productos de talla. Al igual que con las proporciones de obsidiana, otra vez la única excepción es el sitio Ojo de Agua, que como se mencionó anteriormente, no se cuenta con controles cronológicos seguros. Si esta caracterización de la tecnología es correcta entonces, el desarrollo de una estrategia expeditiva en los últimos 2.000 años puede estar evidenciando un decrecimiento en la movilidad de los grupos, lo que es coherente con otros indicadores de movilidad observados en el valle del río Atuel, como la estructura de los asentamientos, los niveles de reocupación, la frecuencia de cerámica, la presencia de elementos muebles, entre otros.

4-Discusión

Al comienzo de este capítulo y en el anterior hemos dado cuenta de numerosos cambios ocurridos en las regiones de altura del sur de Mendoza desde el momento en que estos ambientes fueron poblados. Los cambios más importantes parecen ocurrir a partir de los 2.000 años AP y se ven reflejados en casi todos los aspectos del registro arqueológico. Estos cambios muestran por un lado una intensificación en el uso de los recursos tanto animales como vegetales, que son acompañados de un numeroso conjunto de estrategias

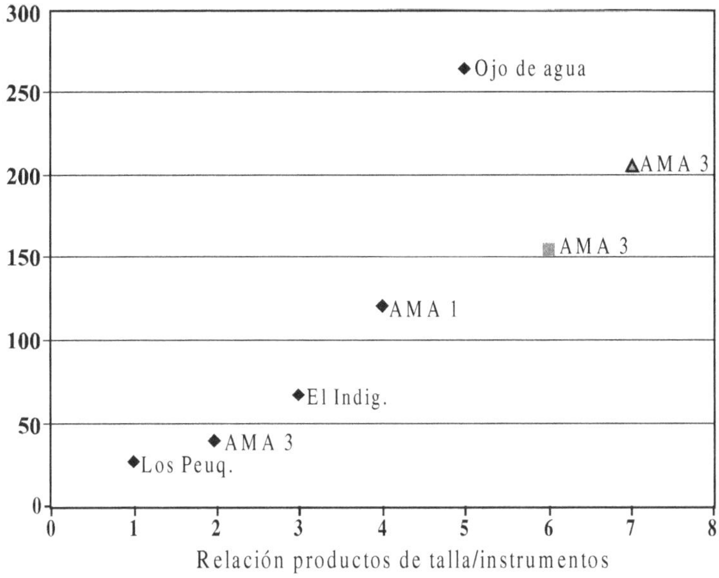

Figura 7: Relación producto de talla sobre número de instrumentos en los diferentes conjuntos de todos los sitios del alto valle del río Atuel, ordenados por lapsos temporales (◆ 280-2200 años AP; ■ 2200-3800 años AP y ▲ 3800-8900 años AP).

manifestadas tanto en la tecnología como en el patrón de asentamiento y movilidad. Este proceso de intensificación habría llevado por último a las poblaciones locales a desarrollar una completa adaptación al medio que se manifiesta en la adopción de estrategias típicas de poblaciones que viven en ambientes de altura (Guillet 1983; Orlove y Guillet 1985; Aldendelfer 1998). El desarrollo de estas estrategias les permitieron básicamente extraer una mayor cantidad de recursos del área reduciendo a su vez los niveles de riesgo y los altos costos de movilidad que tienen los grupos humanos en este tipo de ambientes.

A continuación se caracterizarán los principales cambios evidenciados en los últimos 2.000 años AP que muestran el desarrollo de un proceso de intensificación en el uso de los recursos dentro del alto valle del Atuel en particular y en las regiones de altura del sur de Mendoza en general.

1- Aumento en los costos de extracción y procesamiento de los alimentos: Este aspecto de las estrategias de subsistencia se ve reflejado tanto en los recursos de origen vegetal como en los de origen animal y en diferentes aspectos de la tecnología. Para analizar este punto se consideraron: las variaciones en el número de elementos de molienda, la aparición de la cerámica y la explotación faunística ya que consideramos que son los indicadores más sensibles para la evaluación de los costos de extracción y procesamiento.

Elementos de molienda

Una forma de medir los cambios en los costos de procesamiento de los alimentos, es la abundancia de elementos de molienda relacionados al procesamiento de recursos vegetales. Para ésto se partió del supuesto que un aumento en el número de elementos de molienda en el registro arqueológico de una región implica el consumo de recursos que requieren un mayor costo de procesamiento (Bettinger 2000). En este sentido se compararon diferentes conjuntos artefactuales con presencia de elementos de molienda, ubicados en diferentes contextos cronológicos del Holoceno. En las comparaciones realizadas se incluyeron tanto sitios en estratigrafía como sitios superficiales del alto valle del río Atuel con presencia de elementos de molienda.

Un problema que surge de la comparación entre el registro arqueológico superficial con el estratigráfico es la diferencia de escalas espaciales con las que se está trabajando. Así mientras se recorren grandes superficies en las prospecciones superficiales con el consiguiente aumento del tamaño de las muestras, en el registro en estratigrafía sólo se obtienen muestras pequeñas. Para hacer comparable el registro arqueológico superficial con el estratigráfico, en particular con el registro de elementos de molienda, se ponderó la cantidad de elementos de molienda usando una tasa calculada con el número de elementos de molienda sobre el de elementos líticos (tanto lascas como instrumentos). Para el análisis sólo fueron incluidos aquellos sitios que tenían presencia de elementos de molienda y las muestras fueron tomadas tanto de las unidades superficiales (transectas) como de excavación. Por último se calculó el valor logarítmico de cada valor obtenido, con el fin que los datos en el gráfico muestren con mayor claridad las tendencias observadas. Los resultados son expresados en la Figura 8 donde puede verse que el registro arqueológico regional, tanto de excavación como de superficie, muestra un paulatino incremento en el número de elementos de molienda durante todo el Holoceno. Los valores obtenidos son más altos para aquellos campamentos correspondientes a los últimos 2.000 años AP. Los casos de El Indígeno y Puesto Rivero (esta última es una recolección sistemática superficial) presentan valores muy altos en comparación con el resto de los sitios. El componente más tardío de Arroyo Malo 3 [en el gráfico figura como AMA 3 (1)] se diferencia claramente del resto de los componentes de la secuencia del mismo sitio con una alta frecuencia relativa de elementos de molienda. Por el contrario, en el componente más temprano del mismo sitio correspondiente a fines del Holoceno temprano y principios del Holoceno medio, no se recuperaron elementos de molienda por lo que se muestra como el valor más bajo dentro de la gráfica. La tendencia hacia un aumento en la proporción de elementos de molienda se muestra claramente y solo el sitio Arroyo Malo 1 fechado en 500 años AP muestra valores inferiores a los del componente 2 de Arroyo Malo 3 (2.200-3.800 años

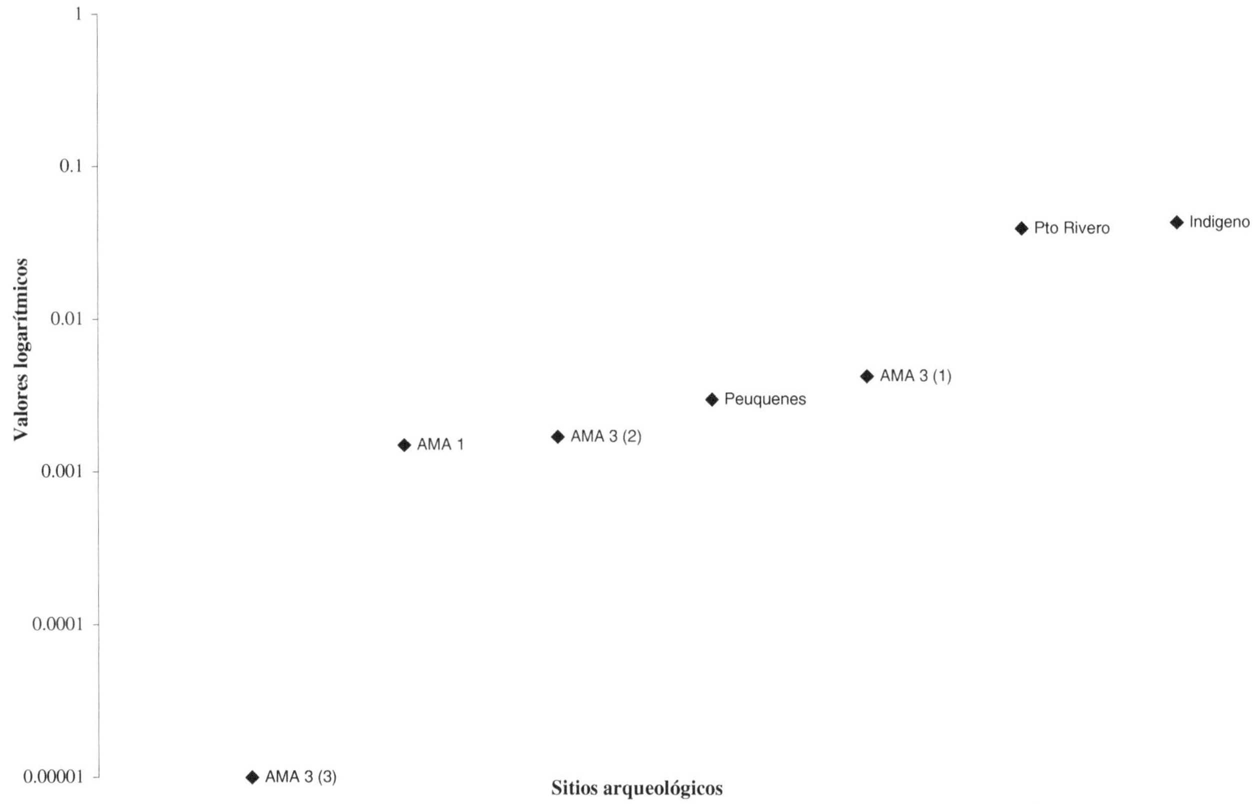

Figura 8: Relación elementos de molienda sobre lítico en los diferentes sitios arqueológicos del alto valle del río Atuel, expresado en valores logarítmicos.

AP). Esta excepción se debe a la presencia de una inusualmente alta cantidad de productos de talla recuperados, en este sitio ya que el mismo es junto a El Indígeno el que tiene la mayor cantidad de elementos de molienda de toda la región.

En definitiva, el registro arqueológico regional, tanto en estratigrafía como el de superficie, muestra un incremento en el número de elementos de molienda durante todo el Holoceno. Este aumento parecería estar relacionado al procesamiento durante el Holoceno tardío de mayores cantidades de productos vegetales que antes no se estaban explotando o eran sub explotadas. El consumo, y probablemente almacenamiento, de un espectro mayor de recursos vegetales implica costos de procesamiento extra (Bettinger 1994, 2000), que con anterioridad no había sido asumido por las poblaciones locales.

Una amplia lista de plantas recolectadas y potencialmente utilizables para ambientes de altura ha sido publicada por Lagiglia (1997b). Hasta el momento y a excepción de los restos de plantas domésticas recuperadas, no han sido halladas en excavaciones elementos vegetales que ayuden a especificar con mayor claridad cual de ellas han sido utilizadas. El importante aumento del número de elementos de molienda se corresponde con los datos etnohistóricos de los primeros españoles que arribaron a la región y que denominaron a los grupos que la habitaban como "Puelches algarroberos" por la fuerte dependencia en la recolección de semillas de *Prosopis* sp. que estos tenían (Michelli 1978; Durán 1997).

El aumento en la utilización de recursos vegetales podría estar asociado a la práctica de almacenamiento, las cuales no han sido detectadas en el registro arqueológico. Como se mencionó en el capítulo 3 deben existir ciertas condiciones para permitir el desarrollo de esta estrategia (Woodbrum 1980; Testard 1982). Si bien las regiones de altura no son siempre aptas para el almacenamiento, debido a su baja productividad primaria, en la región del alto valle del rió Atuel las dos condiciones ecológicas (abundancia y estacionalidad) podrían cumplirse, al menos con unas pocas especies vegetales como la *Casia arnotiana* y el *Schinus poligamus*. En cuanto a las condiciones tecnológicas necesarias, y considerando el número de elementos de molienda, pudo existir una eficiencia en la recolección. Por otro lado la segunda condición tecnológica para el desarrollo del almacenamiento, en relación a las técnicas (Testard 1982), no está clara en el registro arqueológico regional.

Tecnología cerámica

La tecnología cerámica esta asociada a diferentes usos como el transporte, almacenamiento, rituales y cocción o procesamiento de alimentos entre otros (Kramer 1985; Orton *et al.* 1993). La aparición de la tecnología cerámica, especialmente aquella de tipo utilitaria parece estar relacionada al último de los usos mencionados. La rápida dispersión de este tipo de tecnología por toda la región y su asociación a grandes números de elementos de molienda, puede estar vinculada a nuevas formas de procesamiento de alimentos con un fuerte impacto adaptativo entre las poblaciones locales. A ésto hay que sumarle su importancia como medio de transporte de granos (ver El Indígeno) o almacenamiento. Todo esto explicaría su rápida adopción y las altas frecuencias evidenciadas en los "campamentos base del tardío".

La combinación de elementos de molienda y cerámica pudieron haber constituido un asociación tecnológica que les permitió no sólo preparar o utilizar nuevos recursos sino también almacenarlos, esta combinación puede verse reflejada en un incremento de estos dos elementos en forma contemporánea. El impacto posible ocasionado por la aparición de la cerámica entre las poblaciones locales puede haberla convertido en un elemento de alto valor que no sólo llevó a los grupos a aumentar su producción sino también a obtener formas y estilos particulares y tal vez de alto valor simbólico a través del intercambio con grupos vecinos, lo que explicaría la presencia de vasijas finamente decoradas de la vertiente occidental de la cordillera.

Arqueofauna

El incremento en los costos de procesamiento no sólo es posible seguir en el uso de recursos vegetales, sino también en lo que está ocurriendo con el registro arqueofaunístico. La disminución en el número relativo de camélidos hacia el tardío con un aumento en la explotación de especies más pequeñas, implicó mayores costos de procesamiento en las tareas vinculadas a la caza y manejo de las presas. Una mayor diversidad de especies consumidas hacia el Holoceno tardío se ve claramente entre los sitios localizados en el piedemonte cordillerano (Neme *et al.* 1995, 1998; Durán 1997), mientras que en la regiones más altas, si bien no se nota un incremento en la diversidad, sí se puede ver que las aves migratorias que anidan en las pequeñas lagunas de las altas cumbres durante el verano, constituyeron un elemento de subsistencia cada vez mas importante como lo muestra el registro arqueofaunístico de Los Peuquenes.

Todos estos cambios en la dieta de las poblaciones debieron implicar soluciones a problemas existentes en la provisión de los recursos asegurándoles a su vez los retornos necesarios para el mantenimiento del grupo. Como señala Cohen (1987)

> "Each «successful» solution must aproximate adequate and balanced nutrition for enough members of the population, particulary those in critical roles or at critical life periods, to live and reproduce; and it is the requirements for this success that selectively limit the range of idiosyncratic variation in diet." (Cohen 1987: 261).

2- La explotación de un nuevo piso ecológico: el cambio en los sistemas de movilidad de los grupos locales implicó el acceso a áreas por encima de los 3.000 m.s.n.m que anteriormente no estaban siendo explotadas o que eran sub explotadas. Esto posibilitó el aprovechamiento, durante los meses de verano, de camélidos a los cuales no se tenía acceso o se los aprovechaba desde localizaciones marginales. También permitió un mayor acceso a la avifauna de la región y tal vez a nuevas especies vegetales. El patrón de asentamiento vinculado a la explotación de esta nueva área es la aparición de las Aldeas de altura, con la construcción de estructuras habitacionales localizadas en vegas, con altos porcentajes de cerámica y elementos de molienda. Hasta el momento sólo han sido localizados tres sitios de este tipo, todos en las nacientes del Atuel y Diamante. Teniendo en cuenta que estas áreas no han sido siquiera prospectadas es muy probable que haya un número mucho mayor, ya que el acceso a nuevos espacios de recursos pudo haberle conferido una ventaja adaptativa importante a aquellos grupos que iniciaron este proceso. Dichas ventajas, producto de la ocupación de nuevos espacios, pudo haber sido también la razón de la constante reocupación de las localizaciones, las cuales se continuaron en forma casi ininterrumpida durante al menos 1.000 años.

Otro rasgo característico de estas Aldeas de altura es la importante presencia de bienes exóticos que muestran una fuerte vinculación con grupos de la vertiente occidental de la cordillera. No hay que descartar la posibilidad que en un primer momento estos lugares hayan sido explotado desde localizaciones del otro lado de la cordillera o que hayan sido explotados por grupos provenientes de ambas vertientes a la vez, al menos durante los primeros 500 años de ocupación de estos asentamientos.

3- Reducción de los rangos de movilidad: Contrariamente a lo que sostienen algunos investigadores (Lagiglia 1997b; Durán 1997) y como ya ha sido mencionado, las poblaciones locales parecen haber tenido una sensible disminución en sus rangos de movilidad, que se evidencia a través de varios indicadores como la estructura y reocupación de los sitios, tenología lítica y la alta frecuencia de cerámica.

Como ha observado Kent (1991) la construcción de estructuras habitacionales está vinculada a un mayor tiempo de permanencia estimado del grupo en el lugar. De esta forma, la inversión de energía puesta en la construcción de este tipo de habitaciones estaría relacionada a una mayor utilización de estas localizaciones implicando mayores tiempos estimados de permanencia y por lo tanto menores niveles de movilidad. El desarrollo de estructuras habitacionales en ambientes de altura se constituye como un rasgo característico de las ocupaciones más altas y también empiezan a ser encontradas en sitios localizados en el pedemonte andino tales como en Malal del medio (Durán 1997) o los reparos del Atuel (Lagiglia 1977b) aunque en este último caso se desconoce el uso que han tenido.

La incorporación y el rápido incremento en el uso de la tecnología cerámica, es esperable que ocurra dentro de grupos con niveles de movilidad más reducidos como muestra Kramer (1985), ya que su adopción implica mayores costos de traslado, especialmente en las tierras altas, y peligro de daño durante su desplazamiento.

Otro aspecto que podría estar evidenciando una disminución de la movilidad es la alta reocupación observada en los sitios tardíos traducida en un aumento de las densidades y del tamaño de los sitios. Por último la incorporación de una tecnología más expeditiva como ha sido discutida anteriormente podría estar vinculada a la disminución en la movilidad de los grupos (Parry y Kelly 1987; Borrero y Franco 1997), ya que los grupos permanecerían más próximos a las localidades donde los instrumentos son manufacturados.

Los modelos de forrageamiento óptimo pueden ayudar a explorar las causas que expliquen este cambio en la movilidad de los grupos. Particularmente, el modelo de tiempo de permanencia en los parches (Kaplan y Hill 1992; Bettiger 1991; Kelly 1995) predice que ante mayores costos de traslado entre las áreas de recursos (medido generalmente en tiempo) y de procesamiento dentro de un parche, determinará el tiempo de permanencia dentro del mismo. De esta forma la permanencia será mayor, en forma proporcional a los costos de extracción y de movilidad de los grupos. Considerando que la movilidad en ambientes de altura implica altos costos de traslado y que la extracción de recursos de estos ambientes también implica mayores costos que en áreas más bajas, es de esperar entonces que el tiempo de permanencia en las vegas de altura sea mayor, como una manera de hacer viable la explotación de las mismas. Las formas en que las necesidades de movilidad pueden haberse visto reducidas podrían haber ocurrido por el uso de nuevas estrategias como el compartir información con grupos vecinos, la práctica de almacenamiento y el aumento en los sistemas de intercambio.

4- Incremento en los sistemas de intercambio: El aumento en los sistemas de intercambio dentro de poblaciones que habitan ambientes de montaña, es una estrategia empleada generalmente como una forma de obtener recursos de áreas distantes, que no están disponibles dentro de los territorios de las bandas y disminuir así los niveles de movilidad de las poblaciones de cazadores-recolectores.

La proliferación de elementos de intercambio ha sido notada por distintos autores dentro de la región (Lagiglia 1994a; 1997b; Lagiglia *et al.* 1994a; Lagiglia 1997c, Durán 1997; Falabella y Stehberg 1989). Los elementos de intercambio corresponden mayormente a restos de cerámica de las tradiciones chilenas Llolleo, y Bato del Periodo Agroalfarero Temprano y Aconcagua salmón, Diaguita chileno y Valdivia, del Período Agroalfarero Tardío de Chile central. Todos esos tipos cerámicos con pastas y decoraciones muy características son comunes en el registro arqueológico de la región. También han sido recuperados restos de valvas de moluscos de las costas del pacífico (Durán 1997, 2000; Lagiglia 1977b, 1997b, 1997c) lo que muestra un recorrido de al menos 150 km de distancia que implica además el cruce de la cordillera. Estas valvas parecen haber tenido un importante significado dentro de los usuarios no sólo por las distancias que se mueven sino, por que en su mayoría, han sido utilizadas como adornos (cuentas). La mayor parte de los elementos exóticos provienen del actual territorio chileno aunque, esto puede deberse a que los mismos tengan mayor visibilidad dentro del registro arqueológico regional (ver capítulo 6).

Los cultígenos son otros de los bienes no locales que han sido recuperados en los asentamientos más altos de cordillera, en lugares donde es imposible su producción. Han sido determinados restos de *Zea mays* y *Lagenaria siceraria* y si bien se desconoce su significado en estos lugares (consumo o simbolismo), probablemente provengan al igual que los moluscos y gran parte de la cerámica, de las poblaciones que habitaban los valles del otro lado de la cordillera, donde han sido registrados en diferentes sitios del temprano y del tardío (Falabella y Stehberg 1989; Durán y Planella 1989).

Por otra parte, el importante aumento en los porcentajes de utilización de la obsidiana esta mostrando una mayor disponibilidad de este tipo de materia prima tal como fue discutido a comienzos de este capítulo. Este acceso diferencial con respecto a momentos más tempranos estaría vinculado a una mayor circulación de este y otros bienes dentro de la región más que a un aumento de la movilidad de los grupos humanos. Las canteras conocidas distan más de cien kilómetros en línea recta del valle del río Atuel, ya sea que provengan de cualquiera de las vertientes cordilleranas. Estas distancias, son demasiado amplias para pensar que están incluidas dentro de los rangos de movilidad de los grupos de cazadores recolectores, sobre todo considerando que las dificultades de traslado son mayores que las de ambientes mas bajos y sin topografía accidentada.

Por último, otro elemento que muestra la utilización sistemática del intercambio son las crónicas que provienen de la región y que mencionan a esta práctica como frecuente entre los grupos de sur de Mendoza (Bibar 1966). Estas crónicas hacen especial referencia al intercambio entre grupos del sur de Mendoza con aquellos de la vertiente occidental de la cordillera, algo que ya ha sido resaltado por otros investigadores. (Lagiglia 1977b, 1997b, 1997c; Durán 1997, 2000; Gil 2000). La complementariedad entre los ambientes de ambas vertientes puede ser la responsable que éste haya sido el sentido principal del flujo de bienes dentro del alto valle del río Atuel y por eso la alta frecuencia de materiales provenientes de Chile. Otra causa son las diferencias existentes entre ambas sociedades, las cuales no debieron ser tan importantes entre los grupos que habitaron la vertiente oriental de la cordillerana, pero que si lo fueron con respecto a los grupos de Chile central.

En definitiva, la disminución de los rangos de movilidad pudo haber ocasionado que los grupos de cazadores recolectores pierdan conocimiento del paisaje circundante así como el acceso a diferentes fuentes de recursos anteriormente disponibles. Este menor conocimiento del paisaje regional habría generado mayores niveles de riesgo para las poblaciones locales que pudieron ser solucionados a través del aumento en las redes de intercambio como una forma de acceder a diferentes fuentes de recursos.

5-Proceso de intensificación en el alto valle del Atuel

Los diferentes procesos de cambio aquí enumerados para los últimos 2.000 años AP muestran que las estrategias de los grupos humanos se habrían orientado hacia la extracción de una mayor cantidad de energía del medio. Esto habría sido conseguido a través del aumento en los costos de procesamiento y por ende del tiempo invertido en el desarrollo de tales tareas. Una pregunta que cabe en este momento es cómo estos grupos pudieron sobrellevar este aumento en la cantidad de tiempo invertido en la extracción de energía sin sufrir desbalances. Tal vez la respuesta deba buscarse en el ahorro producido en los tiempos y costos de movilidad de los grupos. Desde el modelo de Bettinger (1994, 2000) que explica el paso de la estrategia de viajeros a la de procesadores, el mayor insumo de tiempo, producto del mayor procesamiento, estaría compensado por la mayor cantidad de energía extraída, lo que muestra que los grupos comienzan a privilegiar la maximización de energía por sobre la minimización del tiempo empleado en sus tareas.

Como ha sido descripto en el capítulo 3 los modelos de intensificación pueden explicar este tipo de procesos a partir de múltiples causas (Hayden 1981; Brougthon 1994; Bettinger 1994, 2000). Diferentes modelos de aprovechamiento de las regiones de altura muestran que los procesos de intensificación están asociados a estrategias que son utilizadas para extraer la mayor cantidad de energía del medio (Murra 1972; Rhoades y Thompson 1976; Thomas 1979; Guillet 1983). Algunas de las estrategias utilizadas en estos modelos aparecen reflejadas en el registro arqueológico del alto valle del río Atuel, por lo que podemos suponer que se estaban dando procesos tendientes a una profunda adaptación al medio. Según Bettinger el disparador de estos procesos a escala global sería el constante aumento poblacional, producido principalmente por la estabilidad climática característica del Holoceno (Bettinger 2001). Las respuestas a algunas de estas preguntas deben buscarse a escala macro regional por lo que se discutirán a continuación, comparando el registro del alto valle del río Atuel con el de las regiones vecinas.

6-Discusión de las Hipótesis propuestas

De acuerdo a los diferentes modelos elaborados para los cazadores-recolectores de altura, a los modelos de poblamiento y a las implicancias de la teoría de forrageamiento óptimo se han propuesto tres hipótesis de trabajo para ser testeadas durante los trabajos de investigación:

Hipótesis 1: La región del alto valle del río Atuel se habría poblado tardíamente en relación a los valles y planicies más bajas, como consecuencia de las características que presentan los recursos del área y a las duras condiciones climáticas de carácter estacional.

A partir de los resultados obtenidos en las excavaciones en el alto valle del río Atuel y los fechados allí obtenidos se puede afirmar que la hipótesis 1 es concordante al menos en parte con las implicancias que de ella se desprenden. Por un lado, como se mencionó en capítulos anteriores los fechados más antiguos registrados en el sitio Arroyo Malo 3 (localizado en los valles intermedios) sitúan al inicio de las ocupaciones en cordillera en *ca.* 9.000 años AP, es decir sólo unos 1.000 años después que los registrados en el área extracordillerana del Atuel medio (Lagiglia 1968, 1977b, 1980, 1981, 1997a; Lagiglia y García 1999). Teniendo en cuenta lo preliminar de los trabajos en cordillera y la alta antigüedad de los fechados obtenidos, es posible que haya ocupaciones más tempranas debilitando la hipótesis planteada originalmente y la idea de una jerarquía ambiental en las rutas de exploración o colonización de las diferentes regiones (Borrero 1994-1995; Gil 2000).

A pesar de no poder estar seguros que las ocupaciones en los valles intermedios de cordillera se dieron posteriormente a las áreas más bajas, la hipótesis se cumple para aquellas áreas localizadas por encima de los 2.500 m.s.n.m de las cuales se posee fechados correspondientes sólo al Holoceno tardío. En estos ambientes es donde se hacen sentir con mayor fuerza las consecuencias de la elevada altitud (stress al frío, hipoxia, estacionalidad, topografía abrupta etc.) por lo que es lógico que hayan sido ocupadas o explotadas sólo tardíamente de acuerdo con las ideas de una jerarquía ambiental regional.

Hipótesis 2: Los niveles de movilidad de las regiones de altura del sur de Mendoza serían menores que los de áreas vecinas, privilegiándose lugares óptimos para la ubicación de los asentamientos. Esta reducción en los rangos de movilidad implicaría territorios más pequeños.

Esta hipótesis pude ser discutida sólo en parte, especialmente en lo que hace a la localización óptima de los asentamientos ya que si bien diferentes indicadores muestran una disminución de la movilidad dentro de la región, aparentemente esta disminución se estaría produciendo a una escala mayor que la del alto valle del río Atuel. Indicadores como el aumento de intercambio, la construcción de estructuras y la proliferación de cerámica entre otras, es observada también fuera de las regiones de altura. En apoyo a esta hipótesis sólo se puede agregar que la presencia de indicadores que muestren una reducción de la movilidad es más fuerte en las áreas de altura.

En cuanto a la localización óptima de los asentamientos esperada, el registro arqueológico superficial muestra una tendencia hacia una mayor concentración de las ocupaciones a medida que se asciende en cordillera. En este sentido contrasta fuertemente el carácter discreto de las distribuciones superficiales en alta cordillera (a partir de los 3.000 m.s.n.m) con las de los valles intermedios (2.000 m.s.n.m), que muestran amplias distribuciones de materiales separadas por importantes espacios sin materiales y más aún, con las distribuciones del piedemonte (1.600 m.s.n.m), donde las distribuciones si bien presentan picos de densidad, se muestran como continuas. Esta mayor concentración en la distribución de los materiales que se correlaciona positivamente con la altitud puede estar mostrando la búsqueda de lugares óptimos en los ambientes mas altos, que permitieron la explotación de los parches de recursos desde localizaciones óptimas, y disminuyeron las necesidades de movilidad tal como lo predicen los modelos de lugar central (Boone y Smith 1998; Bettinger 1991; Aldendelfer 1998).

Hipótesis 3: La ocupación de territorios más altos implicó la explotación de nuevos recursos y/o la incorporación de tecnología, que pudo suplir la menor productividad primaria de las regiones de altura, permitiendo un mejor aprovechamiento de los recursos explotados.

Todas las líneas de evidencia sobre tecnología y subsistencia abordadas en esta investigación apoyan esta hipótesis. El aumento en el número de elementos de molienda registrado especialmente hacia fines del Holoceno tardío, con una alta recurrencia en las aldeas de altura, implicaría una explotación más intensiva de los recursos vegetales y/o probablemente el inicio en la explotación de nuevas especies. Por otro lado el aumento en la explotación de taxa de animales más pequeños registrado en todos los sitios de cordillera, también muestra una explotación más intensiva de especies anteriormente subexplotadas e incluso un aumento en la diversidad de especies consumidas, en áreas como la del piedemonte del río Grande.

En cuanto a la incorporación de tecnología que permita un mejor aprovechamiento de los sitios de altura, es concordante la aparición de la tecnología cerámica con el inicio de las ocupaciones de los pisos altitudinales más altos de la cordillera[1]. La incorporación de esta tecnología y su significativa correlación con la altura, como se mencionó en el capítulo anterior, sugiere que ésta debió conferir a las poblaciones que la incorporaron una ventaja adaptativa importante.

La contrastación de estas hipótesis más que confirmar los supuestos e ideas de las mismas, muestra su utilidad para generar expectativas contrastables y futuras líneas de investigación que permitan discutir en profundidad los alcances de los modelos desarrollados para cazadores-recolectores de altura.

7-Mas allá de las fronteras: En busca de procesos macro regionales

El alto valle del río Atuel en particular y toda la región cordillerana del sur de Mendoza, no han funcionado como un sistema aislado. Por el contrario, éstos parecen reflejar procesos macro regionales que estaban ocurriendo de forma mas o menos paralela en otras áreas extra cordilleranas, entre la que se puede incluir La Payunia, el cauce medio y bajo del río Atuel e incluso las áreas vecinas de Mendoza norte y del actual territorio de Chile central. De esta forma, muchas de las respuestas a los interrogantes que han surgido a lo largo de nuestros trabajo pueden ser contrastadas o al menos discutidas desde una escala que incluya a todas estas regiones.

7a-Holoceno temprano

El registro arqueológico de la provincia de Mendoza y Chile central, muestra un temprano poblamiento del subcontinente sudamericano entre los paralelos 34º y 37º de LS. Dentro de estas primeras ocupaciones Chile central parece contar con los conjuntos culturales paleoindios más antiguos y con ocupaciones más claras, los cuales comienzan hacia finales del Pleistoceno, en los sitios de Tagua Tagua, Quereo y Monte Verde (Nuñez 1989; Dillehay 2000). Estas ocupacio-

1 El fechado mas antiguo con cerámica de la cuenca del Atuel proviene del sitio El Indígeno con una antigüedad de 1.460 años AP.

nes parecen estar asociadas al desarrollo de cuerpos lagunares o cauces fluviales donde se concentraban importantes cantidades de mamíferos pleistocénicos. Los conjuntos de instrumentos se muestran además como muy variados y versátiles, adaptables a diferentes situaciones de explotación. En la provincia de Mendoza dos conjuntos paleoindios correspondientes a principios del Holoceno representan los únicos vestigios de estas primeras ocupaciones en la vertiente oriental de la cordillera de los andes. El primero de ellos, la denominada «Cultura del Atuel IV» fechada en 10.500 años AP (Semper y Lagiglia 1968; Lagiglia 1968, 1977b, 1980b, 1982, 1999) y muestra un conjunto asignable en términos de Borrero (1994-1995) a una etapa de exploración de la región. Este componente cultural sugiere una temprana exploración de la llanura mendocina que se traduce en una posterior colonización del ambiente. El otro sitio con ocupaciones de fines del Pleistoceno en el territorio mendocino es el de Agua de la cueva en el norte de la precordillera de Mendoza a más de 2000 metros de altura, fechado en *ca.* 11.000 años AP. El contexto arqueológico es asignable a una etapa de colonización de la región, ya que presenta altas densidades artefactuales asociadas a numerosos restos faunísticos, los cuales no incluyen especies extinguidas (García 1997; 2005; Gil *et al.*1998). Estos dos conjuntos arqueológicos muestran un temprano poblamiento de la vertiente oriental de la cordillera de Los Andes en ambientes muy diferentes (precordillera y planicie).

Las ocupaciones del alto valle del río Atuel se sitúan recién hacia los 9.000 años AP en el sitio Arroyo Malo 3, es decir más de un milenio después del arribo de los primeros pobladores a esta latitud. Sin embargo como se discutió en el capítulo 7, es probable (por las características de los conjuntos inferiores del sitio Arroyo Malo 3) que haya habido ocupaciones previas del valle las cuales, representen los momentos iniciales de la exploración del ambiente.

7b-Holoceno Medio

Datos muy contrastantes se suceden en este lapso temporal los cuales muestran ocupaciones de todas los ambientes del sur de Mendoza entre los 8.000 y los 7.000 años AP. Ejemplos de éstos son algunos fechados de fogones en la Cueva del Indio, los contextos de 7.600 años AP recuperados en Arroyo Malo 3 y los escasos restos culturales asignados a una etapa de exploración en Cueva de Lerma dentro del especio geográfico de La Payunia. En esta etapa los datos se muestran coherentes con el modelo de jerarquía ambiental planteado por Gil (2000), donde además de las áreas ya incorporadas en el Holoceno temprano, aparecen intentos exploratorios en el área de La Payunia, que parecen no perdurar en el tiempo. Después de este comienzo ocupacional del Holoceno medio en el registro arqueológico regional, con contextos culturales en casi todas las áreas, sobreviene un vacío arqueológico que se generaliza en todos los ambientes y perdura por más de 3.000 años hasta comienzos del Holoceno tardío. Este proceso que parece producirse a escala continental ha sido llamado «silencio arqueológico» (Núñez y Grosjean 1994) y parece estar generado por cambios ambientales vinculados a un fuerte proceso de desertificación (Nuñez *et al.* 1994, 2001; Grosjean y Núñez 1994; Gil 2000). Las consecuencias podrían haberse desarrollado en diversos caminos, como el abandono de las áreas más sensibles a estas variaciones en el ambiente o a cambios en las estrategias de movilidad que habrían hecho menos visibles los sitios arqueológicos de este lapso temporal (Gil 2000). Las ideas de Nuñez y Grosjean (1994) sobre la existencia de ecorrefugios donde se concentraron las poblaciones humanas pueden ser defendidas desde la presencia de «tradiciones» costeras importantes como las de Huntelauquén un poco más al norte sobre la costa Chilena *ca.* 6.000 años AP (Llagostera 1989) o las ocupaciones recientemente fechadas en 5.000 años AP en el norte de la provincia de Mendoza (Cortegozo 2001).

7c-Holoceno Tardío (primera parte, 4.000-2.000 años AP)

En los dos primeros milenios del Holoceno tardío reaparecen con fuerza las ocupaciones en casi todos los ambientes del sur mendocino. Así lo muestran los niveles correspondientes a Atuel III en la Cueva del Indio con fechados que rondan los 3.800 años AP (Lagiglia 1977b, 1981, 1997a, 1999), las ocupaciones en el valle del río Grande al sur del territorio mendocino, en los sitios Cañada de Cachi 3.200 años AP y Cueva de Luna 3.800 años AP (Durán y Ferrari 1991; Durán 2000), las ya discutidas ocupaciones de cordillera en los valles del Atuel y Diamante (Arroyo Malo 3 3.800 años AP; Los Potrillos 3.200 años AP y Cueva Arroyo Colorado 3.200 años AP) (Gambier 1985b; Lagiglia *et al.* 1994a; Neme *et al.* 2002) y numerosos contextos en la vertiente occidental de los andes (Núñez 1989; Cornejo y Simonetti 1993; Saavedra 1993).

Las únicas áreas que continúan sin ocupaciones son las de alta cordillera (aquellas por encima de los 3.000 m.s.n.m) que ya fueron mencionadas y discutidas en el capítulo anterior, y una gran parte del sudeste de la provincia especialmente al sur del Cerro Nevado en el área del Payén (Gil 2000). Tanto las regiones más altas de cordillera como La Payunia son áreas de baja productividad primaria y condiciones ambientales extremas por lo que podrían ser ubicadas en los últimos lugares dentro de la jerarquía ambiental macrorregional. En este sentido coincido con Gil (2000) en que es esperable que en estos lugares se encuentren solo ocupaciones recientes ya que habrían sido evitados por las poblaciones en sus procesos de colonización (Borrero 1989-

90, 1994-95; Miotti y Saleme 1999) o poblamiento (Miotti 2001).

Para esta primera parte del Holoceno la caza sigue siendo la estrategia principal de subsistencia en todas las regiones, con el guanaco como la presa más importante. Los recursos vegetales parecen jugar un rol secundario dentro de la dieta de estas poblaciones y la cerámica no está presente en ninguno de los contextos regionales. La única excepción a esta continuidad en las estrategias de subsistencia podría ser la mencionada por Lagiglia, quien piensa que durante estos momentos habrían empezado a experimentar con cultígenos en la región del Atuel medio (Lagiglia 1977b, 1980a, 1981, 1997a). Sin embargo con las evidencias disponibles esta idea es difícil de defender (ver Gil 1997-1998, 2000).

8-Intensificación en áreas vecinas (segunda mitad del Holoceno tardío, 2.000-200 años AP)

En la segunda mitad del Holoceno tardío y al igual que en el alto valle del río Atuel, las regiones vecinas muestran procesos similares a los descriptos para esta región. A partir de ahora se discutirá el desarrollo de un proceso de intensificación como el que ha sido planteado para el alto valle del río Atuel, en relación a todo el sur de Mendoza.

Las diferentes investigaciones desarrolladas en el sur provincial concuerdan con la aparición de importantes cambios en los últimos 2.000 años AP que en algunos casos podrían haber llegado a cambiar en forma drástica las adaptaciones de los grupos humanos a los diferentes ambientes (Lagiglia 1977a; Durán 2000; Gil 2002). Por este motivo se hará especial énfasis en visualizar las diferencias entre aquellas ocupaciones anteriores a los 2.000 años AP y las ocurridas con posterioridad.

8a-El registro biológico

En los últimos años algunos trabajos de antropología biológica han comenzado a llevarse adelante en distintos puntos del sur de Mendoza (Novellino y Guichón 1995; Novellino; 2001; Novellino y Neme 1999). En estos trabajos, que en general apuntaron a una caracterización del tipo de dieta y estado de salud, se catalogaron y registraron todos los restos óseos humanos de la provincia. Una comparación del número de entierros por bloque temporal a nivel regional muestra una distribución diacrónica muy desigual, donde se destaca la gran cantidad de entierros en torno a los 2.000 años AP (Figura 9). La muestra considerada en la elaboración de la figura 9 está compuesta por todos aquellos entierros del sur de Mendoza que han sido fechados o que por el contexto pueden ser asignados a alguno de los lapsos temporales propuestos (4.000-2.500 años AP; 2.500-1.000 años AP y - de 1.000 años AP). Si bien la muestra no es muy grande (207 individuos[2]), la diferencia en el número de individuos es importante en favor del período comprendido entre los 1.000 y 2.500 años AP. Es en este momento donde aparecen los cementerios con mayor cantidad de individuos, Cañada Seca (19) y Jaime Prats (127) (Novellino y Guichón 1995, 1997-1998; Novellino *et al.* 1996; Novellino 2001).

El alto número de inhumaciones registradas entre los 2.500 y 1.000 años AP no es siquiera comparable a los momentos de contacto donde se estaba produciendo un rápido decrecimiento poblacional producto de las enfermedades traídas por los españoles y por los niveles de conflicto crecientes entre las parcialidades (Durán 1997; Michelli 1983). La existencia de numerosos cementerios en los alrededores del 2.000 AP, como los de Cañada Seca, Cueva del Indio y Jaime Prats, muestra que éste ha sido un momento en el que las poblaciones pudieron estar soportando niveles de estrés importantes y que sólo pudieron ser solucionados mediante la adquisición de nuevas tecnologías o estrategias de subsistencia. Probablemente los primeros intentos por

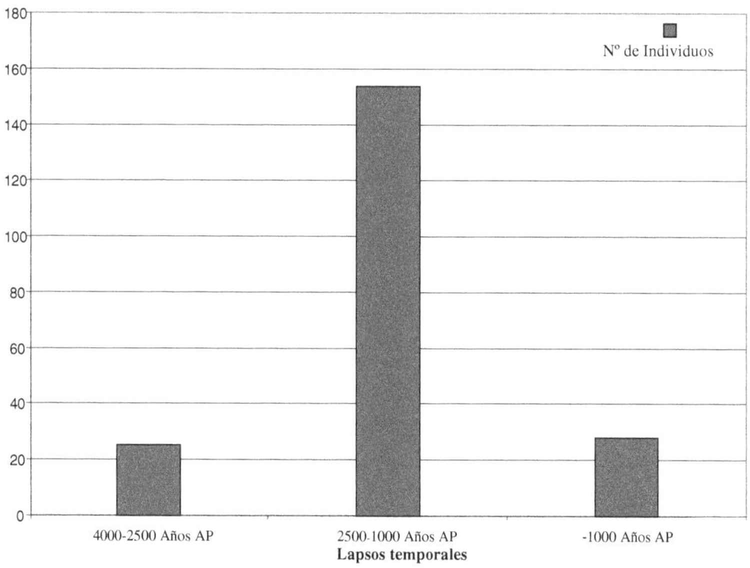

Figura 9: Cantidad de restos óseos humanos en el sur de Mendoza por lapso temporal (expresando en MNI).

2 Los 25 individuos correspondientes a la muestra ubicada en el rango de los 4.000-2.500 años AP, corresponden al cementerio de la Gruta del Indio y el número ha sido establecido en base a estimaciones de Semper y Lagiglia (1968) sin un cálculo de MNI estándar.

reestablecer el equilibrio dentro de las poblaciones hayan aumentado en un primer momento los niveles de riesgo, algo que pudo haber redundado en mayores problemas de subsistencia entre los grupos. Sin embargo, hay que tener en cuenta que hasta el momento, los indicadores de salud contradicen esta idea, ya que sugieren en general un buen estado de nutrición de las muestras humanas que han podido ser analizadas (Novellino y Guichón 1995, 1997-1998).

8b-Atuel medio

Dentro de esta región los cambios principales son notablemente coincidentes en el tiempo con el modelo de intensificación propuesto para cordillera y pueden haber estado ligados al desarrollo de la agricultura (Atuel II) *ca.* 2.000 años AP (Lagiglia 1968, 1977b, 1980a, 1999). Esta idea a sido puesta hoy en discusión por Gil (1997-1998, 2000) quien menciona la posibilidad de un aumento en las redes de alianza y en la circulación de los cultígenos, en un proceso que involucró tanto a cazadores-recolectores como a agricultores de pequeña escala. Lagiglia (1977a, 1977b, 1997a, 1997b) ha publicado también evidencias de una amplia movilidad de bienes que se manifiestan principalmente en las áreas del Atuel medio por la presencia de elementos provenientes de Chile central y norte de Mendoza. La cerámica es incorporada también para estos momentos, mencionándose también la presencia de numerosos elementos de molienda y la aparición de hornillos para cocción de alimentos.

8c-La Payunia

En el área de La Payunia, en un ambiente muy diferente, procesos de cambio análogos a los que están ocurriendo en el alto valle del río Atuel y en el resto del área cordillerana, ocurren con posterioridad (alrededor de 1.000 años AP) (Gil 2000). En esta región las poblaciones ocupan efectivamente un nuevo hábitat que hasta ese momento se había mantenido al margen de los desarrollos de las áreas vecinas (Gil 2000). Aquí también se ve el movimiento de cultígenos a través de extensas áreas, probablemente ligado a la necesidad de establecer redes de alianzas más amplias, que permitieron a las poblaciones de cazadores-recolectores colonizar nuevos hábitats, evitando niveles de riesgo que pudieran haber puesto en peligro la continuidad de las poblaciones colonizadoras (Gil 2000). La circulación de bienes parece extenderse fuera de los límites provinciales y pudo haber incluido áreas como las del norte de Nuequén y el oeste pampeano. En este último caso la presencia de cerámica valdivia en el sitio Tapera Moreira en la provincia de La Pampa, excavado por Berón (1999) muestra una circulación difícil de explicar por un aumento de la movilidad por parte de cazadores-recolectores pedestres.

8d-Río Grande

En el caso del río Grande, que ya ha sido discutido en profundidad en numerosos pasajes del presente trabajo, los diferentes componentes del registro arqueológico local muestran un gran paralelismo con lo que ocurre en el Atuel (Durán y Ferrari 1991; Durán 1997; Durán *et al.* 1998; Neme *et al.* 1995, 1998). La declinación en el consumo de camélidos, el aumento de materias primas no locales, la aparición del registro cerámico alrededor de los 2.000 años AP y una amplia circulación de bienes, son algunos de los elemento que muestran un desarrollo paralelo en las estrategias de ocupación de las regiones de altura.

8e-Chile central

En Chile central un proceso similar podría haber estado ocurriendo con anterioridad y de ahí el desarrollo de las denominadas culturas Bato y Llolleo. Estas tradiciones muestran una amplia utilización de recursos provenientes de todos los nichos ecológicos incluyendo costa, valles y cordillera, con un amplio desarrollo en la tecnología cerámica y la aparición de aldeas que pudieron alcanzar un desarrollo agrícola (Falabella y Stehberg 1989; Durán y Planella 1989; Sanhueza y Falabella 1999-2000). Para las áreas de cordillera de Chile central los sitios muestran la continuidad de grupos de cazadores-recolectores que continúan hasta momentos post-hispánicos (Sanhueza y Cornejo…).

La alta frecuencia de materiales de la vertiente occidental en sitios como El Indígeno pueden estar indicando que estos territorios fueron compartidos en un lapso que abarca de los 1.500 a los 900 años AP. Posteriormente la clara aparición de materiales del complejo cultural Aconcagua muestran el marcado predominio de estos últimos en los territorios del Maipo y Cachapoal. Sin embargo esta vez la frecuencia de elementos pertenecientes a estos grupos es mucho menor y probablemente esté ya ligada sólo al movimiento de bienes como producto del intercambio entre poblaciones de ambientes diferentes (Falabella *et al* 2001).

Los desarrollos ocurridos en las diferentes áreas mencionadas parecerían mostrar niveles crecientes de diferenciación regional que se manifiestan en la aparición de numerosos tipos cerámicos en todas las áreas del centro y sur de Mendoza durante los últimos 2.000 años. Estas diferencias estilísticas en el desarrollo de la tecnología cerámica puede estar mostrando un proceso de regionalización de las poblaciones, las cuales parecen haberse hecho más territoriales, posiblemente como producto de esta disminución de la movilidad a la que se hacía referencia. Un aumento en la territorialidad de los grupos del sur de Mendoza ya fue planteado por Durán (1997, 2000) quien además sostiene la idea de que estos cambios podrían haber llevado a las poblaciones locales a procesos de complejización social. Dentro de esta idea de regionalización, es posible identificar la existencia de tipos cerámicos como Nihuil, Overo, Atuel cepillado y Arbolito en el sur de Mendoza (Lagiglia 1997b), Agrelo y Viluco en el centro y norte de la provincia y Bato, Llolleo y Aconcagua salmón en Chile central (Falabella y Stehberg 1989; Durán y Planella 1989) y la existencia de límites territoriales interétnicos como el propuesto por Durán (1997; 2000) para el río Grande. La aparición de adornos personales como el tembetá, cuentas de collar y adornos de valvas de moluscos, así como el significado especial que se le pudo haber otorgado a los cultígenos (Gil 1997-1998, 2000), y la aparición de tipos cerámicos de fina terminación y de lejana procedencia, pueden haber estado funcionando como elementos de prestigio que apoyan la idea del comienzo de un proceso de diferenciación social como el propuesto por Durán (1997, 2000) para el área del río Grande.

Los procesos de intensificación han ocurrido como respuestas a diferentes problemas de subsistencia en las distintas situaciones en las que ha sido detectados (Hayden 1981; Brougthon 1994; Bettinger 1994, 2000). El resultado de este tipo de procesos es la obtención de mayor cantidad de recursos de una misma área o incluso de áreas más pequeñas, lo que redunda en una mayor capacidad de sustentación por unidad de área, a través de un aumento en los costos de extracción. En el Alto valle del río Atuel y áreas circundantes, el aumento del tamaño, número y densidad de los sitios, la disminución en la participación del recurso más importante (el guanaco), los mayores niveles de mortalidad ocurridos *ca.* 2.000 años AP y la búsqueda de una más amplia gama de recursos (que pudo haber incluido plantas domésticas), son variables que pueden estar relacionadas a un aumento en la presión demográfica regional. Esto podría haber generado una mayor presión sobre los recursos, donde los mecanismos culturales encargados de regular los niveles de población entre las sociedades de cazadores-recolectores no habrían podido dar cuenta de esta nueva circunstancia. Esta situación de desbalance entre población y recursos, producto de una mayor presión sobre estos últimos, habría generado la necesidad de que los grupos humanos cambiaran tanto sus estrategias de explotación como su tecnología.

9-Estado actual y perspectivas en el estudio arqueológico de las regiones de altura del sur de Mendoza

El área de cordillera del sur de Mendoza es un lugar propicio para desarrollar y testear hipótesis e implicancias arqueológicas sobre el comportamiento y la adaptación de los grupos que habitan áreas de altura. Sus ventajas radican en el bajo impacto antrópico que presenta el registro arqueológico y en las características topográficas y ecológicas de la región, las cuales muestran amplios valles y una importante variedad de recursos dentro de una de las áreas más altas de América del Sur.

El desarrollo de un proceso de intensificación en el uso de los recursos puede ser observado claramente en el registro arqueológico del alto valle del río Atuel en particular, y en el sur de Mendoza en general. Este proceso, probablemente disparado por un aumento en la densidad de población de la región, condujo a una paulatina reducción de la movilidad y a un mayor aprovechamiento de los recursos del área. De esta forma se produce la aparición de nuevas tecnologías que permitieron el aprovechamiento de especies animales más pequeñas y de un más amplio espectro de recursos vegetales. A través de este proceso de intensificación se alcanzó una completa adaptación a los ambientes de altura del sur de Mendoza, con todas las particularidades que este tipo de adaptación implica (Guillet 1983; Orlove y Guillet 1985; Aldendelfer 1998).

Los estudios que han sido presentados deben ser considerados como exploratorios y su real importancia radica en la generación de preguntas e implicancias arqueológicas que pueden abrir el debate sobre la prehistoria regional. Una rápida mirada sobre el registro arqueológico muestra la necesidad de ampliar la base de datos tanto de áreas excavadas como de prospecciones sistemáticas superficiales. Estas últimas fundamentalmente en las regiones más altas del ambiente cordillerano, de tal forma que sirvan para contrastar las ideas generadas a partir de los modelos desarrollados para sociedades que habitan en este tipo de ambientes. La hipótesis de la existencia de un proceso de intensificación desarrollado para los últimos 2.000 años debe ser contrastada a la luz de nuevas investigaciones y de análisis más específicos que discutan las ideas propuestas.

La falta de datos es más importante en aquellos momentos correspondientes al Holoceno temprano y medio. De todas formas el registro arqueológico regional muestra que durante estos momentos existieron ocupaciones en el área y que necesitan ser investigadas en mayor profundidad. El vacío de información evidenciado en el Holoceno medio necesitará una discusión aparte que integre las evidencias locales con las de las áreas vecinas, donde aparentemente estarían ocurriendo procesos similares (Durán 1997, 2000; Gil 2000).

Otros aspectos que quedarán pendientes para futuras investigaciones son la puesta en marcha de estudios específicos que sondeen aspectos particulares del registro arqueológico de la región. En este sentido el estudio en profundidad de la tecnología cerámica y su significado adaptativo puede ser una línea de investigación interesante que aporte respuestas a muchos de los interrogantes sobre los procesos que ocurrieron desde su incorporación. También pueden ayudar a resolver aspectos ligados al desarrollo de sistemas de intercambio propuestos y el rol que pueden haber cumplido los recursos provenientes de los ambientes de Chile central. Estudios de tecnología lítica, específicamente de la movilidad de las materias primas, pueden también ayudar en la resolución de estas preguntas. Algunos aspectos del registro arqueológico no han sido abordados ni siquiera en forma colateral, como es el caso del arte rupestre, el cual es rico y variado y puede ser otra línea útil en la contrastación de hipótesis de escala regional. El caso de los bioindicadores en restos humanos puede ayudar a vislumbrar el grado de adaptación que pudieron alcanzar estas poblaciones y desde cuándo comienzan los procesos aquí planteados. También los bio-indicadores pueden ser útiles en la discusión sobre el significado de los cultígenos encontrados en sitios como El Indígeno, problema que ha sido abordado desde una escala macroregional por otros investigadores (Lagiglia 1981; Gil 1998, 2000).

En definitiva, los recientes trabajos llevados a cabo en el sur de Mendoza han construido un *corpus* de datos importante generando nuevas preguntas y discutiendo modelos previos (Durán 1997; Gil 2000; Novellino 2001). Estos trabajos nos hacen tener una visión optimista del futuro de la arqueología regional y han permitido discutir los procesos observados en el valle del Atuel en una escala más amplia, donde las ideas planteadas toman sentido. Por último, esperamos que este trabajo haya sido útil como una forma de ordenar la información existente, aportar nuevos datos y generar un cuerpo de ideas con implicancias arqueológicas claras que sean discutibles y refutables por el resto de la comunidad arqueológica.

San Rafael octubre de 2001

Agradecimientos

En primer lugar quiero agradecer a mi director Humberto Lagiglia quien me invitó en 1990 cuando todavía era estudiante a participar de la facinante arqueología mendocina y por haberme estimulado en mis estudios que hoy cierran una etapa con la presentación de esta tesis doctoral. También quiero agradecerle por la lectura y correcciones sobre el trabajo original de tesis, a Laura Miotti, mi co-directora, quien me guió y aconsejó desde mis primeros pasos como investigador y por su ayuda en mi formación dentro de los estudios arqueofaunísticos. A Adolfo Gil con quien elaboré y discutí cada una de las ideas expresadas, recibiendo además su incondicional ayuda en todas las etapas de mis investigaciones, especialmente en los trabajos de campo y análisis lítico. A Miguel Giardina por su colaboración en los trabajos de campo, laboratorio y las decenas de trámites y encargues. A aquellos organismos que financiaron nuestros trabajos de campo y laboratorio: CONICET: PMT-PICT-0353 y. PICT 97 Nº 04-00000-01001, FUNDACIÓN ANTORCHAS Proyectos Nº 14116-182 y Nº 14248-139, AGENCIA NACIONAL DE PROMOCIÓN CIENTÍFICA Y TECNOLÓGICA Proyecto IM36 0412750, FONDO DE LA CULTURA DE MENDOZA y los que a través de becas me permitieron dedicarme tiempo completo a mis tareas, la Universidad Nacional de La Plata y al FOMEC. Agradezco además a este último por la pasantía en la Universidad de California Davis y a los profesores Robert Bettinger y Robert Elston de esta Universidad por haberme ayudado en la elaboración de una parte importante de las ideas aquí expuestas. A ARIZONA AMS FACILITY por los fechados sin cargo. A INSTAAR AMS Radiocarbon Research Laboratory de la Universidad de Colorado en Boulder por los descuentos en las dataciones de AMS. A la Municipalidad de San Rafael por su apoyo logístico durante las tareas de campo.

A Juliana Sterli por las correcciones realizadas sobre el manuscrito. A Luciano Desantis y al departamento de Anatomía Comparada por su asesoramiento en las determinaciones taxonómicas. A Valeria Cortegozo por su asesoramiento con los temas de tecnología lítica. A René Lima nuestro baqueano en cordillera y las familias Vargas, Araya, Ibarra, Poblete y Solorza puesteros del alto vale del río Atuel quienes nos permitieron trabajar en sus campos. Gracias también por su colaboración en los trabajos de campo, sus datos e indicaciones, sus mates y momentos compartidos. A nuestra asistente de laboratorio Miriam Ayala, por su colaboración en la preparación de muestras, su trabajo en el campo y por ordenar mi vida dentro del laboratorio. A Paula Novellino por su asesoramiento en temas de bioantropología y colaboración en el campo. A Agustín Mauricio y Fernando Francheti por su colaboración en los trabajos de laboratorio, preparación de colecciones, dibujos y colaboración en el campo. Este agradecimiento lo hago extensivo a sus familias. A los Geólogos Sergio Dieguez, Marcelo Zárate y Richard Ermili por su asistencia en el campo y su colaboración en la interpretación de los perfiles y procesos de formación de sitio. A Anibal Figini por su asesoramiento con los fechados radiocarbónicos. A Cristian Carrión por la preparación de las cuentas de El Indígeno.

Quiero agradecer a todos aquellos que nos acompañaron en las tareas de campo a las familias Pasquier y Ermili, a Cecilia Landini, Marta Roa, Adrián Atencio, Mariana Gil, Vicente Cucarella, Cesar García Esponda, Elina Albarrán, Leticia Campagnolo, Rosario Feulliet, Hugo Tuker, Laura Salgán, Luciana Catella, Carlos Casteller y Alejandra Guerci. A Gabriel Neme por la confección del mapa del sitio El Indígeno, su asesoramiento en el tratamiento de imágenes y su colaboración en el campo. A Edgardo Barrios por su apoyo logístico en el campo. A Alicia Hernández por el tratamiento de las muestras arqueobotánica, su asesoramiento en el tema y su participación en los trabajos de campo. A Patricio Fabret por su ayuda con los gráficos de los materiales superficiales. A la familia Marín por la invalorable ayuda para que me radique en San Rafael y por el permanente acompañamiento en mis tareas de investigación. A mi familia por su apoyo incondicional desde un principio y a Analía por su comprensión y tiempo restado mientras desarrollaba mis tareas. A todos ellos mi infinito agradecimiento.

REFERENCIAS BIBLIOGRÁFICAS

Acuto, F., H. Muscio y J. Nastri

1993. Un Acercamiento Inicial a la Arqueología de la Puna Salteña. Palimpsesto. Revista de Arqueología Nº 3: 93-107.

Agüero Blanch, V.

1971. Malargüe, pueblo transhumante. Anales de Arqueología y Etnología. Tomo XXIV-XXV: 209-223.

Aldendelfer, M.

1998. Mountane Forager: Asana and the South-Central Andean Archaic. University of Iowa Press, Iowa City.

Ambroseti, J.

1905. Arqueología Argentina. Insignia lítica de mando de tipo chileno. Anales del Museo Nacional de Buenos Aires Serie III (IV): 25-32.

Ampuero, G.

1989. La Cultura Diaguita Chilena. «Prehistoria» de Chile. Desde sus orígenes hasta los albores de la conquista. Hidalgo, J., V. Schiapacasse, H. Niemeyer, C. Aldunate I. Solimano (eds.), pp 277-288. Editorial Andrés Bello, Santiago.

Andrews, P.

1990. Owls, Caves and Fossils. The University of Chicago Press. Chicago, Illinois, 221 pp.

Aschero, C.

1975. Ensayo para una Clasificación Arqueológica de Artefactos Líticos Aplicada a Estudios Tipológicos Comparativos. Manuscrito. CONICET.

1983. Ensayo para una Clasificación Morfológica de Artefactos Líticos. Manuscrito. CONICET.

Atencio, A.

2000. El registro de microvertebrados en Cueva Arroyo Colorado. Tesis de Licenciatura. Facultad de Ciencias Exactas y Naturales. Universidad Nacional de Córdoba.

Baied, C.

1989. Transhumance and land use in the northern Patagonian Andes. Mountain Research and Environment Vol. 9, N 4: 365-380.

Baker, P.

1968. Human adaptation to high altitude. En High Altitude Adaptation in a Peruvian Community. Occacional papers in Anthropology Department of Anthropology Nº 1: 1-33. Pennsylvania State University.

Bamforth, D.

1986. Technological efficiency and tool curation. American Antiquity. 51 (1):38-50.

Becker, C.

1993. Identificación de especies camélidas en sitios del Complejo Cultural Aconcagua. Actas del XII Congreso Nacional de Arqueología Chilena. Tomo II. Boletín 4 del Museo Regional de la Araucanía, pp 279-290. Temuco.

Belovsky, G.

1987. Hunter-gatherer foraging: A linear programming approach. Journal of Anthropological Archaeology 6:29-76.

Bellelli, C.; A. Guraieb y J. García

1987. Propuesta para el análisis y procesamiento por computadora de desechos de talla lítica (DELCO). Arqueología contemporánea 2: 36-53. Buenos Aires.

Bender, S. y G. Wright

1988. High-Altitude Ocupations, Cultural process, and High Plains. Prehistory: Retrospect and Prospect. American Anthropologist, volume 90, Nº 3. EEUU: 619-639.

Bennet, K.

Human Adaptation. Capítulo 18: Topics on Modern Human Biology, pp 397-419.

Behrensmeyer, A.

1978. Taphonomic and Ecologic Information from Bone Weathering. Paleobiology 4: 150-162.

Berón, M.

1999. Contacto, intercambio, relaciones interétnicas e implicancias arqueológicas. Soplando el viento, Actas de las Terceras Jornadas de Arqueológía de la Patagonia, pp 287-301. Puerto Madryn.

Bettinger, R.

1989. The archaeology of Pynion House, Two Eagles, and Crater Middens: Three Residential Sites in Owen Valley, Eastern California. American Museum of Natural History. Anthropological Papers Nº 67. New York.

1991. Aboriginal occupation at high altitude: Alpine villages in the White Mountains of Eastern California. American Anthropologist, 93. 657-679.

1994. When, How, and Why Numic Spread?. En: Across the West: Human population movements and the expansion of the Numa, .D. Madsen and D. Rode (eds.). University of Utah Press, 44-55. Salt Lake city.

Bettinger, R.

2001. Holocene Hunter-Gatherers. En: Archaeology at the Millenium: A Sourcebook. G. Feinman y T. Douglas Price (eds.), 137-195. Plenum Press.

Bettinger, R. y M. Baumhof

1982. The Numic Spread: Great Basin cultures in competition. American Antiquity; 47(3): 485-503.

1983. Return rates and intensity of resource use in Numic and Prenumic adaptative strategies. American Antiquity Vol. 48, Nº4: 830-834.

Bibar, G.

1966. Crónica y relación copiosa y verdadera de los Reinos de Chile MDLVIII. Fondo Histórico y Bibliográfico «José T. Medina».

Binford, L.

1979. Organization and Formation Prosses: Looking at Curated Technologies. Journal of Anthropological Research 35(3): 255-73.

1980. Willow smoke and dog's tails: hunter-gatherer settlement systems and archaeological site formation. American Antiquity, Vol. 45; N 1: 4-20.

1981. Bones. Academic Press. New York.

1982. The archaeology of place. Journal of Anthropological Archaeology; 1(1): 5-31.

1983. Working at archaeology. Academic Press, New York.

1991. Mobility, housing, and environment: a comparative study. Journal of Anthropological Research 46: 119-153.

Böcher, T.; J. Hjerting y K. Rahn

1972. Botanical Studies in the Atuel Valley Area, Mendoza Province, Argentina. Parte I, II, III. Dansk Botansk Arkiv, Bind 22, Nº 3. Kobenhavn.

Boman, E.

1920. Cementerio Indígena de Viluco, posterior a la conquista. Anales del Museo Nacional de Buenos Aires. Tomo XXX: 561.562. Buenos Aires.

Boone, J. y E. Smith

1998. Is it evolution yet? a critique of Evolutionary Archaeology. Current Anthropology 39: 141-73.

Borrero, L.

1985. Un modelo de ocupación humana de la región del seno de última esperanza (Magallanes, Chile). Publicaciones del Instituto de Antropología 38-39: 155-171, Universidad Nacional de Córdoba.

1989a. Spatial heterogeneity in Fuego-Patagonia. En: S. Shennan (ed.) Archaeological Approaches to Cultutral Identity; pp 258-265. Unwin Hyman.

1989b. Replanteo de la arqueología patagónica. Interciencia 14(3): 127-135. Caracas. Venezuela.

1989-1990. Evolución cultural divergente en la Patagonia austral. Anales del Instituto de la Patagonia; Serie Ciencias Sociales 19: 133-140. Punta Arenas, Chile.

1990. Fuego-Patagonia bone assemblages and the problem of comunal guanaco hunting. Hunter of the Recent Past. Davis y Rees (eds), pp 373. Unwin Hyman.

1994 - 1995. Arqueología de la Patagonia. Palimsesto 4: 9-69. Buenos Aires.

1999. Prehistoric Exploration and Colonization of Fuego-Patagonia. Journal of World Prehistory, Vol. 13, Nº 3: 321-355.

Borrero, L. y N. Franco

1997. Early patagonian hunter-gatherers: subsistence and technology. Journal of Anthropological Research 53: 219-239.

Bradbury, C. y R. Carr

1995. Flake typologies and alternative approaches: an experimental assessment. Lithic Technology 20: 100-116.

Broughton, M.

1994. Late Holocene resource intensification in the Sacramento Valley: The vertebrate evidence. Journal of Archaeological Science (21): 501-514.

Brooks, R.

1989-1990. Temas de Teoría Arqueológica: Una evaluación crítica del análisis del «Catchment». Etnia Nº 34-35: 9-45. Olavarría.

Cáceres, I., E. Aspillaga, A. Deza, y A. Román

1993. Un sitio agroalfarero tardío en la cuenca del río Cachapoal, Chile central. En: Actas de XII Congreso Nacional de Arqueología Chilena. Tomo II: 423-428. Temuco

Canals Frau, S.

1956. Algunos aspectos de la cultura de Agrelo (Prov. de Mendoza). Anales de Arqueología y Etnología. Tomo XII: 7-18. Universidad Nacional de Cuyo.

Canals Frau, S. y J. Semper

1956. La cultura de Agrelo (Mendoza). Runa Tomo VII, segunda parte, pp.160-187.

Capitanelli, R.

1972. Geomorfología y clima de la Provincia de Mendoza. En Revista de la Sociedad Argentina de Botánica Nº 13 (supl.); pp15-48. Mendoza.

Cardich, A.

1988. Civilización Andina: su formación. CONCYTEC. Lima.

Cobos, D. y J. Boninsegna

1983. «Fluctuations of some glaciers in the upper Atuel River bassin, Mendoza, Argentina. En: Quaternary of South America and Antartic Peninsula. Rabassa (ed.). Vol 1: pp 61-81. Holanda.

Cohen, M.

1987. The significance of long term changes in human diet and food economy. Harris M. y E. Ross (eds.). Food, pp 261-283. Temple University Press, Philadelphia.

Constanstinescu, C. y B. Hagn

1995. Hombre y Desierto. Actas del XIII Congreso Nacional de Arqueología Chilena. Antofagasta. Tomo II: 299-304.

Constantinescu, F. y J. Hagn

1997. Bioarqueología y reconstrucción del modo de vida en un cementerio de la Cultura Aconcagua. Actas del II Congreso de Antropología Chilena, Valdivia.

Cornejo, L. y J. Simonetti

1993. Asentamiento Humano en los Andes de Chile central: un enfoque alternativo. En Actas del XII Congreso Nacional de Arqueología Chilena. Tomo II: pp 373-380. Temuco.

Corte, A.

1976. El Paleoclima de Cuyo. La situación actual y posibilidades climáticas. Memoria Anual. IANIGLA, pp.165-188.

Cortegozo, V.

1999. Estrategias tecnológicas líticas del formativo en el norte de Mendoza. En: Actas del XII Congreso Nacional de Arqueología Argentina, Tomo III: 227-238. La Plata.

2001. Cazadores del Holoceno Medio en Cordillera: ambiente, recursos y estrategias tecnológicas. Libro de Resúmenes, XIV Congreso Nacional de Arqueología Argentina, pp 251-252. Rosario.

D'Antoni, H.

1983. «Pollen analysis of Gruta del Indio». En: Quaternary of South America and Antarctic Peninsula. Rabassa (ed.). 1: 83-104.

Dessanti, R.

1978. Descripción geológica de la Hoja 28 b, Malargüe. Carta Geológico-Económica de la República Argentina, Escala 1: 200.000. Servicio Geológico Nacional, Secretaria de Estado de Minería.

Dieguez, S. y G. Neme

2003. Geochronology of the archaeological site Arroyo Malo 3 and the first human occupations in the North Patagonia early Holocene. In *Ancient Evidence for Paleo South Americans: From Where the South Winds Blows*, Laura Miotti, Mónica Salemme, y Nora Flegenheimer (eds.). Center for the Study of the First Americans: 87-92. Texas A&M University Press.

Dillehay, T.

2000. The Setlement of the Americas. Basic Books. NY.

Durán, E.

1979. El complejo cultural Aconcagua y su material ergológico. En: Actas de VIII Congreso Nacional de Arqueología Chilena, pp 115-121. Valdivia.

1980. Tagua Tagua II, Nivel de 6130 años descripción y relaciones. Boletín del Museo Nacional de Historia Natural, pp 75-86. Santiago.

Durán, E. y M. Massone

1977. Hacia una definición del Complejo Cultural Aconcagua y sus tipos cerámicos. En Actas el VII Congreso Nacional de Arqueología Chilena.pp 243-246. Altos de Vilches.

Durán, E. y M. Planella

1989. Consolidación agroalfarera: Zona Central. En: «Prehistoria» de Chile. Desde sus origenes hasta los albores de la conquista. Hidalgo, J., V. Schiapacasse, H. Niemeyer, C. Aldunate I. Solimano (eds.), pp 313-328.. Editorial Andrés Bello, Santiago.

Durán, E., A. Rodríguez y C. González

1993. Sistemas adaptativos de poblaciones prehispánicas en el cordón de Chacabuco. En Actas del XII Congreso de Arqueología Chilena. Tomo II: 235-248. Temuco.

Durán, V.

1997. Arqueología del Valle del Río Grande, Malargüe, Mendoza. Tesis Doctoral. 2 Tomos. Facultad de Ciencias Naturales y Museo. Universidad Nacional de La Plata. La Plata.

2000. Poblaciones indígenas de Malargüe. CEIDER, Serie libros Nº 1. Facultad de Filosofía y Letras. Universidad Nacional de Cuyo, Mendoza.

Durán, V. y J. Ferrari

1991. El proceso de araucanización del sur mendocino desde una perspectiva arqueológica. Actas de XI Congreso Nacional de Arqueología Chilena. Santiago de Chile, pp 155-187. Santiago.

Durán, V. y P. Novellino

1999. Estudios Arqueológicos y Bioantropológicos en Capiz Alto (San Carlos, Mendoza). Informe Preliminar. Resúmenes del XIII Congreso Nacional de Arqueología Argentina, pp 326. Córdoba.

Durán, V.; A. Gil y G. Neme

1994. Estado actual de las investigaciones arqueológicas desarrolladas en el Valle del río Grande (Malargüe-Mza.). Resúmenes del XIII Congreso Nacional de Arqueología Chilena; pp 79-80. Chile.

Durán, V.; G. Neme y A. Gil

1999. Algunos problemas relacionados con el registro arqueológico de alero Puesto Carrasco (curso medio del valle del río Grande, Malargüe, Mendoza). Soplando el Viento. Actas de las Terceras Jornadas de Arqueología de la Patagonia; pp: 333-356. Puerto Madryn. Chubut.

Dyson-Hudson, R. y E. Alder Smith

1978. Human territoriality: an ecological reassesment. American Anthropologist Vol. 80:21-41.

Ebert, J.

1992. Distributional Archaeology. New Mexico Press. Alburquerque.

Elkin, D.

1995. Volume Density of South American Camelid Skeletal Parts. International Journal of Osteoarchaeology 5: 29-37.

Espizua, L.

1993. Glaciaciones cuaternarias. En: Geología y Recursos Naturales de Mendoza. Relatorio del XII Congreso Geológico Argentino. II Congreso de Exploración de Hidrocarburos. V. Ramos Editor. pp 195-204.

Falabella, F. y M. Planella

1979. Curso Inferior del Río Maipo: Evidencias Agroalfareras. Tesis de Grado, Universidad Nacional de Chile.

Falabella, F. y L. Stehberg

1989. El periodo Agroalfarero Medio en Chile Central. En «Prehistoria» de Chile. Desde sus origenes hasta los albores de la conquista. Hidalgo, J., V. Schiapacasse, H. Niemeyer, C. Aldunate I. Solimano (eds.), pp 295-311. Editorial Andrés Bello, Santiago.

Falabella, F., A. Deza, A. Román y E. Alemendras

1993. Alfarería Llolleo: Un enfoque funcional. Actas de XII Congreso Nacional de Arqueología Chilena. Tomo II: 327-354. Temuco. Chile.

Falabella, F., L. Sanhueza, G. Neme y H. Lagiglia

2001 Análisis Comparativo de Cerámica Aconcagua entre Chile y Argentina. *Relaciones,* Tomo XXVI: 193-214.

Féblot-Augustins, J.

1993. Mobility Strategies in the Late Midle Paleolithic of Central Europe and Western Europe: Elements of Stability and Variability. Journal of Anthropological Archaeology. Vol 12, Number 3: 211-265. Academic Press.

Frisancho, A.

1979. Human adaptation: A functional interpretation. St. Louis: Mosby.

Gambier, M.

1976. Ecología y arqueología de los Andes Centrales Argentino-Chilenos. Actas y Memorias del IV Congreso Nacional de Arqueología Argentina. Primera Parte. Revista del Museo de Historia Natural de San Rafael, pp 185-199. San Rafael.

1977. Excavaciones arqueológicas en los valles interandinos de alta cordillera. VII Congreso nacional de Arqueología Chilena. Altos de Vilches, noviembre de 1977 Tomo II: 519-530. Altos de Vilches.

1979. Investigaciones arqueológicas en la región del Alto Río Diamante, provincia de Mendoza. Publicaciones N° 5; Instituto de Investigaciones Arqueológicas y Museo. San Juan.

1980. Excavaciones arqueológicas en la gruta del Manzano, Río Grande, Mendoza. Boletín del Museo de Ciencias Naturales y Antropológicas «Juan Cornelio Moyano». 1:45-55.

1985a. Arqueología del alto cauce del Río Diamante. Revista del Museo de San Juan. Instituto de Investigaciones Arqueológicas y Museo. San Juan.

1985b. La cultura de los Morrillos. Instituto de Investigaciones Arqueológicas y Museo. Facultad de Filosofía, Humanidades y Artes. Universidad Nacional de San Juan.

1987. Excavaciones arqueológicas en la Gruta El Manzano. 1ras Jornadas de Arqueología de la Patagonia. Gobierno de la Provincia de Chubut. Serie Humanidades 2: 123. Trelew. Chubut.

Gamble, C.

1986. Prehistoria de Europa. Editorial Crítica. Barcelona.

1990. El Poblamiento Paleolítico de Europa. Editorial Crítica. Barcelona, España.

1993. Exchange, foraging and local hominid networks. En: C. Scarre y F. Healy (Eds.) Trade and Exchange in Prehistoric Europe; pp.: 35-44. Oxbow Books. Oxford. Reino Unido.

García, A.

1992. Early occupations at Agua de la Cueva-Sector Sur, Province of Mendoza, Argentina. Current Research in the Pleistocene 9:13-14.

1997. Arqueología del sitio Agua de la Cueva sector sur. Tesis Doctoral. Universidad Nacional de Cuyo. Mendoza.

2003a. Los Primeros Pobladores de Los Andes Centrales Argentinos. Zeta Editores. Mendoza.

Gil, A.

1997-1998. Cultígenos prehispánicos en el sur de Mendoza. Discusiones en torno al límite meridional de la agricultura andina. Relaciones de la Sociedad Argentina de Antropología XXII-XIII: 295-313. Buenos Aires.

2000. Arqueología de la Payunia: sur de Mendoza. Tesis Doctoral. 2 Tomos. Facultad de Ciencias Naturales y Museo. Universidad Nacional de La Plata. La Plata.

Gil, A. y G. Neme

1994. Diseño de prospección en el sur de Mendoza. En Primeros Pasos. Olivera, D y J. Radovich Compiladores, pp 201-211. Buenos Aires.

1995. El registro arqueofaunístico del sitio «Cueva Arroyo Colorado» (Malargüe-Mza.). Informe interno del Departamento de Antropología del Museo de Historia Natural de San Rafael.

1996. Transporte vs. Destrucción: interpretando las frecuencias de partes esqueléticas del registro arqueofaunístico nordpatagónico (Argentina). Comunicación de la II Reunión de Tafonomía y Fosilización; pp 123-128. Zaragoza. España.

Gil, A.; G. Neme y A. García

1997. Preliminary Zooarchaeological Results at Agua de la Cueva-Sector sur Shelter. Current Research in the Pleistocene 14: 139-140.

Gómez Otero, J.

1995. The Function of Small Rockshelters in the Magallanes IV Phase Settlement System. Latin American Antiquity Vol 4, Nº 4: 325-345.

González Díaz, E. y L. Fauque

1993. Geomorfología. En: V. Ramos (Ed.) Geología y Recursos Naturales de Mendoza. Relatorio del XII Congreso Geológico Argentino I: 161 172. Mendoza.

Gradín, C.

1997-1998. El arte rupestre del sur mendocino entre los siglos VIII y XV de la era ¿un área de conflicto o de convivencia?. Relaciones de la Sociedad Argentina de Antropología, XXII-XXIII: 7-23.

Grayson, D.

1991. Alpine faunas from the White Mountains, California: Adaptative change in the late prehistoric Great Basin?. Journal of Archaeological Science, 18, 483-506. Academic Press.

Grosjean, M. y L. Nuñez

1994. Late glacial, Early and Middle Holocene Environments, Human Occupation and resource use in the Atacama (Northern Chile). Geoarchaeology, 9: 271-286).

Guillet, D.

1983. Toward a cultural ecology of mountains: The central Andes and the Himalaya compared. Current Antropology Vol 24, Nº 5: 561-574.

Hayden, B.

1981. Research and development back in the stone age: Technological transition among Pleistocene Hunter-Gatherer. Current Anthropology 22:519-548.

Hayden, B.; N. Franco y J. Spafford

1996. Evaluating Lithic Strategies and Design Criteria. Stone tools: Theoretical Insights into Human Prehistory. G. Odell (Ed). Plenum Press, New York, pp 9-45.

Hernández, A.

1996. Información complementaria del Departamento de Botánica para el Departamento de Antropología, referida al *catchmen* realizado en Arroyo Malo (Preliminar). Informe Interno.

Hesse, B. y P. Wapnish

1985 Animal Bone Archaeology. Manuals on archaeology Nº 5. Taraxacum. Washington.

Heusser, C.

1983. Late-glacial-Holocene climate of the lake district of Chile. Quaternary Research, 17: 71-92.

Higgs, E. y C. Vita-Finzi

1972. Prehistoric Economies: A territorial Approach. Papers in Economic Prehistory, E. Higgs Ed, pp27-36. Cambridge University Press.

Hiscock, P.

1994. Technological Response to Risk in Holocene Australia. Journal of World Prehistory 8 (3): 267-292.

Jochim, M.

1991. Archaeology as long-term Ethnography. American Anthropologist, 93 USA.

Kaplan, H. y K. Hill

1992. The Evolutionary Ecology of food adquisition. Evolutionary Ecology and Human Behavior. Capitulo 6: 167-201. Aldyne de Gruiter.

Kelly, R.
1983. Hunters-gatherers mobility strategies. Journal of Anthropological Research. Vol 39: 207-306
1988. Hunter-Gatherer Economic Complexity and «Population Pressure». A Cross-Cultural Analysis. Journal of Anthropological Anthropology 7: 373-411.
1992. Mobility/sedentism: concepts, archaeological measure and effects. Annual Rev. of Anthropology, 21: 43-66.
1995. The Foraging spectrum. Smitsonian Institution Press. Washington y Londres.
1997. Late Holocene Great Basin Prehistory. Journal of World Prehistory, Vol. 11, Nº 1, pp 1-49. Plenum Publishing. USA.

Kent, S.
1991. The relationship between mobility strategies and site structure. En: The interpretation of archaeological spatial patterning. E. Kroll and T. Douglas Price (eds.). Plenum Press.

Kramer, C.
1985. Ceramic etnoarchaeology. Anual reviews of Anthropology 14: 77-102.

Lagiglia, H.
1956a. La gruta del Indio del Rincón del Atuel. Un reparo con pinturas rupestres de San Rafael (Mendoza). Revista Científica de Investigaciones del Museo de Historia Natural de San Rafael, T 1, Nº 1: 5-18. San Rafael.
1956b. Estudios arqueológicos en el Rincón del Atuel. Anales de Arqueología y Etnología, T XII: 229-288. Universidad Nacional de Cuyo.
1956c. Una estatuilla arcaica lítica y su posible representación pictográfica. Revista Científica de Investigaciones del Museo de Historia Natural de San Rafael I (2-3-4): 45-49. San Rafael. Mendoza.
1962. Instrumento cortante de wolframita nuevo para la arqueología de Mendoza. Ciencia e Investigación 18 (3): 131-133. Buenos Aires.
1963. Presencia del «*Phaseolus vulgaris*, var. *oblongus* Alef.» En las excavaciones arqueológicas del Rincón del Atuel, Depto. de San Rafael (Mendoza), Argentina. Revista Universitaria XLVIII: 235-242. Universidad Católica de Chile. Santiago, Chile.
1968. Secuencias culturales del Centro-Oeste argentino: Valles del Atuel y del Diamante. Revista Científica de investigaciones del Museo de Historia Natural de San Rafael. Tomo I, Nº 4. San Rafael.
1970. Primer diagrama polínico de la estratigrafía argentina. Notas del Museo de Historia Natural de San Rafael Nº 11: 163-174. San Rafael.
1972. Secuencias culturales del centro oeste argentino con especial referencia a los valles del Atuel y Diamante. Revista del Museo de Historia Natural de San Rafael, Tomo II (3): 83-122.
1975. Prehistoria del Centro Oeste Argentino. Notas del Museo de Historia Natural de San Rafael Nº 15. San Rafael.
1976a. La Cultura de Viluco del Centro Oeste Argentino. Primera Parte. Revista del Museo de Historia Natural de San Rafael, T. III: 227-265. San Rafael.
1976b. Párvulo momificado del Atuel. Actas y Memorias del IV Congreso Nacional de Arqueología Argentina. Revista Museo de Historia Natural 3 (1/4): 159-181. San Rafael. Mendoza
1977a. Dinámica cultural del Centro Oeste y sus relaciones con áreas aledañas argentinas y chilenas. Actas del VII Congreso Nacional de Arqueología Chilena. Volumen II: 532-560. Altos de Vilches.
1977b. Arqueología y ambiente natural de los valles del Atuel y del Diamante. Tesis Doctoral Nº 353; 2 tomos Facultad de Ciencias Naturales y Museo, Universidad Nacional de La Plata.
1979. Hacha insignia de bronce santamariana hallada en Mendoza. Actas de las Jornadas de Arqueología del Noroeste Argentino, pp 53-59. Buenos Aires.
1980a. El proceso de agriculturización en el sur de Cuyo: La cultura del Atuel II. Actas del V Congreso nacional de Arqueología Argentina, pp 231-254. San Juan.
1980b. El precerámico final en el sur de Cuyo. Actas del V Congreso Nacional de Arqueología Argentina. Tomo I: 55-60. San Juan.
1981. Problemática del precerámico y del proceso de agriculturización en el Centro Oeste Argentino. Notas del Museo Municipal de Historia Natural de San Rafael, Nº 24: 73-93. San Rafael.
1988. Investigaciones arqueológicas en los valles del Salado y Las Leñas. Resumen del IX Congreso Nacional de Arqueología Argentina; pp 87. Buenos Aires.
1994a. Recurso naranja: una hipótesis sobre el origen del pigmento de la cerámica del complejo Aconcagua. Actas y Memorias del XI Congreso Nacional de Arqueología Argentina (Resúmenes y resúmenes expandidos). Revista del Museo de Historia Natural de San Rafael Tomo XIV Nº ¼ pp 113-115.
1994b. El contexto arqueológico del cementerio de Jaime Prats y su fechado de C-14. Actas y Memorias del XI Congreso Nacional de Arqueología Argentina (Resúmenes y resúmenes expandidos). Revista del Museo de Historia Natural de San Rafael Tomo XIV Nº ¼, pp 111-112.
1997a. Arqueología prehistórica del Atuel y del Diamante. Revista del CINTER Nº 2: 29-46.
1997b. Arqueología de cazadores-recolectores cordilleranos de altura. Ediciones Ciencia y Arte. San Rafael.

1997c. Relaciones prehistóricas e históricas intercordilleranas en el sur de Mendoza. Argentina y Chile 500 años de Integración. Revista de Estudios Trasandinos, I. P. Lacoste Compilador. San Rafael, pp 47-60. Mendoza.

1999. Nuevos fechados radiocarbónicos para los agricultores incipientes del Atuel. Actas del XII Congreso Nacional de Arqueología Argentina, pp 239-250, La Plata.

Lagiglia, H. y A. García

1999. Las ocupaciones tempranas del Atuel (nuevos estudios en la Gruta del Indio). En: Cristina Diez Marín (ed.). Actas del XII Congreso Nacional de Arqueología Argentina; III: 251-255. La Plata.

Lagiglia, H. A. Gil y G. Neme

1994a. El sitio Cueva arroyo Colorado. Actas del XI Congreso Nacional de Arqueología Argentina. Tomo II: 114-115. San Rafael, Mendoza.

Lagiglia, H; G. Neme y A. Gil

1994b. Informe de los trabajos de campo en el sitio «El Indígeno» (3 ra. campaña arqueológica, febrero de 1994). Actas del XI Congreso Nacional de Arqueología Argentina, pp 116-118. San Rafael, Mendoza.

1996-1998. Aspectos discutidos en Cuyo sobre el registro arqueológico superficial. Palimpsesto, Revista de Arqueología Nº 5: 260-263. Buenos Aires.

Latcham, R.

1927. El trinacrio o triesqueleon en la alfarería chileno-argentina. Revista Chilena de Historia Natural, Nº 31: 67-80, Santiago.

Lewrach y M. O'Brien

1981. The Expanding Role of Surface Assemblages in Archaeological Research. Schiffer M. (ed). Advances in Archaeological Method and Theory 4: 297-324. Academic Press.

Le Paige, G.

1975. ¿Se puede hablar de transhumancia en la zona Atacameña?. Revista de Estudios Atacameños. Universidad del Norte, Museo de Arqueología. Nº3: 11-16. San Pedro de Atacama, Chile.

Little, M.

1981. Human population in the Andes. The human science basis for research planning. Mountain Research and Development 1: 145-170.

Long, A., P. Martin y H. Lagiglia

1998. Ground Sloth Extinction and Human Occupation at Gruta del Indio, Argentina. Radiocarbon vol 40, Nº 2: 693-700. Arizona.

Lourandos, H.

1993. Hunter-Gatherer Cultural Dynamics: Long and Short-Term Trends in Australian Prehistory. Journal of Archaeological Research, Vol. 1, Nº 1: 67-88.

Lyman, R.

1992. Anatomical Considerations of utility curves in zooarchaeology. Journal of Archaeological Sciences 19: 7-22.

1994. Vertebrate Taphonomy. Cambridge Press. New York.

Lynch, T.

1973. Harvest Timing, Transhumance, and the Process of Domestication. American Anthropologist, Vol. 75, Nº 5: 1254-1259.

1975. Algunos problemas básicos del estudio de los Cazadores-recolectores Andinos: Transhumancia. Estudios Atacameños. Univ. Del Norte. Museo de Arqueología N 3: 24-37. San Pedro de Atacama. Chile.

1981. Zonal Complementarity in the Andes: A History of the Concept. Networks of the Past: Regional Interaction in Archaeology. Proceedings of the Twelfth Annual Conference. The Archaeological Association of the University of Calgary, pp 221-229. Calgary.

Madero, C.

1992. Análisis Faunístico de Huachichocana III (Jujuy): Identificación arqueológica de la caza y el pastoreo de camélidos. Palimpsesto. Revista de Arqueología Nº 2: 107-122.

Madero, C. y H. Yacobaccio

1994. El registro faunístico del pastoreo actual. Zooarqueología de Camélidos 1. Elkin D.; C. Madero; G. Megoni Goñalonz; D. Olivera; M. Reigadas; H. Yacobaccio (eds): pp 73-94.

Markgraf, V.

1983. Late postglacial vegetational and paleoclimatic changes in subantartic temperate, and arid environments in Argentina. Palinology, 7: 43-70. Colorado.

1989. Paleoclimates in Central and South America since 18.000 BP. Based on pollen and lake-level records. Quaternary Science Reviews 8: 1-24.

1993. Climatic history of central and the south America since 18.000 yr. BP: comparison of pollen records and models simulations. En: H. Wright *et al.* (eds.) Global Climates since the Last Glacial Maximum; pp.: 357-385. University of Minnesota Press.

Massone, M.

1977. Aconcagua Rojo Engobado, un tipo cerámico del complejo cultural Aconcagua. En: Actas del VII Congreso Nacional de Arqueología Chilena. Tomo I: 243-246. Altos de Vilches.

Massone, M.

1980. Nuevas consideraciones en torno al complejo Aconcagua. Revista Chilena de Antropología Nº 3: 75-80. Santiago.

Mercer, J.

1982. Holocene Galcier Variations in Southern South America. Holocene glaciers. W. Karlen (Ed). Striae Vol. 18: 35-40.

1984. Changes in the Ice Cover of Temperate and Tropical South America During the Last 25,000 Years. Zbl. Geol. Palaont. Teil. H 11/12, pp 1661-1665. Stuttgart.

Michelli, C.

1978. Los Puelches. Publicaciones Nº 4. Instituto de investigaciones Arqueológicas y Museo. San Juan.

1983. Los Huarpes Protohistóricos. Instituto de Investigaciones Arqueológicas y Museo. Facultad de Filosofía, Humanidades y Arte. Universidad Nacional de San Juan. San Juan.

Miotti, L.

2001. Migrar, Poblar, Colonizar. En Prensa.

Miotti, L. y M. Saleme

1999. Biodiversity, taxonomic richness and specialists-reneralists during Late Pleistocene/Early Holocene times in Pampa and Patagonia (Argentina, Southern South America). Quaternary International 53/54: 53-68.

Morán, R.

1982. Human Adaptatability to High Altitudes. Capítulo 6: 141-171.

Murra, J.

1972. El «Control Vertical» de un máximo de pisos ecológicos en la economía de las sociedades andinas. Murra, J.V. (ed.), *Visita de la Provincia de Leon de Huánuco en 1562*. Tomo II: 427-468. Universidad Nacional Hermilio Valdizán. Facultad de Letras y Ciencias. Huánuco, Perú.

Nelson, M.

1991. The study of Technological Organization. Advances in Method and Theory, Vol 3: 57-100. Schiffer (ed.).

Neme, G.

1998. Procesos de adaptación humana en el Alto Valle del Río Atuel. Primer Informe beca de perfeccionamiento Univ. Nac. De La Plata.

Neme, G., V. Durán y A. Gil

1995. Análisis arqueofaunístico del sitio «Cueva de Luna» (Malargüe, Mendoza, Argentina). Hombre y Desierto. Actas del XIII Congreso Nacional de Arqueología Chilena. Tomo II: 363-369. Instituto de Investigaciones Científicas y Antropológicas. Universidad de Antofagasta. Antofagasta, Chile.

Neme, G., A. Gil y V. Durán

1998. El registro arqueofaunístico del sitio «Alero Puesto Carrasco» (Malargüe-Mendoza). Soplando el viento: Actas de las Terceras Jornadas de Arqueología de la Patagonia, pp 491-513.

Neme, G., Moreira, G., A. Atencio y L. Desanti

2002. El registro de microvertebrados del sitio arqueológico Arroyo Malo 3 (Provincia de Mendoza, Argentina). *Revista Chilena de Historia Natural* 75: 410-423.

Niemeyer, H.

1989. El escenario geográfico. En: Prehistoria de Chile. Desde sus orígenes hasta los albores de la conquista. cap 1. Hidalgo, J., V. Schiapacasse, H. Niemeyer, C. Aldunate I. Solimano (eds.). Ed Andres Bello Santiago, Chile.

Nigel, J.

1986. Accessibility and Altitudinal Zonation Models of Mountains. Mountain Research and Development, Vol. 6, Nº 3: 186-194.

Novellino, P.

2001. Bioarqueología del sur de Mendoza. En prensa.

Novellino, P. y R. Guichón

1995. Bioindicadores en restos humanos del cementerio prehistórico de Jaime Prats (San Rafael, Mendoza). Notas del Museo Nº 38. Museo Municipal de Historia Natural de San Rafael.

1997-98. Comparación de indicadores de dieta y salud entre el sur de Mendoza y el sur de San Juan-Norte de Mendoza. Relaciones de la sociedad Argentina de Antropología XXII-XXIII: 125-138. Buenos Aires.

Novellino, P. y G. Neme

1999. Hallazgos de restos esqueletales humanos en Laguna Blanca y El Sosneado (sur de Mendoza). Actas del XII Congreso Nacional de Arqueología Argentina. Tomo II, 256-260. La Plata.

Novellino, P., R. Guichón y H. Lagiglia

1996. Indicadores biológicos en restos humanos del sur de Mendoza: sitio Jaime Prats. Arqueología 6: 63-77. Buenos Aires.

Núñez, L.

1975. Dinámica de grupos precerámicos en el perfil costa altiplano, norte de Chile. Rev de Estudios Atacameños. Universidad del Norte, Museo de Arqueología. Nº3: 59-74. San Pedro de Atacama, Chile.

1989. Los primeros pobladores de Chile. En Prehistoria de Chile: desde sus orígenes hasta los albores de la conquista. Jorge Hidalgo y al editores, pp 13-32. Editorial Andrés Bello, Santiago.

Núñez, L. y M. Grosjean

1994. Cambios ambientales pleistoceno-holocénicos: Ocupación humana y uso de recursos en la Puna de Atacama (Norte de Chile). Estudios Atecameños Nº 11: 11-24. Instituto de Investigaciones Arqueológicas y Museos. Universidad Católica del Norte.

Núñez, L., J. Varela, R. Casamiquela, V. Schiappacasse, H. Niemeyer y C. Villagrán.

1994. Cuenca de Tagua Tagua en Chile : El ambiente del Pleistoceno y ocupaciones humanas. Revista Chilena de Historia Natural, Vol. 67, Nº 4: 503-519, Sociedad de Biología de Chile. Santiago.

Núñez, L., M. Grosjean e I. Cartajena

2001. Human Dimension of Late Pleistocene/Holocene Arid Events in Southern South America. Interhemispheric Climate Linkages, pp 105-117. Academic Press. New York.

O'Connell, J. y K. Hawkes

1981. Alyawara plant use and optimal foraging theory. Hunter-Gatherer foraging strategies. B. Winterhalder y A. Smith (eds). University of Chicago Press. Chicago, pp 99-125.

Olivera, D. y D. Elkin

1994. De cazadores y pastores: El proceso de domesticación de camélidos en la Puna Meridional Argentina. Zooarqueología de Camélidos. Elkin D.; C. Madero; G. Megoni Goñalonz; D. Olivera; M. Reigadas; H. Yacobaccio (eds.) 1: 95-124. Buenos Aires.

Orlove, B. y D. Guillet

1985. Theoretical and methodological considerations on the study of mountain people: Reflections on the idea of subsistence type and the role of history in human ecology. Mountain Research and Development, Vol 5, Nº1: 3-18.

Orton, C., R. Tyers y A. Vince

1993. Pottery in Archaeology. Cambridge Manuals in Archaeology. Cambridge University Press. Cambridge.

Outes, F.

1960. Instrumentos y armas neolíticas de Cochicó (Provincia de Mendoza). Anales del Museo Nacional de Buenos Aires, Tomo XIII (Serie 3, t. VI), pp 277-286. Buenos Aires.

Oyarzún, A.

1912. El trinacrio. Revista Chilena de Historia y Geografía, Nº 5: 173-180, Santiago.

Parry, W. y R. Kelly

1987. Expedient core technology and sedentism. En: The organization of core technology, edited by J. K. Jonson and C.A. Morrow, pp 285-304. Westview Press, Boulder.

Pianka, E.

1982 Ecología Evolutiva. Ediciones Omega S.A. Barcelona.

Picón Reartegui, E.

1978. The food and nutrition of high-altitude populations. The biology of high-altitude peoples, P. Baker (ed.). Cambridge University Press, pp 219-249.

Piffiretti, A.

1997. Arqueometalurgia de un «Hacha ceremonial» Santamariana del Alto Río Diamante, Mendoza. Actas del XII Congreso Nacional de Arqueología Argentina. Tomo III: 261-268. La Plata.

Planella, M. y B. Tagle

1998. El sitio agroalfarero temprano de La Granja: un aporte desde la perspectiva arqueobotánica. Publicación Ocasional Nº 52. Museo Nacional de Historia Natural. Santiago. Chile.

Planella, M. y F. Falabella

1991. Proposición de fases en los contextos alfareros tempranos de la costa de chile central. En: Actas del XI Congreso Nacional de Arqueología Chilena. Tomo I: 113-130. Santiago

Planella, M., R. Stehberg, B. Tagle, H. Niemeyer y C. del Río

1993. La fortaleza indígena del Cero Grande de la Compañía (valle del Cachapoal) y su relación con el proceso expansivo meridional incaico. Actas del XII Congreso Nacional de Arqueología Chilena, pp124-137. Temuco.

Polanski, J.

1963. Estratigrafía, neotectónica y geomorfología del Pleistoceno pedemontano entre los ríos Diamante y Mendoza (Prov. de Mendoza). Revista de la Asociación Geológica Argentina, Tomo XVII, Nº 6, 3-4: 127-349. Buenos Aires.

Politis, G.

1996. Nukak. Instituto Amazónico de Investigaciones Científicas, SINCHI. Editorial Linotipia, Bolivar. Colombia.

1999. La estructura del debate sobre el poblamiento de América. Boletín de Arqueología . Año 14, 2:25-52. Fundación de Investigaciones Arqueológicas Nacionales. Bogotá, Colombia.

Politis, G. y C. Gamble

1994. La colonización de la floresta tropical amazónica en relación con el poblamiento de América. Libro de Resúmenes, Actas y Memorias del XI Congreso Nacional de Arqueología Argentina. Tomo XIII (1/4): 43-47. San Rafael.

Quintanilla Perez, V.

1983. Geografía de Chile, Tomo III: Biogeografía. Instituto Geográfico Militar. Santiago.

Rabassa, J.

1987. Holocene in Argentine. Quaternary of South America and Antartic Peninsula; J. Rabassa (ed.). Vol 4, pp. 5-14.

Rees, Ch., A. Seelenfreud, J. Torres Mura, C. Westfall, O. Galvez y M. Lemus

1991. Ocupación prehispánica en la desembocadura del río Maule. Actas del XII Congreso Nacional de Arqueología Chilena. Boletín 4 del Museo Regional de la Araucanía Tomo I: 161-172. Temuco.

Rees, Ch., A. Seelenfreund y C. Westfall

1993. Patrones de asetamiento prehispánicos en el valle del río Maule, Región central-sur de Chile. Gaceta Arqueológica Andina Vol. VII, Nº 23: 139-159. Santiago.

Rhoades, R. y S. Thompson

1975. Adaptative strategies in alpine environments: Beyound ecological particularism. American Ethnologist, 2(3): 535-551.

Richerson P. y R. Boyd

1984. Natural selection and culture. Bioscience 34: 430-434.

1992. Evolutionary Ecology and Human Behavior. Aldyne de Gruiter. New York.

Rodríguez E. y A. Regairaz

1972. Resumen geológico de la provincia de Mendoza. En: Geología, Geomorfología Climatología, Fitogeografía y Zoogeografía de la Provincia de Mendoza. Suplemento del volumen XIII de la Sociedad Argentina de Botánica, pp 5-14. Mendoza.

Roger, B., N. Shahgholi, P. Johnson, A. Seelenfreund y Ch. Rees

1993. Explotación de Obsidiana en el valle del Río Maule. Actas del XII Congreso Nacional de Arqueología Chilena, pp 437-446. Temuco

Roig, V.

1972. Esbozo general del poblamiento animal de la provincia de Mendoza. En: Geología, Geomorfología Climatología, Fitogeografía y Zoogeografía de la Provincia de Mendoza. Suplemento del volumen XIII de la Sociedad Argentina de Botánica, 81-88. Mendoza.

Rusconi, C.

1962. Poblaciones Pre y Post Hispánicas de Mendoza. Tomo II Arqueología. Mendoza.

Saavedra V.

1993. El patrón de asentamiento en el estero El Manzano. Actas del XII Congreso Nacional de Arqueología Chilena, pp 293-316. Octubre de 1991. Temuco.

Saavedra, M., L. Cornejo y F. Arnello

1991. Arqueología de la precordillera de Chile central. Actas del XI Congreso Nacional de Arqueología Chilena, pp 132-136 Santiago.

Sachero P. y A. García

1991. Una estación trasandina diaguita chilena. Actas del XI Congreso Nacional de Arqueología Chilena, III: 61-67. Santiago.

Sánchez, R. y M. Massone

1994. Cultura Aconcagua. Imágenes del Patrimonio I. Dirección de Bibliotecas, Archivos y Museos. Santiago.

Sanhueza L. y F. Falabella

1999-2000. Las Comunidades Alfareras Iniciales en Chile Central. Revista Chilena de Antropología Nº15: 29-47. Facultad de Ciencias Sociales. Universidad Nacional de Chile.

2001. La cerámica incisa reticulada del sitio El Indígeno: ¿Local o Foránea?. Libro de Resúmenes del XIV Congreso Nacional de Arqueología Argentina, pp 47-48 Universidad Nacional de Rosario. Rosario.

Sanhueza, L., F. Falabella, E. Fonseca y O. Andonie

2004. Aplicación de análisis de pastas macroscópicos, petrográficos y de composición de elementos químicos al problema de la procedencia de cerámica en el Periodo Agroalfarero Temprano de Chile Central y Cuyo, Argentina. Estudios Atacameños Nº 28, 121-168. San Pedro de Atacama, Chile.

Santelices, V.

1975. La transhumancia y su incidencia en el poblamiento costero. Revista de Estudios Atacameños. Universidad del Norte, Museo de Arqueología. Nº 3, 45-47. San Pedro de Atacama, Chile.

Schäbitz, F.

1994. Holocene climatic variations in northern Patagonia, Argentina. PALAEO 109: 287-294. Elsevier Science.

Schiapacasse, V. y H. Niemeyer

1975. Apuntes para el estudio de la transhumancia en el valle de Camarones (provincia de Tarapacá, Chile). Revista de Estudios Atacameños. Universidad del Norte, Museo de Arqueología. Nº 3. San Pedro de Atacama, Chile.

Schobinger, J.

1975. Prehistoria y protohistoria de la región cuyana. Museo de Ciencias Naturales y Antropológicas «Juan Cornelio Moyano». Mendoza.

Schrire, C.

1984. Wild Surmises on savage thoughts. En Past and Present in Hunter Gatherer Studies. C. Schrire De. Academic Press, inc.pp 1-25.

Semper, J. y H. Lagiglia

1968. Arqueología del la Gruta del Indio. Revista Científica de Investigaciones; Tomo I (4): 89-158. San Rafael.

Seelenfreund, A., Ch. Rees, R. Bird, Graham Bailey, R. Bárcena, y V. Durán

1996. Trace element analysis of obsidian sources and artifacts of Central Chile (Maule River Basin) and western Argentina (Colorado River). Latin American Antiquity, Vol. 7, N º 1: 7-20.

Semper, J. y H. Lagiglia

1968. Excavaciones arqueológicas en el Rincón del Atuel (Gruta del Indio), Dto de San Rafael, (Mendoza, Argentina), (notas preliminares). Revista Científica de Investigaciones, I, (4): 89-158. Mendoza.

Serracino, G.

1975. Los Movimientos de los Cazadores y Recolectores en la Cordillera de Los Andes (Entre la Latitud 21º y 26º y Longitud 67º 00' y 70º 22'). Estudios Atacameños Nº3: 17-44. Universidad nacional del Norte. San Pedro de Atacama.

Shott, M.

1994. Size and form in the analysis of flake debris. Review and recent approaches. Journal of Archaeological Method and Theory 1: 69-110.

Skeldon, R

1985. Population Pressure, Mobility, and Socio-Economic Change in Mountainous Environments: Regions of Refuge in Comparative Perspective. Mountain Research and Development, Volumen 5, Nº 3: 233-250.

Smith, M.

1986. The antiquity of seedgrinding in arid Australia. Archaeology in Oceania 21: 29-39.

Smith, E. y B. Winterhalder

1992. Natural selection and decision making: Some fundamental principles. Capítulo 2: 25-60. Evolutionary Ecology and Human Behavior. Aldyne de Gruiter.

Smith, M. y M. Good

1982. Early sixteenth century glass beads in the Spanish colonial trade, pp 64. Cottonlandia Museum Publications. Greenwood, Mississipi.

Solbrig, O., P. Baker y D. Ives (Eds.)

1984. State of Knowledge Report on Andean Ecosystems. UNESCO. Mountain Research and Development, Vol. 4, Nº 2: 97-102.

Srruoga, P., P. Guerstein y A. Bermudez

1993. Riesgo Volcánico. Relatorio del XII Congreso de Geología Argentina. T 1: 695-667. Mendoza.

Sthal, P.

1996. The recovery and interpretation of microvertebrate bone assemblages from archaeological contexts. Journal of Archaeological Method and Theory 3 (1): 31-75.

Stehberg, R.

1992. El limite inferior cronológico de la expansión incaica a Chile. Xama 4: 82-89. Publicación de la Unidad de Antropología. CRICYT. Mendoza.

Stingl, H. y K. Garleff

1985. «Glacier Variations and Climate of the Late Quaternary in the Subtropical and Mid-latitude Andes of Argentina. En Aeitschrift Fur Gletscherkunde. Band 21 pp. 225-228. Bamberg.

Suárez L., L. Cornejo y A. Román

1991. Primeros Fechados Absolutos Para la Cultura Diaguita. Actas del XI Congreso Nacional de Arqueología Chilena. Tomo III: 49-55. Santiago.

Testard, A.

1982. The significance of food storage among hunter-gatherers: residence paterns, population densities, and social inequalities. Current Anthropology, Vol 23, Nº 5: 523-537.

Thomas, R.

1979. Effects of change in high mountain human adaptative patterns. En: Webber,P. (ed), High Altitude Geoecology. Boulder, Colorado: Westerview Press, pp. 139-188.

Villalba, R.

1988. Climatic Fluctuations in Northern Patagonia during the Last 1000 years as Inferred from Tree-Ring Records. Quaternary Research 34: 346-360.

1990. Latitude of the surface high-pressure belt over western South America during the last 500 years as inferred from tree-ring analysis. Quaternary of South America and Antartic Peninsula, Vol. 7: 272-303.

Volkheimer, W.

1978. Descripción geológica de la Hoja 27 b, Cerro El Sosneado. Carta Geológico- Económica de la República Argentina. Escala 1: 200.000. Servicio Geológico Nacional, Ministerio de Economía. Buenos Aires.

Winterhalder, B.

1986. Diet choice, risk, and food sharing in a stochastic environment. Journal of Anthropological Archaeology 5, 369-392.

Winterhalder, B. y A. Smith

1992. Evolutionary Ecology and the Social Sciences. Evolutionary Ecology and Human Behavior. Winterhalder B. y A. Smith (Eds). Cap 1, pp10-105. Aldine de Gruyter.

Woodbrun, J.

1980. Hunters and gatherers today and reconstruction of the past. Soviet and Western Anthropology. E. Gellner (ed.), 95-117. New York.

Yacobaccio, H.

1998. The Evolution of Southadean Hunther-Gatherers. Proceedings of the XIII Congress. Volumen 5, Section 17: 389-394.

Yacobaccio, H.; C. Madero y S. Caracotche

1994. «Ahicito Nomás»: Un año de movilidad de los pastores puneños. Actas y Memorias del XI Congreso Nacional de Arqueología Argentina. Libro de Resúmenes XI. Revista del Museo de Historia Natural de San Rafael, Tomo XIII, Nº ¼, 286-288.

Yrigoyen, M.

1979. Cordillera Principal. Geología Regional Argentina. Academia Nacional de Ciencias. Córdoba, pp 651-694. Córdoba.

www.ingramcontent.com/pod-product-compliance
Lightning Source LLC
LaVergne TN
LVHW072257300926
849160LV00018B/1683